U0396608

身体
BODYWISE
自愈力

解决内在病因的
身体智慧指南

Discovering Your Body's
Intelligence for Lifelong
Health and Healing

[美] 瑞秋·卡尔顿·艾布拉姆斯　著
Rachel Carlton Abrams, MD

刘倩　译

北京联合出版公司　·　旧音
Beijing United Publishing Co.,Ltd.

克里斯蒂亚娜·诺思拉普（Christiane Northrup）

医学博士,《纽约时报》畅销书《女性智慧》作者

本书非常实用。它会告诉你怎样把食物变成你的首选药物。强烈推荐。

萨拉·戈特弗里德（Sara Gottfried）

医学博士,《纽约时报》畅销书《激素治疗》作者

这本书能帮你以最快的速度找到病痛的根源，告诉你如何通过倾听身体的症状来治愈自己。这确实是一部非凡的指南，让你成为最健康的自己。

玛莎·贝克（Martha Beck）

博士,《纽约时报》畅销书《狂野的觉醒》作者

瑞秋是真正优秀的医生，她有足够的智慧和热忱去了解患者的整体经历，而不仅仅是依据病理学来做判断。多数健康类书籍关注的主题有限，而《身体自愈力》则几乎考量了所有影响我们健康的因素。瑞秋和她的作品给我们提供了丰富的希望、智慧，以及解决大量问题的实践方法。本书应该成为每个想要完整、丰富、活跃、健康生活之人的必读之书。

马克·海曼（Mark Hyman）

医学博士，《纽约时报》畅销榜首作品《吃"肥"见瘦》作者，
克利夫兰医学中心功能医学部主管

瑞秋医生的《身体自愈力》是一部充满智慧的启示录，既具备世界顶尖医生的权威，也充满亲人朋友般的温暖。书中随处可见专业精准的治疗建议，以及对整体健康考量的视角转换，本书将使你成为最健康、最幸福的自己。

艾拉妮斯·莫莉赛特（Alanis Morissette）

加拿大知名摇滚乐手，七次获得格莱美奖

瑞秋医生直率、博学、鼓舞人心。无论何时我都愿意听从她的建议。《身体自愈力》是如此广泛而全面地将人体的所有方面都整合在了一起。这是一本睿智而温柔的健康圣经。

丽莎·兰金（Lissa Rankin）

医学博士，《纽约时报》畅销书《心灵胜过医药》作者

市面上那些泛滥的健康饮食书籍快要将我们淹没了，但是一个重视健康的人究竟要如何照料自己的身体仍旧还是一个难题。幸好有瑞秋医生的《身体自愈力》。它让你的身体获得智慧，去引导你过一种身体所热爱的生活。对你而言，这可能是营养摄入的调整，是选择适合的锻炼方式，是抚慰灵魂的社会关系，是在生活中找到努力的目标……这本书将带给你完满的健康之旅。

米米·瓜奈里（Mimi Guarneri）

医学博士,美国心脏病学院院士,整合健康与医学学会主席

瑞秋医生提供了一些能让你感觉更好、让你与自己身体连接更紧密的实用策略。无论你是遭遇疼痛问题，还是想了解激素替代疗法，或者只是想要改善身体，本书都会给你指出一条通往健康的道路。

格拉迪斯·迈高瑞（Gladys Taylor McGarey）

医学博士,美国整合医学协会创始人,"整合医学"之母

身体的语言才是真正值得我们信任的真相。它是每个人身体内部的医生。外科医生可以修复伤口，但是真正治愈我们的是身体内部的生命力。本书将让你迎接这种生命力，并且大获其益。

莫莉·罗伯特（Molly M. Roberts）

医学博士,美国整合医学协会前主席,整合健康学会董事会成员

瑞秋医生是整合医学领域的领军人物，她洞察力敏锐、经验丰富、非常有幽默感。我强烈推荐本书给所有渴望找到内在自我的人，与生俱来的智慧正在伸开双臂欢迎你。

帕特里克·哈那威（Patrick Hanaway）

医学博士,克利夫兰医学中心医学总监

本书展现了我们心的记忆，那是属于每个人内在的智慧。它能让我们与自然界、与家人朋友、与存在的意义、与自我智慧的觉知重新建立联结。瑞秋医生正是建立起这种联结的人。多年来，她践行着充满活力的生活，并以治疗师的身份真诚地聆听人们与她的分享。能够读到瑞秋医生的心血之作，何其有幸！

艾伦·加比（Alan Gaby）

医学博士,《营养医学》作者

《身体自愈力》充满了实用的信息和渐进式的步骤，任何人都能够通过它们来更好地理解自己的身体，找到治愈的方式，找到有爱和充满希望的生活。瑞秋医生就像是一位你最好的朋友，她把复杂的医学概念一一拆解，与你的实际情况完美结合起来。

托里·哈德逊（Tori Hudson）

自然疗法医学博士,《女性自然医学百科全书》作者

瑞秋医生在这部作品中倾注了她二十年来的临床经验和研究成果，以及她深刻的见解和非凡的才智。《身体自愈力》这样励志自助的作品能够让人转向一种积极正面的生活。

约翰·罗宾斯（John Robbins）

食品革命网络(The Food Revolution Network)创始人

如果你想变得更有活力，如果你想要拥有一种爱更多、疼痛更少的生活，《身体自愈力》将会为你指明方向。它是你获得终极疗愈的绝佳指南。

朱莉·戈特曼（Julie Schwartz Gottman）

博士,戈特曼研究所联合创始人及主席

瑞秋医生给每位想要聆听自己内心、思想和身体智慧的女性奉上了一部"圣经"。她给予了女性相信自己的力量，引领她们踏上属于自己的疗愈之旅。我把这本书送给了我的女儿，以及我爱的每位朋友。

丹尼尔·弗里德兰（Daniel Friedland）

医学博士,美国整合健康与医学学会主席,超级智能健康CEO

如果你希望在生活中获得健康和活力，那么这是一本必读之书，它结合了科学和好奇心的改造力量，来获取内在的智慧，让你从内而外地获得治愈，焕发生机。

史蒂夫·西斯古德（Steve Sisgold）

《整体身体智慧》作者

瑞秋医生创作了一本我见过的最全面的女性健康指南。她告诉医疗从业者和患者，如何把身体作为最值得信赖的诊断和疗愈工具。这绝对是一本值得放在你床头日日翻读的书！

献给 Jesse、Kayla、Eliana，
你们每天都在治愈我的心灵

欢迎打开与身体对话的大门
Welcome for BodyWise World

我非常荣幸我的作品《身体自愈力》能在中国大陆出版，因为长久以来，我一直是中医的仰慕者。我的医师团队中就有经验非常丰富的中医同事，与他们共事的体验让我对这门传统医学彰显出来的治愈力量深感叹服。

与身体对话，即开启我们每个人与生俱来的身体智慧，指引我们在生活中获得健康——这个概念的提出，正是源于我多年来对中医及其运动疗法（太极和气功）的研究和实践。中医的基本理念之一，就是通过积极地与身体建立联系来治愈疾病，强健体魄。中医在很早之前就知晓我们生命的力量——气，且知道该如何运用气来达到健康的状态，远在疾病侵袭身体之前。

如今，现代医学开始推赏中国传统文化中早就了解的东西：如果我们不去聆听自己的身体，就不可能得到真正的治愈。

我在第1章提到，拥有身体智慧包括能够收集到所需数据（比如血压值或脉搏数），感觉到身体内部的变化，感受到可能与这些感觉相关的情绪，然后识别出身体在试图告诉我们的信息。简而言之，我们必须能够听懂身体的语言。这与中医的理念非常相似。比如，中医认为肾主恐，它可以通过温和安静的氛围恢复平衡的状态。我作为执业西医已经二十余年，见证过各种最新的科技奇迹，想告诉你的是，对于患者的治愈和康复而言，没有任何工具比他们自己的身体智慧更重要。

没人住在你的身体里，当然也包括你的医生和针灸师。从方方面面来说，你都是独一无二的。你有独特的基因和生活经历，这些都会影响到你对治疗方法、食物和药物的反应。尽管医生可以给你推荐一份理想的食谱、运动方法、草药疗法，但只有你自己能够判断这个建议是否合适。我们能听懂身体在说什么，就能成为自己应该成为的人，也成了自己健康的主宰。

写这本书的灵感来源于我在诊疗时遇到的患者们，既有男性，也有女性。他们都向我抱怨着一些反复出现的症状：疲劳，慢性疼痛（颈痛、背痛、头痛、腹痛、骨盆痛），低力比多，焦虑和抑郁，以及过敏和自身免疫疾病。西医一度认为这些症状没有什么联系，但事实上，它们都是与内分泌（激素）系统、神经系统、免疫系统以及消化系统息息相关的，彼此之间存在联动效应。我把这一系列的症状称之为慢性身体损耗，这是我们身体被现代生活损耗殆尽的结果，无论你生活在美国、欧洲国家，还是中国。

慢性身体损耗，指的是生命能量（中医称之为"气"，印度传统医学阿育吠陀称之为"普拉那"）的损耗。我们身体的生理机能已有一万年的历史了，适应一种更简单的生活——没有人造灯光、电脑、案头作业、汽车、网络或社交媒体等。当我们把这种精密古老的生理机能带到21世纪，尤其是城市生活中时，我们就被损耗了。当我的患者们从中医那里回来，不约而同地告诉我，他们被太多压力搞得肝气郁结时，我总是会心一笑。是啊，恐怕整个现代社会都在经历着肝气郁结之症呢。

不过，在这个世界中，仍有一些人过着更为简单的生活，比如那些居住在乡下或山区的人。他们的生活与身体更为和谐，日出而作，日落而息，饮食简单，身体活跃，与邻居们保持密切关系。

别灰心，生活在现代化、网络化、自动化社会中的人们，也依然可以保持健康。前提是你能够深度聆听自己的身体，善用身体智慧为生活导航。比如，了解自己睡眠、休息、进食的需求，别像现在大多数人那样只睡6个小时；学着与电子设备和蓝光屏幕保持距离，不要整天抱着手机、电脑、电视，而是去找到一种能让我们在日常生活中变得积极活跃的方式；选择那些能够真正滋养我们、使身体保持完整和健康的食物；与你真正在意的人和自己所在团体之间建立有爱的联系……我们要以对自己有利的方式来使用现代化工具，别让过度沉溺来损耗身体健康，不论我们生活在哪里，选择怎样的生活。

你理应在人生的道路上收获最美的风光。我希望这本书能够帮助你疗愈病痛，成为自己健康的主人，越来越接近自己最理想的状态。在这个过程中，我们都彼此需要——与身边的人建立良好的关系，抚平可能发生的冲突，滋养我们共同生活的地球。我很开心能在这段旅程中和你同行。

目 录 Contents

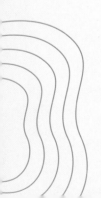

03 与身体对话，治愈你的生活

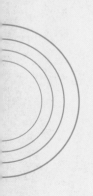

引 言

你才是让自己健康与幸福的关键

———

Introduction: The Key to Your Health and
Well-Being Lies Inside of You

作为一名内科医师，我已经在现代医学的第一线工作了二十余年，一直在倾听让女性最为困扰的健康问题。不计其数的患者曾向我倾诉这些问题给她们的生活带来的痛苦和折磨。在我的患者中，至少有75%的人有着相同的抱怨：她们很疲倦；她们睡不好；她们失去"性"趣；她们忍受着某些慢性病痛之苦，如头痛、背痛或骨盆痛。她们要么历经沮丧，要么备感焦虑，或者两者皆有。通常她们还会有过敏、免疫力低下的问题，或是身体出现其他的不良反应。她们也许不是立刻就显现出以上所有症状，但是大部分症状会随着时间的推移而出现。当然，我本身也不例外。

多年来我一直在反复问自己，为什么这么多女性会有这其中的某些甚至是所有症状？这真的只是巧合吗？这些症状会不会是相互关联的？有没有什么办法能把它们一并解决掉呢？

作为一个综合内科医师，我有幸可以花时间去真正聆听我的患者们讲话。我会安排一个钟头的时间给新患者，去倾听她们在意的、抱怨的一切，去细致地了解她们的生活。我在寻找这些症状的背后是什么。久而久之，我发现女性患者们反复诉说的是同样的生活挑战。由于承担着多种角色和责任，我的患者们感到了来自多方面的压力。在照顾家庭、维护友情和职场拼杀中，她们感到四分五裂、筋疲力尽。她们被自己所有职责所带来的甜蜜和负担淹没了，因此备感折磨。她们响应社会的号召，去做"女强人"，不论她们处于什么年龄、生活阶段，从二十几岁的大学毕业生一直到七十几岁的退休人士，各个年龄段的女性都为生活耗尽心力。她们对自己所处的快节奏世界保持高度警醒，却对她们最重要的工具——身体，缺乏深层的感知。我的内科医师同事们也感受到了这类现象的普遍。这一套抱怨听得太多了，我无法再把它当成随机的现象，而是做出了针对它的相应诊断：**慢性身体损耗**。

慢性身体损耗的产生源于现代生活对我们身体的索取，也源于我们丧失了与自己身体的沟通。不论是在我的诊疗实践中，还是我的朋友及家庭中，很多女性和男性都忍受了超乎寻常的疼痛与不适，并视其为平常，却没有意识到他们的身体实际上已经在尖叫着提醒他们：该提高警惕了！在更严重的疾病发生之前！然而，聆听你身体发出的声音并不只是为了免于未来的疾病，它关乎你现在的健康与生命力，关乎你能否去过一种你和你的身体想要的生活。我把身体智慧——体商（body quotient，或者称为BQ），看作是一个人健康与幸福的基本标准。身体智慧对男人来说同样重要，如果你是个男性或跨性别者，正为了你自己或者某个你爱的人在读这本书，那同样欢迎！我的患者中有很多男性，这本书之所以选择了女性视角，是为了更明确地告诉女性她们与自己身体的独特关系。不过，**让身体变得智慧的原则和诊疗同样适用于男性**。

当有人得了偏头痛，大家都知道缓解疼痛非常重要。但是头痛，或是其他各种形式的疼痛，在某种意义上正是身体在试图与我们对话，因为我们选择了某种它不喜欢的生活方式。

我曾就职于一个大型综合诊所，在那里，我每15分钟就要看一个病人。在那儿工作了7年后，我开始考虑离职开展自己的综合诊疗业务。我当时急切渴望在诊疗过程中，能够充分聆听且尊重患者的内心，但是我很担心。我有小孩需要照顾，还要考虑私人诊疗的需求问题。我也没受过经营企业的训练，也担心财务破产，承担不起贷款或者日常开支。我还担心那些更加保守的内科医师同事会因为我开展整合医学业务而疏远我——整合医学认为其他的传统疗法可以和西医一样有效，甚至有时更好。现在有许多研究论证哪些作为补充疗法有疗效，哪些没有，但是当时这些还是非常新的理念。所以，对于离职，我踌躇了。然而，我越来越为无法给患者们提供他们需要的诊疗而感到灰心丧气。我开始觉得脖子疼，那是自打我进入内科实习以来的头一回。此外，我开始时不时偏头痛，那也是我人生的头一回。

一开始我觉得头痛是因为脖子疼引起的，我还尝试了一系列物理疗法。这个疗法虽然缓解了脖子疼，但对头痛没什么作用。我的善良又有才的骨科同事（是他负责帮我治疗脖子疼）偷偷对我说："有意思，你只在上班的时候头痛，在家跟孩子们在一起时就没事儿，你懂的。"嗯……那时我开始意识到我的身体在试图给我传达一些重要信号。在经历了反复的折磨和绝望后，我做出了一个艰难的决定：为了维持我自己的健康幸福，我必须离职。我所处的工作状态已经将我身心都消耗殆尽，它让我感到疲乏和抑郁。这就是我的身体所告诉我的。

最终，我把恐惧抛在一边，顺从了自己身体的智慧，辞职了。有趣的是，尽管根据合同我还需要继续在我的岗位上坚持6个月，但我的偏头痛却消失不见了。我身体的智慧拯救了我。实际上，是强制拯救了我！让我去转向我所需要的下一阶段的疗愈之旅。

现在，作为一名私人执业的综合医生，我感到前所未有地享受自己医生的角色。我不再感到被损耗，我的工作很充实，有挑战，并且激励着我。有时我开始工作时会心情不好，但在完成工作时却变得开心起来——我被我了不起的同事们所激励，被我见证到的患者们惊人的疗愈能力所激励。

我们的症状，其实就是身体在试图告诉我们它需要什么。当身体向我们释放某种信号、把我们朝健康的方向引导时，我们总是倾向于把它当成一种疾病并用药物来治疗它。这些症状对我们来说并不是负面的东西，我们不需要对此麻木甚至直接无视它们，它们是我们可以用来寻求健康的重要讯息。我帮助我的患者们去聆听他们身体的声音，同时，我们也探讨引起这些症状的潜在原因。这样，他们就可以避免更严重的疾病，去寻求真正的、持久的健康。

身体智慧，精准的诊断神器

在诊室里，我能拥有的最精准的诊断神器，就是一个女性自己的身体智慧。我经常说我们将逐项检查，但最棒的检查就是查看她对自己身体的洞悉力：她都感觉到了什么？这种感觉从何而来？什么时候她会倾向于有这种感觉？什么会让她的症状减轻，什么又会加重？去聆听她如何谈论自己的过往经历，就是叩开那扇让她疼痛或煎熬的谜题大门。当我的患者们去注意听从这种自然的直觉力时，效果往往非同寻常。

　　索菲亚就是一例。她二十六岁，是一位小巧活泼、有一头金色鬈发的女性。索菲亚来到我的诊室时，还带着她正在学步的可爱女儿。她和女儿在一起时笑逐颜开，她们在候诊室的地板上玩积木时，彼此之间的爱溢于言表。索菲亚和她的丈夫在他们二十出头的时候就相识并相爱，那时他们对建立一个家庭、成为一家人这个想法感到兴奋不已。索菲亚热爱园艺及烹饪，打造一个健康的家庭是真正让她感到幸福的事情。当我问她为什么到这儿来的时候，我对她的回答着实感到惊讶，出乎我的意料，她说很担心不会再有第二个孩子了。一开始我不太懂她的忧虑，因为她才二十六岁，不可能没法再要一个孩子啊。然而她继续说道："我最近总是在反复做一些梦，梦到有一条蛇咬住了我的头和脖子，我被吓到了，我一定是有什么严重的问题。"我崇尚用心聆听患者，我当然也尊重梦以及潜意识的力量。但是坦诚地说，我不知道如何解释她的恐惧和预感。

索菲亚所感到的疲倦程度，即使对一个有小孩的忙碌妈妈而言，也是非同寻常的。她也同样感受到身体的疼痛，所以我给她开了一堆验血单子。结果显示她甲状腺功能低下，并且血钙值高。在进一步的实验室检查和脑成像研究后，我们发现索菲亚得了多发性内分泌肿瘤，那是一种涉及多种内分泌器官的恶性肿瘤症状。内分泌器官有产生激素、稳定血钙值等诸如此类的作用。她脑中的脑下垂体有个肿瘤，脖子的甲状旁腺也有个肿瘤——正如她的梦中暗示的那样。所有这些肿瘤导致了她的不育。索菲亚显然想要更多的孩子。根据她的情况，我们为她安排了特殊的治疗，并且从情感上帮助她接受这个让人震惊的事实。

对索菲亚来说，好的一面是，在身体智慧的帮助下，她在任何一个肿瘤能够威胁她的生命之前，很早就得到了诊断和治疗。之后，她的父亲也被确诊恶疾，不过也同样得到了很好的治疗。尽管索菲亚不能再要更多孩子，但她的身体智慧却拯救了她的生命。在整个治疗过程中，不论病情如何，她一直对自己的身体和需求保持精细直觉，协助我们——她的内科医师帮她恢复身体。在她结束治疗身体复原后，索菲亚在家中开了一个儿童保育院，继续过着充实的生活，做着她最喜欢的事——培育教导孩子们。在细致的后续治疗下，她保持着健康，摆脱了癌症。

身体智慧可以通过多种方式获取，可以通过测量观察到（比如从你的脉搏或血压），可以通过感官觉察到（比如知道你自己什么时候需要吃点儿零食，或打个盹，或上厕所），也可以通过感受或者直觉获得（比如意识到你和你男朋友的"战争"是引起你失眠和头痛的罪魁祸首）。有的时候，你甚至会发现你的潜意识在通过梦境与你对话。

通往身体智慧的路径是向我们每个人都开放的，我希望能帮助大家建立这种可以让身体蓬勃发展的智慧。这本书不是要让你少做事，因为我多数的患者并不乐意这样。她们热爱她们的家庭，热爱她们的工作，热爱她们的生活，她们并不想真的放弃其中任何一个。我相信，健康的秘诀也并不是放弃你所热爱的，或者去试图寻求某种假想的生活平衡。获得健康同样也不是要让你在你的任务清单上再加上更多项。它也不等同于遵照一种特殊的饮食或锻炼计划。因为，每位女性的身体其实都是独一无二的，她们的身体对如何保持健康的需求也不同。

我会提供给你一些原理和实践方法，它们能支持你去过一种你所渴望的、独特的、有活力的生活，而不是开一些所有女性都一样的一刀切处方。我会教你如何聆听你的身体，这样，当你的生活中有些事情需要做出改变的时候，你可以更好地去理解你的身体传递的信息。让身体获得智慧，意味着去发现一种全新的生活方式。在这种生活中，你能知道自己需要什么，什么时候需要——并且相信你自己，以这些美好的需求为荣。这是一种简单的、永远适用的健康处方。

作为一名医生、一个妻子、三个孩子的母亲，人们总在问我，"你是怎么做到这一切还能保持健康的？"首先，我不得不告诉你，我的健康状况并不完美。我也和别人一样会生病。当我紧张时，或者没有给自己的身体足够的锻炼或拉伸时，我的脖子会骤然疼痛。我无法表达对自己办公室里有一位非凡脊椎按摩师的感激之情。我在月经周期的时候会有偏头痛。而且，我有高血糖的倾向，这既有激素也有遗传因素的关系（更甭提伴随我成长的嘎嘣脆船长和多力多滋了）。当我想犒劳努力工作的自己时，就会大喝特喝最棒的咖啡，这导致了我易怒和过度疲劳。

然而，把我拉回来并治愈我的是身体智慧。我的生活和其他人一样，每天、每周、每年都在发生着变化。没有什么静态的"平衡"理念会对我奏效。我，和所有女性一样，在我所爱的事情上再三地权衡时间，是去工作，去锻炼，还是只是去休息和放松。

举个简单的例子，如果我的孩子生病了或者某位患者需要我，我可能就会舍弃睡眠，尽管睡眠对我的健康具有高优先权。但是，让身体获得智慧使我能够自觉清醒地做出这些决定，然后接下来通过取消计划、小憩一下来恢复身体，或者清空我的日程安排让自己能在周末睡个懒觉。

这是我在诊疗室中教给女性的，这也是我想让你从这本书中学到的。我们都在处理着自己和其他人相互矛盾的需求，但是，让身体获得智慧能够让我们在变幻不定的生活环境中牢牢控制着自己的幸福和健康。

你的体商（BQ）是多少

很长时间以来，我都很想知道，为什么很多四十岁的患者看上去感觉像六十岁，又为什么很多六十岁的患者看上去感觉像四十岁？我发现，那些女性之所以看上去和给人感觉更年轻，归功于她们懂得从自己身体上获得的信息。这些信息引导了她们做决定，并且给了她们一种无关年龄的美——这种美只能从健康的身体中获得。身体有智慧的女性便拥有一个高体商。她们可以读懂自己身体的信号和症状，并且知道变得健康需要什么，逐年逐月，甚至时时刻刻。但最重要的是，她们用行动来表示她们对自己认知的尊重。

多年来我得出结论：聆听自己的身体，是获得我想要的生活的最佳途径。我来给你举个例子。那时，我以一个住院医师的身份在急诊室里随时待命，我在怀着双胞胎女儿的情况下一周工作100个小时，几乎连吃饭和上厕所的时间都没有。说起来十分讽刺，那时我所处的工作体系，并不尊重那些努力治愈患者的住院医师本身的健康。不出意料，那次妊娠我饱受早产之苦，结果在床上躺着休息了近三个月。

我有在新生儿重症监护室（NICU）照顾早产胎儿的经验，而且我极度想要为我女儿们的健康保驾护航，甚至付出一切。我的身体要求休息，而我一直都无法给予它。在卧床休息的每周里，我和丈夫都为子宫内正在发生的变化欢欣不已。这周我们完成了神经系统的发育。这周我们的肺部发育成熟了。在我卧床休息的最后阶段，我幸运地生下了健康快乐的双胞胎女儿。我们三人都获益良多——卧床休息拯救了我的女儿们，使她们免于早产。我四岁的儿子也是受益者。他终于知道在哪儿能找到他那个一直在工作，不知工作了多少小时的妈妈了——在床上。他可以蜷缩在身边陪我，一起读一本书，或一堆书。

我们都需要去倾听身体向我们发出的那些非常清晰的信号，这是太经常被我们忽略的。

拥有身体智慧至关重要

患者们第一次来我的诊室时，我经常会请她们带上正在服用的所有药物及营养补充剂，这样我就知道她们真正把时间和金钱花在了什么上面，以便确保她们服用的东西无害或不会相互冲突。毫不夸张，曾有患者拎了成袋的药品、维生素和草药走进来；有的人吃着多达50种不同的营养补充剂。同样值得担忧的是，我还见过有人吃着25种不同的处方药。我不敢说究竟哪种更可怕——这些情况都可能非常有害，并且一定会掩盖身体自己的感知力。如果你在通过吃药或营养补充剂来让自己更有活力，那么，当你的身体真正累了的时候你又怎么能知道呢？当经常服用布洛芬对付脖子疼时，你又怎么能感觉到自己在电脑前的不良姿势正在使你受到伤害呢？我的一个患者曾告诉我，她的其他医生给她开了奥美拉唑（Prilosec，医治屡次发作的胃灼热的OTC药物）来治疗她的反流性食管炎，并且告诉她不用再担心早上喝咖啡、睡前喝红酒以及导致她喝这两种东西的压力巨大的工作。这种观点是非常不可取的。我们当然想要减轻症状，但不是建立在恶化根本病因的代价上。

对于那些诊疗所真正需要的药物和真正起作用的营养补充剂，我非常感谢。营养补充剂的副作用通常比药物要少一些，但当你通过服用成把的药片来让感觉好一些时，其实我们错过了一些东西。有一个根本问题没有得到解决，否则的话就不需要通过这么多生物化学试验来让你缓解疼痛。

拥有身体智慧能够让你判断出：某种特殊的维生素或抗抑郁剂是否真正地帮助了你。知道哪种情况或反应会让你的血压提高或者降低，能让你有一个更好地、更自然地控制血压的工具。我不反对服用那些真正在帮助你或者保护你的药物或营养补充剂，但是在通常情况下，我的患者们其实可以找到健康的方式——通过感受及掌控她们的身体反应，来降低对药物帮助的依赖。通过深呼吸或者冥想来降低你的血压，或者甚至把自己关在车里来场健康的痛骂发泄，都比任何药片的副作用小得多。

我说过，我并不反对在需要的时候服用药物。我很感谢处方药的效用，但我更倾向于，**让患者们用自己的身体智慧，用生活方式治愈自己——那才是真正持久的健康，而并不仅仅是减轻症状**。这是对整个身体的彻底治愈。我有很多患者，她们把胆固醇水平降低了多达一百个点，逆转了糖尿病，终结了慢性背痛，停止了更年期潮热症。这一切都是通过注意自己身体的需求并做出生活的改变而发生的。

除了你自己，没人知道你的身体需要什么。甚至你的医生都不可能知道。药物的实践是建立在研究之上的，这种研究的结论是，什么让"一般人"生病，什么治疗方法能让他或她好转。而且这种"一般人"必然是那些乐于在过去50年里参与研究的白人男性。即使是那些为各种各样的女性设计的研究，"一般人"的研究结论也并不一定适用于你。因为你生来就是独特的，你的生活经历也是独特的。我们现在知道，生活经历是能够强烈地影响你的基因表现的。**我们不再生活在"一刀切"的药物时代**。早在十多年前，人类的基因组已经定序完毕，现在我们能够去衡量人类生理行为的惊人差异。当我的某个患者说"我很敏感"时，我绝对相信她。药物并非对所有人都有同样的效果，因为我们的身体机能不是完全相同的。

难道你不知道有人能在睡前喝咖啡然后睡眠一点都不受影响吗？然而，我们中有的人，比如我，在中午以后就不能喝咖啡了，否则就会一直清醒到深夜两点！这是因为我们中有的人能够快速代谢咖啡因，使咖啡因的效用达到了最小限度，而其他人由基因决定代谢咖啡因缓慢，使得咖啡因发挥效用时间更长，影响更大。我们可以通过基因测试把这两组人区分开来，但是当我们对自己的身体有一个直观的认识时，这种实验室的测试通常就没必要了。一个具有身体智慧的人很清楚自己在午饭时是开心地点一杯卡布奇诺还是把它换成脱因的。

当下，在我们每个人的内心，都有一种与生俱来的智慧。对于生活中经历的一切，身体都能给予自己精确的反馈——从服用的药物、吃的食物、做的工作，再到人际关系……我们应该时刻关注身体提供的线索，来把握自己的健康和医疗保健。

即使是一个很棒的临床医生（这个世界上有很多极好的医师和实践者），他也不可能在十分钟内透彻地了解你，进而从较深层次帮助你判断什么措施最适合你实现康复。他们对尿路感染或踝关节扭伤能够做出诊断，但却没有足够的时间去帮助你了解生活中应该在哪些方面做出重大改变，才能带来长久的健康。什么能让你感觉很好？什么会让你感觉不舒服？你需要什么来让自己在生活中保持蓬勃发展的状态？只有培养出身体智慧才能告诉你答案。

在我经营的诊所里，和我一同执业的还包括一位理疗师、一位脊椎按摩师、一位针灸医生、一位心理医生以及其他一系列专业人士。我对他们背后的康复系统，以及对患者们的帮助怀着深深的敬意和感激。这些康复系统通常是作为一种现代医学的补充方式来帮助着患者们。在很多情况下，这些传统疗法能够在那些用医学治疗危险且无效的领域帮到患者们。但是，即便如此，这些专业人士对你的身体正在发生着什么的了解程度，其实和你一样贫乏。

能够找到一位你信任的从业者是天大的幸事，但是不管他是多么有才，你肯定都不想把你的健康重任交付他人。当任何一位从业者让你服用一种药物或补充剂的时候，你要密切地聆听身体的感受——这种物质是否让你感觉到某种健康方面的改善？当你允许你的直觉参与决策制定时，你就能够避免服用那些对你没有帮助的化学品和天然物质。

治愈我们自己，治愈这个地球

我们与生俱来就有一种对自己身体及其需要的深层认识。没有这种认识，我们就无法生存和进化。然而，很多女性却失去了这种自然直觉力。在20世纪之前，在我们还在努力寻找食物、战胜大自然、生育孩子的时候，如果不听从自己深层的身体智慧，我们恐怕早就无法存活了。

比起从前，如今人类生活的世界让我们离自己的基本生理需求越来越远了。我们可以在电脑前坐一整天，不说话，不活动。我们很少再自己种植或采集需要吃的食物。在冷冻食品和快递服务的发展之下，我们甚至不需要自己做饭了。如果我们想要或者工作需要的话，我们可以服用一些东西使自己一晚上不睡觉，也可以服用另一些东西让自己在白天睡大觉。基本上大部分时间我们可以无视身体的需求或信号，依旧这么生存。在发达的社会中，80%的疾病是由于我们这个时代的生活方式引起的，包括心脏病、高胆固醇、糖尿病和很多癌症。失去身体智慧，很容易让这个社会，也让我们这些个体陷入病态。

我热衷于帮助女性重获身体智慧，是因为我认为这不仅是治愈我自己，更是治愈我们整个社会的最强有力、最革命性的方式。正如我们将看到，**身为女性，当我们尊重自己的健康时，渐渐地，也会治愈我们的家庭，我们的社群，甚至拯救我们同地球的关系。**

倾听身体内部这一生都在同你对话的那个声音，你就会开始理解属于自己身体的语言，你就开启了那扇通往幸福安康的大门。那些很难做的决定就变得简单了。当你知道自己的身体真正需要什么时，饮食就在更大程度上变成了一种快乐。当你以一种自己身体需要的方式去运动、饮食和休息时，一种全新等级的能量和灵感就会随之产生。有了身体智慧做护身符，你便能建立一种知道如何选择正能量之人的"第二感觉"。当你能够听到身体传递出的一些早期信号时，生病的概率就变小了，而且更有能力和潜力去治愈自己的慢性身体损耗症状。如果你真的想过得幸福、长寿、有活力，那么，去学着倾听身体的语言吧！远离损耗，变得充实，逐渐达到一种完整和全面健康的状态。

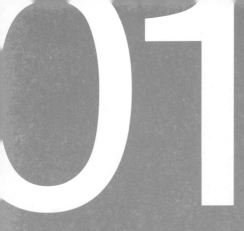

01

培养身体智慧，激活身体自愈力

How Do You
Become Bodywise

如果你和我是一类人，那么恐怕你也不会认为通过阅读、写作和计算就可以获得并保持身体智慧。看看大多数的孩子，尤其是那些年龄更小些的，他们很自然地就拥有身体智慧。他们在饿的时候吃东西，在累的时候睡觉，跟着身体的本能信号去做事。你可以争辩说，在多数的文化中，忽视自己的身体需求而为"更重要的事情"让路是一门艺术；掌握这门艺术是成熟的一部分。当然，能够延迟感官满足，去为了生计奔波还是非常重要的。但是，在我们社会的培养机制中，大多数人与整体内在认知的世界失去了联系。这种认知至关重要，能指导我们的生活向一个更健康的方向发展，并且创造更多的欢笑和乐趣。有谁不希望这样呢？

第 1 章

学会测量并提升体商

How do You Measure and Improve Your BQ

重获失落的身体智慧，可以从四个不同层面着手。我通常会由外而内地收集自己的健康信息。首先，使用能够采集到的数据来了解自己健康的量化水平，这一步通常靠实验室和设备来进行。其次，注意我们身体内部的感受。再次，追踪那些与感受相关联的一切感觉或情感。最后，试着去辨别能帮助我们理解自己感觉和感受的经历模式。最后一个层级可以被看作是侦探层级——综合了所有我们能收集到的数据、感受和情绪。这些线索，可以用来指引我们以更广阔的视野去看待自己的健康和幸福。

重获身体智慧四部曲	
1	**测量**：收集测量到的健康数据。
2	**感觉（身体）**：注意身体的感觉。
3	**感受（内心）**：注意身体的感受或直觉。
4	**辨别**：看看哪些类型的经历正在试图向你传递一些信息，包括那些受到潜意识影响的梦境、幻觉、象征等。

测　量

几年前，乔来到我的办公室，向我抱怨困扰他已久的头痛问题。他是我所见过的最贴心、说话最温柔的男人之一。乔并不知道，他的血压已经达到了200/120（正常值是135/85或更低），他的头痛是头部血液冲击引起的。检查结果显示，他的胆固醇和炎症指标都远高出正常标准。乔简直就是一枚行走的"定时炸弹"。必须马上开始对他的全方位治疗——减轻压力、坚持运动、改变饮食及血压药物治疗。

现在的乔体重轻了10千克，成了一个运动爱好者，他的胆固醇指标很好、炎症指标正常，血压正常（在好的药物干预下），而且没有再头痛。对乔而言，检测健康参数实际上拯救了他的生命。

在乔的例子中，他的头能够"感觉"到他的高血压，但在多数例子中，当我们血压很高或者脉搏很快时，自己是没有任何感觉的。这也是为什么我们需要不时进行测量的原因。

另外一个不同的例子是保罗，他来找我，是因为他已经测量到自己的高血压。奇怪之处在于，保罗和其他人一样，尽可能地健康饮食。他体重正常，定期运动并且没有高血压的家族病史。保罗不想采用药物治疗，所以我们让他尝试了补充剂、减压治疗、冥想治疗以及加强锻炼的疗法。没有好转。接着，又尝试了三种不同类型的药物治疗，但还是没有好转。他的血压依旧很高。

在接下来的一次诊疗中，保罗的妻子陪他一起过来了。（我敢肯定，这就是结了婚的男人要比单身男人长寿的原因。）她对保罗说："亲爱的，我早就叫你告诉瑞秋你打鼾的事情……"噢，原来如此。我们决定让保罗参加医学睡眠测试。

在睡眠研究室里，人在入眠之后，他身上连接的设备会检测血氧饱和度、脉搏及睡眠周期。保罗一开始是拒绝的，所以我们让他使用了其中一个简单的设备，以便让他在家里记录他的睡眠周期。结果是什么呢？他**完全没有**深度睡眠，而深度睡眠对健康是至关重要的！

缺乏深度睡眠可能由很多原因造成，但最常见的原因就是睡眠呼吸中止症——呼吸在睡眠时候真的暂停了。只要不呼吸超过5分钟，睡眠者的身体便会把他或她叫醒。这个循环会持续整晚，从打鼾导致呼吸暂停，再到短时间呼吸暂停后，身体叫醒睡眠者。一整个晚上，这个循环可以每6分钟发生一次。这样一来，睡眠者永远无法体验到深度睡眠的治愈作用，因为保持生存和呼吸对机体来说更为优先。睡眠呼吸中止症的长期影响包括白天瞌睡、难以集中精神、情绪沮丧，还有，你也猜到了，高血压和显著升高的心脏病风险。

在使用家用设备检测出了可怜的睡眠质量后，保罗愿意尝试一个正式的睡眠测试。正是这个测试揭示了他严重的睡眠呼吸中止症。从那开始，保罗开始变成了呼吸机的忠实使用者（CPAP——持续气道正压通气——能整晚保持呼吸道打开），他的血压也变正常了。自然不用说，他变得更有活力，也更快乐了。

有时为了理解你的身体在向你传达什么信息，做一点儿数据收集是必要的。这样，你就能够通过监测指数了解自己的健康——血压及脉搏、血氧值水平、血糖、胆固醇水平、体重和身体成分、每天的步数、睡眠周期等。它可以给你提供实用性的健康评估,并且帮助你测量身体在不同的生活情境下的反应。可能你的血压和脉搏会在通勤时候,或者与合伙人据理力争时上升。能知道这些真是太好了。

现在有各种各样的测量方式和设备可以帮助我们了解健康参数。个人健康的评估工具很容易获得,比如只是简单地测量脉搏,或者站到体重秤上测量你的体重或身体成分。可以使用一些新型的健康记录仪器,常见的有可以佩戴的手环或智能手表,能够测量我们的脉搏、每日步数、运动时间或睡眠周期。这些设备给我们提供了一个全新的、能持续地评估健康的方式,甚至可以在网上进行追踪或和朋友们做对比。医疗的评估方式有运用袖带式血压计、血液和尿液实验室测试、身体成分测试(评估你有多少体脂、水分细胞及肌肉组织),都是重要的、较普遍的健康测量方式。更加进阶的医疗测试还可以评估如癌症风险或者心血管病风险等。

可以肯定地说,我们从来都没有现在这么多设备来帮助我们了解自己的幸福和健康。在第2章中,我们将讨论其中的很多设备并做一些推荐。把这种事实性的知识与我们对自己健康的直觉结合起来,我们就可以进一步增强自己保持健康的能力。

感 觉

在从外界收集了关于健康的数据后,我们就应该把注意力转向身体内部了。获得内在认知最简单的方法,就是注意基本的身体感觉。这些都是我们身体发出的信号：瞌睡、饥饿、口渴、肌肉疲劳、头晕眼花、想去厕所、各种类型的疼痛、性欲……这其中的一些很容易解释，比如，口渴意味着你需要喝更多的水。但有时候情况会有一点复杂。比如，感到瞌睡可能是因为你需要更多睡眠，也可能是因为你的血糖低需要吃东西，还可能是因为你对下午的会议彻底厌烦。当真正开始注意自己的身体信号时，我们就能够更精细入微地了解自己的身体想要得到怎样的照料。

这可能听起来有些奇怪，但确实并非所有人都能容易地了解到我们身体的感受。不是身体没有在"传达"，而是我们已经关闭了大脑对身体感受的接收系统——没有在"听"。对古典禁欲主义者来说，这是真的，他们对疼痛或饥饿是无动于衷的。我们偶尔做过"禁欲主义者"，但有些人把它变成了习惯——一个危险的习惯。比如，我治疗过为了满足心理需求而强迫自己进食的女性，她们失去的是感到饱腹的能力。反思一下，我们有时是不是也会这样做？失去饱腹的感觉，过度饮食就成了平常事，因为没有一种感到饱腹的"停止信号"去制止我们干掉那盘烤玉米片。

塔玛尔是一位非常成功的女商人，她在我的办公室里哭诉无法控制自己的食欲和体重。塔玛尔也知道，超重对她的身体不好，而且她已经处于发展成糖尿病的边缘。但是，她工作压力很大，她已经养成了通过吃东西来让自己感觉到平静和获得安全感的习惯。像我诊疗中的一些女性一样，塔玛尔在幼年及青少年时期有过被性侵的历史。遗憾的是，这种可怕的经历并不是罕见的。在全世界范围内，18岁以下的年轻女性遭遇性侵的发生率是1/4，在美国，这个数据是1/5。[1]

当成为受害者时，不管是性侵或者是其他方式的侵害，人们通常会从身体上"移除自我"——通过封闭身体感受和移除主观意识来从身体受侵害的疼痛经历中逃脱。我们的身体也许还在，但"我们"已经不在那儿了。这是一种重要的防御机制，帮助我们挨过各种各样的创伤。然而不幸的是，很多经历过创伤的女性就此形成了一种习惯——不管是疼痛的还是快乐的，她们对身体的感受都漠然无视。这种身体防御机制所产生的对身体感受的麻木，却能够真实地危害到幸存于世的成年人的健康和快乐。当塔玛尔的胃已经饱了的时候，她是真的无法感受到。

我们中很多人都有在生活繁忙的阶段忽视身体感受的时候，当然也包括我。在医学院的时候，我们就被鼓励要忽略睡觉、吃饭、小便，或者基本上其他除了照看患者或者学习以外的任何需求。我记得我们医学院里有一位有名的女性肝脏移植外科医师，她在羊水破了，就要生孩子的时候还拒绝"取消"一例肝脏移植手术！上帝保佑她。即便是要在这个男人主导的世界证明自己的能力，也不能这样忽略你自己的身体感受。所以，在美国把由憋尿引起的膀胱损伤称作"护士的膀胱"是有原因的。医学行业，我们的"疗愈职业"，却如此严格地限制它的从业者们去关心自己的身体。这是多么讽刺的一件事。

保持健康和治愈疾病的真相是，你需要能够感觉到并精确找出自己身体的感受。这包括饥饿引起的空虚感、工作引起的肌肉疼痛感、月经到来引起的骨盆痉挛，以及包括当你痒的时候抓一抓的快感，或者接受一个按摩的舒适感。在下面，我们会讨论一些切实可行的方法，来改进你对自己身体体验的感觉能力。

塔玛尔的治疗包括学习让感觉"再度居入"她的身体，去辨别和感觉她的身体内部都发生了什么——同时去感受这些身体感觉所唤起的情感。我把塔玛尔介绍给了一位训练有素的创伤理疗师，请他在治疗过程中协助她，去创造一个能让塔玛尔学着重新去感受的安全地带。那位理疗师引导塔玛尔做了一些训练，在这些训练中，她重新寻回了自己的肉身及身体的边界，并且通过把注意力集中在身体内部，她开始重新感受到自己的身体感觉。彼得·莱文（Peter Levine）是一位心理学家及作家，他创办了"感觉意识"（Sensory Awareness）这个创伤疗法学派，致力于帮助人们重建他们对多种身体感觉的知觉力。如果你有任何形式的创伤，他的书以及他的学派下受训的治疗师会是一个很有价值的参考资源（见附录2）。

最终，塔玛尔能够辨别出她的胃已经"饱了"的感觉。这个产生的效果是惊人的！塔玛尔在两年多的时间内逐渐减去了20多千克，逆转了她即将患上糖尿病的趋势，并且她感觉到身体前所未有地好。她人生头一次能够真正地感受到不仅是饮食的乐趣，还包括性的乐趣。她感觉到自己成了一个全新的、完整的女性。

感　受

在第三个阶段，我们要将注意力进一步地投向内在，注意那些由身体的经历而引发的情感。

　　几年前，一位四十多岁、看起来健康的女士和我讨论要不要去做一个乳房X线检测。当时的习惯是建议40到50岁的女性每两年做一次乳房X线检测筛查（现在没有必要再建议40到50岁的女性去做乳房X线检测筛查了），她在之前的一年已经做过一次常规的乳房X线检测，所以我告诉她，没必要这一年再做一次了，但是她依然决定要做。在我们讨论这件事的时候，她说她感觉到肠道中有一种强烈的牵引力。当她真正地去感受它的时候，她发现肠道内的这种感觉其实是一种恐惧和压力。她不知道为什么，但她觉得她被迫使着要去再做一个乳房X线检测，因此我同意帮她做检测。在那个乳房X线检测的诊断下，她被查出来处在乳腺癌能发现的最早期，并且可以通过乳房肿瘤切除术得到"治愈"。她的"直觉"实际上救了她的命。

我们的"感觉才能"确实可以救我们的命。它还能帮助我们选择一个绝佳的合作者或者伴侣，或是让我们知道想要达成协议需要对潜在客户说什么话，再或者当孩子提出不想上学时我们能判断出她其实是病了。我们的感知大脑将成为我们坚定的健康同盟，前提是如果我们能够"感觉"到它并能够根据它来行动。

我的办公室里有多种具有代表性的治疗方案，它们看起来对于每位患者都适用，我试着让我的患者们说出哪种疗法在他们看来是最有可能成功的。他们可以成为自己健康护理的主人。当他们直觉认为某种疗法是对的，那么积极的心理暗示也会增加疗法奏效的可能性。不要小看安慰剂效应——实际上是我们的身体具有治愈自己的能力，治愈的概率能高达30%甚至40%，无论采用什么治疗方法。[2]患者们的内部自愈能力都非常惊人，所以我需要她们的"直觉"在治疗中来引导我们。

我们思考和感觉的"大脑"可以作用于全身。在心脏及内脏周围，有着大量呈丛状的神经细胞，它们可以调节和引导我们的情绪反应。这种情感上的身体智慧可以在一些表述中体现出来，比如我们的"内心渴望"以及"直觉"之类的。实际上，心能研究所（HeartMath Institute）已经论证，我们在做很多的预见性决策时，"心的思考"及直觉先于"大脑思考"及直觉。这些在我们内脏和心脏周围的神经丛是交感神经和副交感神经系统的一部分，因此直接和"战斗还是逃跑"的应激反应连接了起来。[3]

能够"感受"到自己在想什么，对我们来说是一项至关重要的求生技能。一位身处黑暗夜路中的女性，对她周边的环境有着超强的意识（身体智慧的感觉层面）。此刻，她的注意力会集中在心灵感觉和直觉上（可能与恐惧导致的腹部感觉或者胸部压迫感有关，身体智慧的感受层面）。只需要几秒钟，她便能把所有这些信息都整合并定义为危险模式（身体智慧的辨别层面），并且指导她穿过这条街道或者招呼一辆出租车，而不是继续走这条路。她在用一种高度复杂和古老的方式去"感受"她是否安全。这些情绪的"预感"曾经在丛林生活中保障了我们的安全，在现代的丛林生活中仍旧可以保护我们。

我想教你一个练习，让你体验一下如何才能获得身体感受的智慧。我第一次是从朱莉·戈特曼（Julie Schwartz Gottman）那里学习到的。戈特曼博士是一位出色的心理学家，也是一位拥有身体智慧的女性。这个练习的目标，是让你能够将自己的身体作为自己的占卜工具，来弄懂来自内心深处的直觉所知。我们真的很幸运，可以有机会运用身体本身来作为揭示真相的"音叉"。当敲击音叉产生某一个音符，然后把它靠近一个有同样音高的音叉，第二个音叉会开始震动并且"唱歌"。尽管它并没有被敲击，但它能"认出"并感觉出其他音叉的振动。这个练习能够帮助你的身体识别一个你感到认同的想法或概念，并"唱出"YES的音符。同样，在你不认同的时候制造出一个不和谐的音符。

练习1：识别身体的 YES 和 NO

01. 找一个舒服的坐姿，做三个深呼吸来放松，同时把注意力集中在自己的身体上，最好闭上眼睛。

02. 设想一个假象，比如"我讨厌猫咪"或者"我讨厌玫瑰"。对你自己一遍又一遍地重复这句话。参照第2章练习4的实践体验，尽可能详细地观察你的感觉。你可能感到胸口发紧、肩膀沉重、腹部难受、双手发抖、两脚发冷或者麻木。关注感觉的类型（压力、刺痛、疼痛），以及它的大小、密度、温度和颜色。你身体所感受到的就是身体在说NO。这就是你身体对假象做出拒绝的感觉。

03. 接下来，反转你刚才对自己说的话，对你自己重复真实的陈述，比如"我爱玫瑰"或者"我喜欢猫咪"。然后观察身体如何反应。当说出真相的时候，你的身体感觉如何？你可能会感受到胸口舒展温暖，腹部、手臂、腿部有轻微震颤，笑意与温柔感出现在眼部周围。注意感觉的类型（微微发麻的、轻快的、开阔的），以及它的大小、密度、温度和颜色。这种身体内部感觉就是你的身体对真相的判断，它在告诉你什么对的。你在身体里感受到的，就是你的身体智慧所说的YES。这就是你的身体完全接纳那种可能性的感觉。

04. 现在，再做三次深呼吸，然后睁开眼睛。

做这个练习的时候，找一个远离干扰的舒服的地方坐下。如果感受自己的身体感觉对你来说有挑战，不要担心！我们将在第2章中进一步学习如何做。你可以在doctorrachel.com上听到这个练习的录音。

这个练习能够帮你感觉到在任意一种情况下，你的身体反馈出的是YES还是NO。通过练习，我们可以学会解读自己身体的语言，即在此刻所有那些感觉的意义，以便做出对你自己有益的决定。

辨　别

当我意识到，只有在工作日才会出现偏头痛时，事情就变得明朗了——这种偏头痛的模式就是我的身体在告诉我，我的工作实在是个"头痛之事"。所以，当我听从了自己的身体智慧辞职之后，我的头痛也随之消失。为了帮助我的患者们掌控她们的健康，我常常从她们的故事中去寻找她们各自身体智慧的体现方式。在我的诊疗中，至少有六位曾向我抱怨各种各样的妇科问题（性行为疼痛、慢性骨盆疼痛、复发性的膀胱感染）的患者，这些问题都在结束了不健康的伴侣关系后，自发性地治愈了。她们的骨盆和阴道在试图告诉她们：让他或者她赶快离开！实际上她们的潜意识早就知道了：这段关系对你来说糟透了！只是她们的身体在尖叫着传递给她们的信息，她们还需要花一些时间去明白。

身体智慧的辨别能力同样可以通过潜意识的象征和梦境发挥作用。越来越多的科学研究论证了潜意识大脑会在很大程度上指导我们的生活。"潜意识"就像是水下的庞大冰山，意识觉知只是冰山一角。这意味着我们所接触到的大部分感官信息（包括从身体内部和外部得到的），都是由潜意识大脑来处理的。这个看上去很神奇的过程是会实实在在发生的，就像我的患者索菲亚，她在诊断前就梦到了自己的肿瘤。这种潜意识自始至终都在隐蔽区域里活跃着，它会在梦中或幻象里向显意识传达，告诉我们身体以及生活中正在发生着什么。通过注意那些在试图向你传达消息的经验模式，我们可以运用潜意识使自己从中获益。

潜意识帮助我们的其中一种方式，是把现在的体验和过去难以磨灭的经历连接起来。比如，前文中我们谈到那位夜晚独自走在黑漆漆街道上的女性，可以确定的是，如果她曾经在类似的情况下被抢劫或者袭击过，她的警报信号（心率、血压、胸部或腹部的感受）一定会爆表，而不会只给她一些微小的提示。**潜意识在努力保护我们远离危险，所以，弄明白自己为什么会有那种感觉是培养辨别力的重要一环。**

比如，我的母亲烤的肉桂面包卷，我打赌那是你人生中能吃到的最好吃的面包。它们通常出现在我童年的家中，热气腾腾地从烤箱里拿出来，松软的，带着焦糖果仁的风味，只有圣诞期间才有（圣诞礼物！），或者是全家人齐聚一堂温馨地庆祝感恩节的时候（温暖，舒适，爱，安全感）。通过我卓越的辨别能力，我明白了为什么我在路过"肉桂卷餐厅"时都要费很大劲才能不让口水滴到地上。所有那些和肉桂及焦糖烘焙有关的甜蜜的情感体验，使得我不管何时一闻到它们的味道，都会垂涎欲滴，一定要停下来去买点儿小食来吃。你的"治愈食物"也会有类似的关联。但是当我渴望肉桂卷时，我真正想要的东西更多地关乎我的记忆，而并非关乎我的饥饿。能够辨别出这两类渴望的不同是让身体获得智慧的关键。

测量我们的体商

现在，知道了身体智慧的四个层面，那么你的身体智慧水平究竟如何呢？我设计了一个小测验来测量体商（BQ），这样你就知道，在通向身体智慧的大道上你的出发点在哪儿。先预告下，没人能在这个测试中获得完美的分数。在追寻身体智慧的道路上，我想帮你锚定一个起点，这样你就知道提升体商需要把注意力放在哪儿了。通过提高体商，你可以显著地改进你的整体幸福感。

现在就做做这个简短的测试吧，要诚实哦！除非你乐意，否则你不需要把结果告诉任何人。在本书的结尾，我会让你再重复做一遍，来看看你是否有能力提升你的体商了。如果你在这个测试中表现很好，那太棒了！在接下来的部分中，你可以运用自己的身体智慧去理解和实践所有那些可以改善你健康状况的理念。

体商测验

Part 1: 测量

1. 你知道自己在过去两年中的平均血压值是多少吗？

1 ☐	2 ☐	3 ☐	4 ☐	5 ☐
不记得曾经测量过！		我很肯定它很正常		我知道 10 个点幅度之内的范围

2. 你知道自己的精确体重（误差 2.5 kg 之内）吗？（如果你不去称体重是因为这会让你有负面情绪，但是你能把体重控制在一个稳定的范围内，那么可以给自己 4 或者 5 分）

1 ☐	2 ☐	3 ☐	4 ☐	5 ☐
我知道 7.5 kg 以内幅度的误差		我知道在 5 kg 以内的误差		我很清楚自己每周或每月的典型体重波动

3. 如果你 45 岁以上，你知道自己的胆固醇水平是好还是一般还是太高吗？（如果你 45 岁以下，给你自己打 5 分——除非你已知自己家族有高胆固醇病史且自己没有测量过胆固醇）

1 ☐	**2** ☐	**3** ☐	**4** ☐	**5** ☐
我从来没测量过		我测量过，但我不确定它是否正常		我知道大概数据和它们正常与否

4. 如果你 45 岁以上，你知道自己的空腹血糖值是多少吗？（如果你 45 岁以下，给自己打 5 分——除非你已知自己家族有糖尿病病史且自己没有测量过血糖）

1 ☐	**2** ☐	**3** ☐	**4** ☐	**5** ☐
我从来没测量过		我测量过，但我不确定它是否正常		我知道大概数据和它们正常与否

5. 你知道自己的睡眠时间以及睡眠质量吗？

1 ☐	**2** ☐	**3** ☐	**4** ☐	**5** ☐
我一点也不了解		如果你给我几小时时间我就能弄明白		我知道自己睡了多久以及自己需要多少睡眠

6. 你现在或之前的平均月经周期是多长时间（从一次月经到下一次之间的时间）？（如果你还没有来月经，给自己打 5 分）

1 ☐	**2** ☐	**3** ☐	**4** ☐	**5** ☐
什么是月经周期		我对自己什么时候要来月经有个隐隐的感觉		我一直知道自己的月经周期长度

7. 你知道自己什么时候排卵吗？（或者如果你现在不排卵，那么你曾经知道自己的排卵日期吗？）

1 ☐	2 ☐	3 ☐	4 ☐	5 ☐
什么是排卵		我对自己什么时候要排卵有个隐隐的感觉		我一直知道自己的排卵日

测量分数小计：＿＿＿＿＿＿＿＿

（把你的 7 个得分加起来）

Part 2: 感觉

1. 在进食的时候，能否在自己"吃撑"之前意识到自己已经饱了？

1 ☐	2 ☐	3 ☐	4 ☐	5 ☐
从没有过	很少	有时	常常	几乎总是

2. 你会在自己"吃撑"之前停止进食吗？

1 ☐	2 ☐	3 ☐	4 ☐	5 ☐
从没有过	很少	有时	常常	几乎总是

3. 当你感觉饿得难受时，你是否会在 30 分钟之内吃些零食或者进餐？

1 ☐	2 ☐	3 ☐	4 ☐	5 ☐
从没有过	很少	有时	常常	几乎总是

4. 当你觉得自己需要去厕所时，能否在 15 分钟之内去厕所？

1 ☐	2 ☐	3 ☐	4 ☐	5 ☐
从没有过	很少	有时	常常	几乎总是

5. 当你觉得肌肉疼痛或者关节疼痛时，是否会停下那些会加剧你疼痛的行为？

1 ☐	2 ☐	3 ☐	4 ☐	5 ☐
从没有过	很少	有时	常常	几乎总是

6. 当重复性的工作行为（比如打字、写字、电脑工作、使用电话或者开车）导致自己的颈部、后背、手腕、手或者腿部感到劳累时，你是否能够意识到？或者，如果你从事体力工作，你是否知道自己的身体什么时候需要从体力劳动中休息一下，从而避免疼痛或受伤？

1 ☐	2 ☐	3 ☐	4 ☐	5 ☐
从没有过	很少	有时	常常	几乎总是

7. 如果你的工作条件允许的话，你是否会从每 90 分钟的重复工作中休息一下，让自己站立、拉伸、走路、休息或者用其他方式来照护下自己的身体？（如果你想这么做但你的工作不允许你做这些，给你自己打 5 分。然后再考虑下能否找个其他工作。）

1 ☐	2 ☐	3 ☐	4 ☐	5 ☐
从没有过	很少	有时	常常	几乎总是

8. 在过去的一年中，你能感觉到自己的身体多久会有一次性需求？

1 ☐	2 ☐	3 ☐	4 ☐	5 ☐
从没有过	一月一次到一年一次	一周一次到一月一次	一周 1~3 次	一周超过 3 次

9. 你是否找到一种健康的方式来满足自己的性需求（独自解决或者同一个伴侣一起）？

1 ☐	2 ☐	3 ☐	4 ☐	5 ☐
从没有过	很少	有时	常常	几乎总是

感觉分数小计：＿＿＿＿＿＿＿

（把你的 9 个得分加起来）

Part 3: 感受

1. 在近半年内，你大概多久一次对某个决定或者某个人有直觉判断，并且结果证实了这种直觉是正确的？

1 ☐	2 ☐	3 ☐	4 ☐	5 ☐
从没有过	每年 2~3 次	至少一月一次	每周一次或更多	每天都有

2. 面对某个决定或某个人时你会经常听从你的直觉吗？

1 ☐	2 ☐	3 ☐	4 ☐	5 ☐
从没有过	很少	有时	常常	几乎总是

3. 闭上眼睛，花一点儿时间去想象一下，在未来你失去了某个宠物或者某个你爱的人。你能否感觉到失去的感觉存在于你身体的某处？它们是如何存在的？

1 ☐	2 ☐	3 ☐	4 ☐	5 ☐
我什么都感觉不到	可以感觉得到，但是无法描述出来	只能感觉得到它在哪里存在	能够感觉到它所在的位置和强度	能够描述它所在的位置、质量、强度，甚至这种感觉的颜色或形式

4. 想象一下，你刚刚被告知你发明的某样东西被广泛应用于世界，你将得到一大笔钱。你是否有兴奋、惊讶、得到安慰的感觉？它们存在于你身体的何处？是如何存在的？

1 ☐	2 ☐	3 ☐	4 ☐	5 ☐
我什么都感觉不到	可以感觉得到，但是无法描述出来	只能感觉得到它在哪里存在	能够感觉到它所在的位置和强度	能够描述它所在的位置、质量、强度，甚至这种感觉的颜色或形式

感受分数小计：＿＿＿＿＿＿＿＿

（把你的 4 个得分加起来）

Part 4: 辨别

1. 想一想你身体中某个正在疼痛或者曾经疼痛的部位。你能辨别出哪些行为（活动，食用某种食品、补充剂或者药品，按摩或针灸疗法）能够减轻疼痛吗？

1 ☐	2 ☐	3 ☐	4 ☐	5 ☐
我一个都辨别不出		我能辨别出至少一种能够减轻疼痛的行为		我能辨别出多种能够减轻疼痛的行为

2. 你能辨别出哪些行为（比如进行某种活动、食用某种食品、缺乏睡眠等）会加重你的疼痛吗？

1 ☐	2 ☐	3 ☐	4 ☐	5 ☐
我一个都辨别不出		我能辨别出至少一种会加重疼痛的行为		我能辨别出多种会加重疼痛的行为

3. 想一想某种你经历过的疼痛（头痛、痛经、颈部或背部疼痛、受伤）。你能轻易辨别出哪些行为会引起或者加剧自己疼痛的情感经历吗？（比如，"当我发现当自己压力很大时，经期会格外疼痛"）

1 ☐	2 ☐	3 ☐	4 ☐	5 ☐
不能		我能辨别出一种可能会影响疼痛的情感经历		我能轻易辨别出那些会影响疼痛体验的情感经历

4. 你能辨别出哪些情感经历（假期的压力释放、与你爱的某人在一起、被关心）会减轻你的疼痛体验吗？

1 ☐	2 ☐	3 ☐	4 ☐	5 ☐
我无法辨别出		我能辨别出至少一种会减轻疼痛的情感经历		我能轻易辨别出多种会减轻疼痛的情感经历

5. 花点时间去想想上一次你生病的时候。你能否轻易判断出是哪些行为或接触导致了生病？

1 ☐	2 ☐	3 ☐	4 ☐	5 ☐
我无法辨别出		我能想到至少一种可能会导致我生病的行为		我能轻易想到多种让我易受疾病侵害的行为模式

辨别分数小计：＿＿＿＿＿＿＿＿

（把你的 5 个得分加起来）

分 数	优 秀	良 好	需要帮助
测 量	31~35	24~30	<24
感 觉	40~45	32~39	<32
感 受	18~20	14~17	<14
辨 别	23~25	18~22	<18
总 计	112~125	88~108	<88

　　如果你在所有领域都是优秀，那恭喜你！这本书将帮你更加熟练地使用身体语言，并且在问题发生之前就把它们扼杀在摇篮里。你可以通过自己的身体智慧来把后文的资源和信息实践起来，为自己创造一个身心愉悦的生活。如果你跟我们大多数人一样，在聆听自己的身体语言以及关爱自己的能力上需要一些改进，这本书会支持你在探索的道路上获得一个完美的旅程。你理解身体语言的能力即使有一点小的改进，也能够给你的健康和幸福带来很大的不同。

　　在我自己学习理解身体语言的道路上，我发现身体既有复原力又有宽容力。即使我做一点关怀自己的小小努力（在写这本书的时候小憩一下，伸展一下我的颈部和肩膀），我的身体会显著地感觉好很多（没有疼痛！）。如果我长久地拒绝聆听我的身体语言，我的身体会加大音量向我尖叫，直到我别无选择只能去倾听它为止。一旦你开始学着倾听你的身体语言，你就会发现它是一个清晰高效的沟通者，并且百分之百地支持你过真正想要并值得拥有的生活。毕竟，你的身体就是你自己。**一旦你的思想、心灵与身体结为同盟，你的生活中将会发生不可思议的奇迹。**

———

第 2 章

培养你的身体智慧
How do You Build your Body Intelligence

　　改进体商其实会比你想象的更容易。从第1章的身体智慧计划开始，测量、感觉、感受、辨别你的身体语言。尽管身体语言对每个人的表达方式都是独一无二的，但是关于学习和聆听的基本原则都是一样的。关于这四个层面，在这一章会介绍一些对你有帮助的建议和练习。你要格外关注身体智慧测试之中你没能获得高分的部分。

改进你的测量能力

　　学习如何收集有关身体健康运行的信息可能是身体智慧计划中最简单的层级。我们能够理解这一部分的身体语言是因为它被翻译成了话语和数字——一种我们所习惯的人类语言。关于测量身体健康的选择，无论是日常的还是高科技的方式，我们都会在接下来讨论。

脉搏和血压

让我们从最基础的开始：测量你的脉搏和血压。测量你的脉搏和血压可能是评估你的生理机能和压力水平的最快方式。一位具备身体智慧的女性，当脉搏速度加剧时，她是能够感受到的；当由于兴奋或恐惧而心跳加速的时候，她也是可以"听"到的。

你的脉搏是血管在压力之下的有规律的"跳动"，它是由心脏收缩以及对血液在动脉之中的推动而产生的。血压，是真正意义上血液在撞击你的动脉时产生的压力，它通过两个数字来衡量，比如130/75。前面的数字（收缩压）测量的是你的动脉压力值的最高点，后面的数字（舒张压）测量的是你的动脉压力值的最低点。

那么为什么血压这么重要呢？你的心跳（或脉搏）反映了你的血液获取氧气和营养物并将其输送至各个组织器官的能力。你的脉搏和血压在氧气需求增加的时候都会上升，比如在运动的时候。你越是体魄强健，你的心脏肌肉和血管就越高效，这意味着血液的输送就越容易。举例来说，通常40岁女性的脉搏为每分钟70次，而40岁的女性马拉松运动员的脉搏为每分钟45次。

一个放松的、健康的人通常脉搏和血压都不会太高；而一个压力巨大、身体没那么健康的人脉搏和血压往往都会比较高。血压同样会受到你的年龄、遗传以及服用的药物影响。这就是为什么常规地了解并记录血压如此之重要。它可以为你提供线索，告诉你身体正在自然地或者不自然地发生着一些什么，并且使你可以尽早采取行动。

脉搏和血压会在压力大的情况下升高。身体不能够区分真正的压力（我就要被车撞了）和感知的压力（我就要买我的第一辆车了）。当你感到压力加剧时，身体的反应会类似于处于由物理原因而导致的濒死之境中，比如你正在被一只剑齿虎袭击。身体在为你的战斗（坚守阵地与那只老虎较量）或者逃跑（在你成为老虎的晚餐之前赶快离开那个鬼地方）做着准备——你的胳膊、腿中的大肌肉群的血管会膨胀，这样你就可以逃命，而非重要器官中的血管会收缩（消化系统或生殖器官）。在人将要被一辆车撞到时，这种反应机制可以完美运作来救你一命——增加你的反应时间和力气。但当你在购买自己的第一辆车，想要表现得冷静和懂行时，它就运作得没那么好了。你的血压，尤其是高压的数字，或者说收缩压，在任何真正的压力或者感知到的压力面前都会升高。

只要掌握了窍门，测量脉搏是非常容易的。把两根手指放在你大拇指下方的手腕内侧，看你是否能感觉到你的脉搏。在你的手腕上移动手指直到你找到最佳位置。试试左手再试试右手，因为可能一边会比另外一边更容易感觉到。如果这有些困难，试着感觉一下你的颈动脉的脉搏（一个更大的动脉），轻轻地放两根手指在你的脖子上按压，在你的下巴下方。不要用力按压脖子上的颈动脉，因为这样会阻断大脑的血液供应，导致大脑不适（你可能会感觉头晕）。

测量脉搏的最简单方式就是数出6秒内脉搏跳动的次数，再在后面加一个0。如果你想对自己的脉搏有个更准确的评估，数出30秒内跳动的次数，然后乘以2。比如，30秒内36次跳动=72 bpm（每分钟跳动次数）。一个正常成年人的脉搏跳动范围是60～100 bpm。然而，如果你的脉搏是在45～60 bpm之间，你在生理上是健康的，并且没有头晕问题，你应该也没有什么问题。一般来说，优秀的运动员在休息时，脉搏是在45～55 bpm之间。

如果你的脉搏是规律的，数出脉搏次数就很容易，这意味着每次跳动发生相隔的时间长度接近相同，就像是音乐中的鼓点声。我们大多数人都有一个规律的脉搏。如果在你焦虑的情况下，脉搏会加快一点速度（像我们上文中讨论过的），如果你在放松并做几次深呼吸的情况下，脉搏会降低速度，这都是正常的。当深呼吸时，我们就激活了交感神经系统的对峙反应——放慢了脉搏，降低了血压，放松了肌肉，把更多的血液输送到了消化系统和生殖器官。

想象一个紧张的场景，同时试着感受你的脉搏。它跳动次数增加了吗？现在做三个长长的、深深的呼吸，深入你的腹部。你的脉搏降下来了吗？通过脉搏，我们可以测量身体的基本压力设定值。它直接提醒我们自己实时的压力水平，以及我们什么时候需要放慢速度深呼吸几下。如果你恰好有一个电子活动追踪器（比如胸戴心率监测器或者专门用来测量心率的手环——见下文），你可以用它来测量自己的心率及其变化。

有一些人的脉搏跳动不规律，也就是说每次脉搏跳动之间的时间长度不规律。感觉起来就像是有一个"跳拍"，或是有很多的"跳拍"。

大多数时候，这些不规则跳动是良性的，意味着没有危险。有一些人能够感觉到这种胸部的"扑动"或者"跳动"。几乎所有的早搏在压力和刺激下都会大量增加。但有的时候，不规则心跳也会非常危险。如果你感觉到自己的脉搏不规则，通常最好是找内科医生来评估一下。

了解自己的脉搏速度和规律性，我们还需要再用袖带式血压计来测量一下血压。记住，血压测量的是血液伴随着每次心跳冲击动脉而产生的最高压和最低压。你可以选一个自动的袖带式血压计（腕式没那么好用）在家测量你的血压。有一种手动的上臂袖带式血压计测量起来非常准确，不过需要用一个套袖、一个听诊器，还需要另外一个人来监听和观察压力表数值。还有许多健康应用程序可以帮助你追踪记录你的血压、脉搏、体重、活动和其他的健康参数。其中很多都能直接和你的袖带式血压计连接起来。如果你是个技术控，你可能会想要考虑购买一个能够与在线应用程序以及其他电子活动追踪仪同步的袖带式血压计。如果你很好奇自己的血压但是又不想购买袖带式血压计，你也可以在药房里试用一下自动的袖带式血压计。大部分还是相当准确的。

能在一个放松的环境中测量你的血压对你来说很有意义，因为人的血压往往会在医生的办公室里升高，这就是所谓的"白大褂综合征"。我不穿白大褂，但很多患者，即便是那些感觉和我相处非常舒服的，坐在我的办公室里也会血压明显升高，但在家血压就很正常。她们可能认为看到我并不会紧张，但她们的身体却很诚实！若非必要，没人愿意进行血压药物治疗。所以，如果你在医生的办公室里测量到血压高，我强烈建议你先在家做一些测量，获得一整天的完整数据。

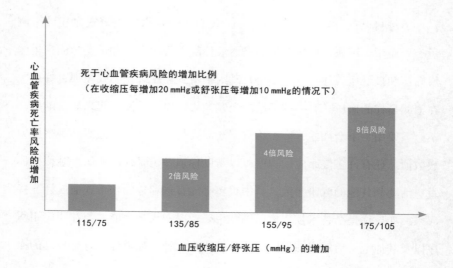

死于心血管疾病风险的增加比例
（在收缩压每增加20 mmHg或舒张压每增加10 mmHg的情况下）

心血管疾病死亡率风险的增加

8倍风险

4倍风险

2倍风险

115/75　　　　135/85　　　　155/95　　　　175/105

血压收缩压/舒张压（mmHg）的增加

记住这一点，血压就像脉搏一样，根据我们的活动和压力水平在一天之内会有很大的不同。比起把血压看作一个数字，我认为把血压看作是一个范围内的数字会比较有帮助。在休息的时候，理想的高压数字是（收缩压）低于135，低压数字（舒张压）低于85。我们所定义的高血压是高于140/90。但是，在115/75以上的每个增量都会让人的心脏病和中风危险开始增加，就像上面图中说明的那样。

正常的血压可以低至85/55，但是如果你有这么低或者比这更低，并且有一些症状——头晕、恶心、疲劳、视线模糊，请立刻去看医生！他们会有一些疗法来帮助你稳定你的血压。

当你能舒服地测量血压时，如果发现血压升高了，那就把它记录下来。这是你身体压力反应很好的指示剂。它在工作的时候怎么样？在经历高峰期堵车之后呢？在与你的爱人吵了一架之后呢？你能否有效地降低自己的血压呢？我前面曾提到，我有很多患者在我的办公室里血压会相对较高。通过三个简单的深呼吸，他们大多数人便可以把血压降低20个点。我们对自己身体的应激反应竟有着如此的控制力，真是非常令人惊叹！如果你知道自己的血压在高压工作情况下会升高，那么你就可以通过这种自然的方式来保护你的心脏和大脑。立刻获取你的脉搏数值（如果可以的话包括你的血压）。然后试试下面的简单却惊人有效的减压练习。5-2-7呼吸法是一种古老的练习，近来也受到了安德鲁·韦尔博士（Andrew Weil）的推崇。他被《时代》周刊评为全球100位最具影响力人士之一。

练习2：腹式呼吸

01. 用鼻子吸气，然后用嘴呼气。
02. 把手放在腹部，深呼吸，引呼吸至下腹部，感觉它把你的手推了出去。这就是简单的腹式呼吸。
03. 如果你想做一个更深层次的练习，那么在用鼻子吸气的同时从1数至5；数到2的时候暂停一下，感受呼吸之间的静止。
04. 用嘴慢慢呼气同时数至7，把紧张释放出来。
05. 重复至少5次，或者直至你感到放松了为止。

完成练习2之后，再次测量你的脉搏（如果可以的话包括血压）。有变化吗？当你能够熟练运用你的呼吸来放松的时候，即使在最难受的氛围下，你也可以缓解紧张。我曾经在我的诊室里用简单的腹式呼吸法帮助患者们平息严重的恐慌。这个方法就是这么强大。当给处于婚姻冲突中的夫妻提供建议时，我会建议"失控"不能再理智思考的那位用腹式呼吸来缓解紧张情绪。这可以真正让他们把关于"战斗还是逃跑"反应中好斗的部分移除掉，从而恢复镇静，这样他们就可以在不使用言语或身体暴力的情

况下，清晰地思考并且解决冲突了。你可以在任何时候采用腹式呼吸法，使副交感神经系统发挥作用，令神经系统放松，使你的血压和脉搏降低，进而保护心脏和大脑的血管不受损伤。变得更加放松和有耐心，还会有助于你在家庭及工作中的人际关系。

体重和身体组成

对女性而言，你很难找到一个比测体重更招人恨的"度量方式"了。最近，我的一位朋友兼同事——一位非常聪明而有能力的女性，在做完体商测试后对我说："我当然知道我的体重。我每天早晨都测体重，它决定着我是会度过美好的一天还是糟糕的一天。"

我们社会中有些人对女性及她们身体的评价是如此病态，在这种负面社会讯息的声音之中，我想要做一些有力的、关于女性及其体重的发声，并期望被听到，这是很有挑战性的。我认为我有责任来守护患者们的精神及身体健康。这就是为什么如果我的患者们不愿意，我从不坚持去查验她们的体重。当然，如果测量体重不会让她产生消极情绪的话，我很愿意去知道一位患者的体重。主要的作用在于：假如我在3个月后见到她，并且发现她为了自己长了5公斤而消沉的时候，我可以让她确信，事实并没有那么糟糕。

女性在对待自己的体重问题上有时候是残忍的。那么体重到底是什么？它是对你的万有引力的测量。除此以外并没有什么其他意义。有相当数量的研究表明，一位做运动、吃得好并且生活中有爱的女性——不管她的体重如何，她都是健康的。我并不是说变得肥胖或超重是件好事，因为那样对关节不好并且会增加患糖尿病风险。但是我要说的是，在我的诊疗中，有很多处在超重或肥胖类别中的女性，有着完美的健康参数——血压、胆固醇、血糖和胰岛素、合理的营养指标、力量和柔韧性——我不认为她们在健康上有什么危机。一个没有健康习惯且非常瘦弱的女性，比起一个超重但有健康习惯的女性而言，她的健康危机会更多。我的诊疗中同样有一些女性在奋力保持体重——她们本来就很瘦，但是如果处在压力之下，她们会消瘦得危险。这同样不容易。对她们而言，经历如此艰难却很少收获同情。大部分女性都会告诉你，体重问题通常并不是简单的"卡路里增加卡路里减少"的游戏。

很多医疗人士已经舍弃了单独的体重测量，现在开始使用BMI（身高体重指数）来追踪他们的患者。这是因为对每个人来说，体重的健康界限在一定程度上是取决于他们的身高的。BMI把身高纳入考量，提供了一个几乎适用于每个人的普遍测量方式。它不适用于极端肌肉型人群，由于他们较高的肌肉质量，他们的体重按照他们的身高而言是超出适宜范围的。当然，拥有很多的肌肉，可以是一件非常健康的事情，所以，你要知道，即使是BMI也是相对的。BMI是体重除以身高的平方的比率。

$$BMI=体重（千克）/身高（米）^2$$

你可以在下面的网址中找到关于BMI的解释说明及BMI计算器。http://www.cdc.gov/healthyweight/assessing/bmi/adult_bmi/

体重和BMI都不能告诉我们，身体的组成部分——水分、肌肉和器官的重量分别是多少，以及我们有多少脂肪。比如，我有时会在办公室组织团体健身及清洁活动。在三个月的励精图治后，在最近的一次活动中，我发现自己的体重长了1.5千克。如果我没有测量身体的成分组成，我可能会非常沮丧。因为其实我丢掉了3.5千克重的脂肪及0.5千克重的细胞外液（那种你不会想要太多的东西）。我增长了4.5千克的肌肉和1千克的细胞内液（那种会使你的细胞饱满快乐的东西）。我的体重是增加了，但我的健康也增加了。更少的脂肪，更好的水合作用，更多的肌肉。一切都是那么完美！

如果测量体重会让你感到沮丧，或许你就不值得经常去测量它。我不觉得我们每个人都会通过在浴室放一个体重秤而获益。然而，美国女性每年在秋天后以及冬假后平均会长2.5千克体重。这就不是遗传问题了。这是关于饼干、糖果、火鸡和垃圾食品的事了。如果你没有监测自己体重或腰围带来的影响，就很容易对饮食失去知觉力。在某些方面对你自己保持负责任的态度是很重要的，这样你就可以避免增长这些体重了。因为要把它们减下去可比把它们长上来要难多了。年复一年的增长——35%的美国成年人群就是这么变得肥胖的。我们想要获得身体智慧，就要学习如何阻止这场增重前行军。你要对自己的身体负责。

艾丽格拉是我诊疗中遇到的最健康的患者之一。她对身体力量和柔韧性的细致了解能反过来启发你，而且她很幽默，讲的那些疯狂故事能让你笑到尿裤子。和我们很多人一样，作为一位年轻女性，她有饮食和身体形象方面的问题。她靠自己的努力成为一位博学的老师，但她仍然与内心一个对自己外表的判定的声音争吵不休，全然不顾她的成功和聪明。艾丽格拉的不开心在于她增长了近10千克的体重，尽管她饮食非常健康，并且也生机勃勃地在运动。我们为她设计了一个减重计划，并且成功减去了其中约7.5千克的体重——根据身体成分测量全部都是脂肪。然后她转向了"保持体重"的饮食模式，每天称体重，她意识到想要保持体重，就要比她预计中吃更少的食物。最近，她悄悄对我说她长了3千克，之后已经有几个月不再称体重，而且吃的是大家公认健康的食物，只是稍微吃得多了一点。她又重新开始了一周的日常体重记录，这个提醒帮助她在四天内减掉了1千克。在坚持对身体有益的事情上她做得怎么样，称量体重给了她一个即时反馈。跟我们很多人一样，她和体重秤的关系堪称相爱相杀。她需要这个数值来使自己保持身体智慧，但在去查看它的时候又十分挣扎。

有很多种去测量体重并对其负责的方式。如果你比较喜欢在家称体重，那么一定要确认你有一个数值准确的秤。如果你对测量自己的身体组成成分感兴趣，现在有许多方法也可以测量，它们有着不同的精确度。你可以买一个也可以测量身体成分的秤，不过要记住，它们显示的数值并不是完全准确的。

如果想更准确地测量自己的身体成分，你就要去咨询一个可以为你做这个检测的教练、营养专家、理疗师或者内科医生。一些执业者依然在使用皮肤卡尺，通过"卡住"你身体各个部位的皮肤来评估身体的总脂肪含量。

生物抗阻分析（BIA），是比用秤或者皮肤卡尺测量身体组成成分更准确的方法。它可以在相关从业者的办公室里在几分钟之内完成。这种方法是向你身体输送一股电流，通过测量其阻力来分析身体脂肪、瘦肉组织和液体含量。测量身体成分最准确的方式是专业医师使用的水下称重法或空气置换法技术，不过这些方式花费更高并且所需时间更长。

如果你宁愿余生再也不要踏上体重秤，却想要通过某种方式的身体脂肪测量来保持对身体负责，还有一个选择——测量你的腰围。如果你减去了身体脂肪，那么你将很有可能减掉了一些腰部周围的脂肪，你可以用卷尺来测量一下。

从健康的观点来说（对于心脏病、中风和糖尿病的风险而言），大腿和臀部储存的脂肪远不及腹部存储的脂肪那样危险。腹部脂肪是炎症性的，它和心脏病相关，而壮实的臀部和大腿根本不会增加任何健康风险。从健康的角度而言我们更关心腹部脂肪，所以测量它是很有必要的。拥有一个比你的臀部要小的腰部（梨形身材）会降低你心血管的患病风险；而有一个比你的臀部要大的腰部（苹果形身材）会增加这种风险。如果你想得到如何测量你的腰围和臀围的准确指导，你可以在附录1中找到。

追踪你的月经周期

月经周期是由女性脑下垂体（LH和FSH）与卵巢"对话"后分泌的激素而决定的。在这种激素的影响下，卵巢随后会排出一个卵，这个卵如果没有遇到精子受精，约两周后会与子宫内膜一起流出，形成了月经出血。这一连串的事件就是女性的"月经周期"，周期自始至终地随着激素（雌激素、黄体酮及睾酮）的增减而保持着自身的节奏。

处于以下这些情况中的女性不会受到上述激素变化的影响：

- 服用避孕药、使用避孕贴片、节育环、节育植入或避孕注射等方式抑制了排卵（卵子的排出）的女性，只会在停止使用激素后才流血；

- 处于绝经期不再有月经的女性；

- 怀孕的女性；

- 由于医疗原因没有月经的女性（如多囊卵巢综合征、甲状腺功能过高或过低、体重过低或体脂过低等）；

- 切除了卵巢或经历过化疗或放疗而使卵巢功能停止的女性；

- 还没有经历初潮的年轻女性（还没有来过第一次月经）。

对那些还在经历月经周期的女性，即使周期不规律，在所处的部分周期中，你仍受到激素环境的影响——也许比你意识到的影响还要多。你的心情、欲望、情绪的稳定性、头痛倾向、抑郁及焦虑倾向、胸部大小及柔软程度……这些只是随着周期变化的一小部分体验。如果你从来没有追踪过自己的月经周期，我会强烈鼓励你这么做。你不仅可以更有效地避孕（如果需要的话）、更容易地怀孕（如果想要的话），你还可以用一种全新的方式来预见和理解自己的身体和情绪的起伏。

与月经周期一起发生的身体改变包括：

- 基础体温：排卵时体温最高，并在之后的前半个周期中保持高温。要测量基础体温，最好是在你早晨起床的时候，用非常敏感的专用体温计来测量。

- 胸部柔软程度：一定会在月经前一到两周时有膨胀趋势，可能会在排卵的时候就开始。

- 宫颈黏液：照字面意思，宫颈黏液就是从你的子宫颈流出来的液体。宫颈是子宫的底部，在阴道的深处能够感觉得到（它摸起来很稳固，但是柔韧性好，就像鼻子的末端一样）。可以通过查看内裤了解宫颈黏液的情况。在排卵时，液体是清澈、具有黏性的，就像蛋清一样，给精子游向它的目标卵子提供了条件。在周期的其他时间里，宫颈黏液是白色的、稀薄的。

如今，记录身体变化最简单的方式，也许就是使用专门为此设计的手机应用程序。这样的程序有很多。或者你可以采用古老的方式，使用专门的图表来记录。如果你寻求指导和更多的细节，《掌控你的生育》（*Taking Charge of Your Fertility*）这本书是个非常棒的指南。[1]

对于一个希望获得身体智慧的女性来说，追踪你的月经周期并且了解它带来的影响是至关重要的。它能使你避免把超级重要的事情安排在周期中的暴躁时期；使你理解为什么你会在这个早晨想要爬回被子里去；使你意识到你的后腰并没有受伤，只是将要迎来月经周期而已；使你了解为什么自己突然想要扑向伴侣——你好，排卵。事实上，并没有一套关于月经周期的标准症状，比如，实际上，女性在月经周期的各个时期都曾被发现有性欲增强的现象——所以你得要学着了解自己的周期类型。此外，弄懂自己的周期对于想要避孕，或者想要怀孕的人是大有帮助的。

电子活动追踪仪：监测睡眠、步数及其他

如今，我们有大批的让人眼花缭乱的健康追踪仪器，能够全天24小时地测量你的心率、计算你走的步数、你跑步时的冲击力、你游泳或骑自行车的训练，记录你燃烧的卡路里、监控你睡眠周期的详细信息……甚至一

些设备还有告诉你时间、给你播放音乐以及处理你的短信及邮件的功能。设备不同，价格跨度也相当大。不过只要稍做一点研究你就可以找到各种价格的设备，帮你收集你身体在一整天内有价值的测量信息。

对于这些看上去很神奇的设备，其实我的想法是——绝对没人需要。你完全可以通过低技术方式很好地追踪自己的健康情况。但如果你是那种喜欢详细信息反馈的人，或者坚信科技改变生活的巨大力量，或者是对认真改进自己的运动竞技能力感兴趣，那么，可戴式的科技或许真的对你来说有用。

我真切地感受到，作为一名整合医师，我需要对因使用手机及可戴式科技设备而产生的逐渐增强的、穿透我们身体的电子频率发表一些意见。在2011年，世界卫生组织的癌症研究机构在审查了现有的、关于手机的研究后，发表了一项声明，声称手机是"可能致癌的"，并把它们和干洗用化学制品及某些杀虫剂归为一个类别，比如DDT（双对氯苯基三氯乙烷，杀虫剂）。这个问题看上去是由于使用时的近距离导致的，因为**手机使用频率最高的人患神经胶质瘤（一种脑癌的类型）的风险是成三倍增加的**。看上去似乎安全的方法就是在一切可能的情况下，让你的手机远离你的身体，使用头戴式耳机，或者发短信时拿着手机远离身体。然而，并没有研究表明随身携带手机造成了什么风险。

作为一个内科医生，我知道长期风险是需要很长时间来显现的，所以我对把手机放在后兜里的习惯忧心忡忡，那会导致它发射的信号通过卵巢、前列腺和睾丸——都是易于癌变的器官，而且是制造我们下一代的器官。20多岁及30多岁的女性中没有癌症家族史，却得了乳腺癌的案例报告数字同样增长了，她们习惯于把手机挂在胸前。[2]我们正在经历着一个巨大的、世界范围内的科技实验，并忍受着它给我们身体带来的影响，我们将在未来的很多年后才知道它的后果。

这个问题似乎看上去是关于将一个3G或4G发射器（手机）靠近我们身体的隐患。然而至今并没有证据表明，使用蓝牙及无线信号的智能手表，如苹果手表或智能手环这类科技的应用会增加癌症风险。然而，一些进入市场的可戴式科技设备确实是带有蜂窝芯片的，除非有更好的安全数据佐证，否则我不能推荐这些。对于在一段时间内，一周或两周时间，使用可戴式设备在晚上监测睡眠周期我是没有意见的。但我不推荐持续地佩戴着睡眠检测设备，或使用你的手机作为睡眠监测设备，放到你的枕头底下。我甚至不推荐把手机放在你头部附近的床头柜上。你完全不需要这样做，况且我们还不知道它的安全性。在这样的事情上，我们还是谨慎些为好。值得一提的是，包括美国食品及药物管理局、美国国家癌症协会、美国疾病预防控制中心在内，都并没有可靠的资料论证说明手机和癌症之间有因果联系。因此在这样的情况下，我想要敦促大家日常在我们的身体上或身体附近使用和放置手机以及"可戴式科技设备"时要保持谨慎。

有这样的说法，如果你想要探索可戴式设备在提高测量自己健康的能力上有哪些可能性，那么在购买某种设备前有两个最重要的事情要考虑：1. 你想要并需要哪些功能？2. 你想要花多少钱买？

如果你只是简单地想要追踪心率和步数，市场上最便宜的设备就可以做到，这样的市面上有很多。如果你是个认真的运动健将，有为跑步和游泳设计的可戴式设备，可以给你提供关于你身体运动（比如步数或时长）的详细信息，甚至可以指导你表现得更好。

如果你想要一个电子活动追踪仪，同时可以告诉你时间并且可以帮你连接短信和邮件，你可能需要考虑买一个智能手表。这些肯定都不是追踪健康的最便宜的选择，但它们的功能都是比较强大的。我实在很理解那种想要一个"多合一型"设备的需求，这个肯定是属于"回到未来"型的科技了。不过说实话，你想要在锻炼的同时查看并且回复短信及邮件吗？它有没有可能会成为影响你运动质量的障碍呢？所有的这种科技破坏不就是对我们宁静的心灵，以及那个可爱的、治愈的、平静的副交感神经系统的严重拦路虎吗？一定要知道自己在做什么就好了。

如果你的目标是监测睡眠，现在有很多设备可以安装到你的床单下面，监测你睡觉时的动作和温度（还可以控制你的闹钟在你有利的睡眠周期时间里唤醒你）。这些可能比起可戴在手腕上的睡眠追踪仪要准确，但是可能会受到睡在你身边的人的动作的干扰。腕带式睡眠追踪仪也很好，至少能给你一个概念，你在晚上大概移动了多少次，和你是否真的有深度睡眠。

最后，如果你真的是那种想要"得到一切"个人数据管理的女性，有几家公司在做活动追踪仪的整体系统，身体组成成分、袖带式血压计及睡眠监测一起测量，并且将所有的数据放入一个智能手机应用程序中，可以为你建立一个私人的训练计划。不管你选择了怎样的方式测量自己的身体健康情况，从检查自己的脉搏再到用在线程序监测自己的个人数据，在你变得更加有身体智慧的道路上，对自己的健康数据保持关注都是重要的一步。

扩展我们的感觉

对一些身体感觉我们都很熟悉，比如疼痛、瞌睡、在感恩节大餐后撑到不行。但是我们大多数人，在异常繁忙的日常生活中，经常会忽略身体的感觉，为思考和工作让步。不幸的是，如今多数人已经忽略自己的身体感觉太久了。我们在电脑前敲敲打打、忘乎所以，却没在意疼痛的脖子和痉挛的手指；我们火急火燎地去赶着完成工作或者照顾孩子，却忽视了自己吃东西或者上厕所的需求。这种忽视会带来生理方面的严重后果。太久没有进食能够导致头痛、头晕甚至焦虑。

你有没有注意到，在你度假的时候身体会感觉好很多？假期带来的精力改善、平和宁静，在很大程度上与我们有能力去密切关注身体对睡眠、食物和活动的需求有关。培养身体智慧就是要把这种敏感度带到你的日常生活中来。这一切都源于你能够了解身体感受。

当一位患者由于肚子疼来到我的诊室时，我最主要的问题总是关于感觉、疼痛的时间和具体位置：是在吃饭之前疼还是之后疼（是溃疡还是胃炎）？是锐利的、刀割一样的疼（胃气、梗阻或憩室炎）还是一种酸酸的绞痛（溃疡、胃炎或肠炎）？是持续的（肠炎）还是阵发性的（胆囊或者胃炎）？它是在你腹部的右上方（胆囊及肝脏）还是腹部的左下方（卵巢、憩室炎或肠炎）？这些问题使我能够理解她的身体语言，以及这种疼痛的来源是什么。能够密切地感觉你的身体将使你成为你自己的诊断医生。

如果你希望关注自己的身体却不知道该注意些什么，那么请看下面列表中的身体感觉清单。这里面列出的感觉，有多少你能从自己的身体上辨别出来？我们建立越多描述自己感觉的词语，身体的辨识力就会变得越精微。

身体感觉		
稠密的	浑浊的	平滑的
呼吸困难的	焦急不安的	紧张的
想呕吐的	舒展的	漂浮的
沉重的	刺痛的	电击的
液态的	麻木的	僵硬的
眩晕的	饱腹的	充血的
呆滞的	颤抖的	焦躁的
紧绷的	热的	充气的
疼痛的	摆动的	平静的
憋气的	嗡嗡响的	有活力的
打战的	收缩的	暖和的
有结节的	冰冷的	轻柔的
堵塞的	空的	冷的
断开的	多汗的	流动的

来源：Peter A. Levine, Healing Trauma: A Pioneering Program for Restoring the Wisdom of Your Body, Sounds True, Boulder, CO, 2008, p. 50.

练习3：感知身体意识

01. 闭上眼睛。对大多数人来说，没有被外在所见分心时，我们更容易集中于内心。

02. 找一个舒服的姿势坐下或躺下。

03. 做三个深呼吸。用鼻子吸气，并且让腹部扩张，就像我们在前面的腹式呼吸练习中所做的那样。

04. 把你的意识带入身体的各个部位，从脚趾一直到头部。

  a. 足部和脚趾：把你的意识带入左脚的脚趾。注意一下你能否感知到你左脚脚趾的任何感觉。你可能会注意到只是简单地把意识带入左脚，那里就有了一种暖暖的或麻麻的、以前所没有的感觉。把意识带入我们身体的任何一个部位都会增加血液的流动和神经的活性。现在，让你的意识扩散到你的右脚及脚趾。简单地注意一下有什么感觉，或者左边和右边之间有什么不同。

  b. 腿部和臀部：让你的意识从小腿移至膝盖，并流入大腿直至臀部，随着注意力扫描全身，你要注意观察有什么感觉，并且是否在任何特定区域缺乏感觉。

  c. 骨盆和腹部：注意你的骨盆区域有没有什么感觉。感觉的领域可以很广，从温度到压力，或者饱满的感觉，到刺痛感或者胀气感，再到真正的不适。不适的感觉也有它自己的特性范围，从锐痛到钝痛再到一跳一跳地或持续疼痛。现在，让你的意识在腹部间游走。你饿吗？饱吗？你能感觉到自己的消化运转吗？

  d. 胸部和乳房：感受你的乳房在你胸壁上的重量。注意在呼吸的时候，你的胸腔和肺部的扩展和收缩。你的胸部是感觉打开和扩展，还是感觉封闭和紧张？把意识集中到胸腔里面的心脏。你能感觉到它在跳动吗？慢还是快？猛烈的还是温和的跳动？

  e. 后背和肩膀：把你的意识带到下背部强壮的肌肉处。那里会疼痛或不舒服吗？把你的意识转移到你的后背和肩部的肩胛骨上。注意你的肩膀是感觉舒适和放松呢，还是感觉紧张和受限？

f. 手臂：让你的意识游走在上臂和下臂，再到手部和手指，感受你的手掌以及上面的每个指头，现在有疼痛的感觉吗？或者酸麻感？现在让你的注意力回到手臂、肩部再到你的颈部上。

g. 颈部和头部：当感受出现在肩膀和背部之上、颈部后方的肌肉时，它是放松的还是紧张的？当你的呼吸穿过气管时，感觉颈部的前方。现在，把你的注意力放到你头部的后方，和颈部连接的地方，再让它转移到你的颅骨，穿过你头部里面，到达你的脸部、面颊和眼睛。你的眼睛是感觉柔软、开阔、放松还是轻微紧张？

05. 扫描你的身体。再一次用你的注意力扫描，从你的脚部一直上升到你的腿部和躯干，再伸展到你的手臂和手指，再上升到你的颈部，再到你的面部和头部。注意你身体任何一个似乎在"对你说话"的部位。注意这些部位的特殊感觉。做一个深呼吸带入你那个部位，并记住这种感觉。

06. 睁开眼睛。

如果身体在告诉你累了或者饿了或者某处肌肉酸痛，那你就很容易地知道该如何去满足它的这种需求。有的时候感觉来了，我们却不知道为什么会有这种感觉。下面有关感觉性质的练习会让你通过细节探索，来收集更多关于你的身体感觉的信息。了解自己的感觉的特殊性，你就可以开始成为解开自己身体谜题的侦探。你可以在DoctorRachel.com上听到这个练习的录音版。

如果你习惯于倾听自己身体的感觉，这些练习可能对你来说非常容易。如果你和我们大多数人一样，生活中有太长的时间忽略了自己的身体感觉，这些练习可能会更有挑战性一些。我向你保证，当你能适应自己的身体语言的次数越多，那对你而言，了解感觉以及更细节地注意到那些感觉的性质就会变得越容易。

如果我感觉不到怎么办

如果你发现自己很难感觉到自己身体内部正在发生什么，不要担心。可以花些时间再次建立你感觉自己身体内部的能力。我向你承诺，这是绝对可行而且值得尝试的！有时候，触摸你正在关注的身体部位是有帮助的，比如说用你的手触摸你的腹部。带入对那个部位的身体接触能帮助我们关注那个部位内部发生了什么。甚至有一些人能视觉化感觉，即"看到"身体内部的感觉。不管你的身体是以怎样的方式对你"说话"都是没问题的。记住，我们对自己的身体语言只有一个"音量"的控制，有或没有，高或低。如果你能感受到疼痛或难懂的感觉，那你也将同样会体验到更多的快乐和狂喜的感觉。它们对你来说都是好事。

如果我感觉不到自己身体的某个部位怎么办

关于人们会缺乏对某些部位的感觉，通常有几个原因。如果你成长在一个对性感到羞耻或厌恶的家庭或文化中，那么你有可能会忽视来自自己身体那些"羞耻的"部位的感觉。通过集中注意力并开始聆听那些你身体中不发声的部位，你也同样能够重获感受快乐的能力。当一个孩子受到一个成年人的身体虐待时，通常这个孩子会通过去除虐待所造成的疼痛感觉、麻木自己的身体来从那段经历中走出来。这样做稀释了疼痛的强度，对受到伤害的孩子来说，这样做可以防止自己被来自身体和情感的双重疼痛强度所吞没。这样的反应是自然的，是一种重要的防御机制。然而，当那个孩子长大成人后，这种持续的麻木使她无法感觉到经历的疼痛，但也无法得到治愈。身体的创伤，比如一场车祸、一个急诊手术、一次困难的生产，也都可能制造这种生理和心理的疼痛，使我们为了逃脱它而把身体讲的话"调低了音量"。

练习4：描述你的感觉

01. 闭上眼睛，深呼吸。

02. 把注意力集中到自己身体有感觉的一个部位。

03. 吸气，犹如把气吸到你身体的那个部位，让你对那个身体部位的意识扩散。

04. 你的感觉是什么类型的？它是尖锐的还是麻木？它是刺痛的还是兴奋的？它是一种压迫还是膨胀？

05. 这种感觉的范围有多大？如果你能形象化它，是像一颗种子一样小还是像一个篮球一样大？还是在这两者之间？

06. 这种感觉的密度如何？是沉重得像个杠铃？还是轻盈得像朵棉球？

07. 这种感觉的温度如何？是冷的，室温的，暖的还是热的？

08. 这种感觉是什么颜色的？是无色的？单色的还是多种颜色的？

09. 把注意力集中在这种感觉上，注意它的性质是否会随着你的注意力发生改变。

10. 想象你把这种感觉握到了手掌之中，并感谢它通过身体语言与你交流。

11. 深呼吸，睁开眼睛。

　　治愈过往经历中疼痛和耻辱的第一步，是把感官觉察带回我们的身体。人没有任何一个身体部位是可耻的。我们的整个身体都值得我们关注和关爱。如果有人曾经历过身体虐待、性虐待或强奸，收听自己身体的生理感觉会非常困难，但是，这却是治愈过程中很重要的一步。如果你是这样的情况，我强烈建议你在做这本书的练习之外，再寻求一位理疗师的帮助，一位有过协助女性从羞耻和创伤中康复训练经历的理疗师。在附录2中有一个列表，上面有擅长帮助你聆听自己身体声音的理疗师的资源信息。

学着去感受

现在我们已经学会去感觉身体内部在发生什么，慢慢了解身体的基本语言了。很多人觉得难以区分"感觉"和"感受"，因为它们在我们的身体内经常是一体化的体验。比如，我们往往会把膀胱充盈的"感觉"和"我想要去小便"的感受或解读联系起来。但是任何一个曾经得过膀胱炎的女性都会告诉你，你可以"感觉"到膀胱充盈，但是却不是真的需要去小便。那种膀胱充盈的"感觉"是膀胱炎的一个主要症状——意味着得了膀胱炎的女性总是感觉她们需要小便，即使她们并不需要。有一些女性会在紧张的时候感觉到膀胱充盈。感觉是膀胱充盈，但是与之相连的真正情绪或感受是焦虑。将感觉和感受区分开来能让我们在理解身体的时候更加准确。这个膀胱充盈感是否意味着我真的需要小便？还是我得了膀胱炎？还是我只是焦虑？对同一种感受的理解，会根据情况不同变化多样。

很多的感觉是和情绪体验有关的。比如，我们大多数人在紧张或害怕的时候都会感觉到在"心窝"处有一种挤压或沉重的感觉。这种感觉是生理性的但是这种感觉的含义是心理性的。它和饥饿或者胆囊疾病的感觉不一样。它是一种恐惧的感觉。学习如何去感受这种感觉对我们来说意味着什么，能让我们对自己的身体语言有一个更深层的理解。"感觉"身体就像是理解身体的基本词语；"感受"身体就像是研究身体的诗歌或隐喻表达。

梅是我几年前开始接待的一位患者，她是一位工作努力的会计，也是三个孩子的母亲。在我第一次见到梅的时候，她常有腹痛及身体皮疹，在之前曾被几位皮肤科医生诊断为湿疹。他们给她开了一些局部用的类固醇药膏帮她来暂时消除皮疹，然而一旦她停用这些药膏，皮疹就卷土重来。我们做了各种各样的测试，包括评估她的肠道功能，寻找可能会导致她皮疹的食物过敏原。在治疗和平衡了她的肠道环境，并且去除了几项她饮食中不太好的食物后，她的所有皮疹都消失了一段时间。在我最后一次见到梅的时候，她的身体比前些年来说好了许多。她压力没有那么大了，减轻了体重，变得更健康，腹痛也消失了。然而，她还是在右眼附近以及右手食指上各有个皮疹。这些皮疹是在她与丈夫及家庭出现紧张的关系后出现的。

在我的诊室里，我让梅做了前面的练习3和练习4，来让她感觉眼睛和手都发生了什么。接着我让她和自己右眼及右手上的皮疹对话。我知道这听上去不像是一个普通医生看诊会做的事。梅之前从来也没做过这类的练习。但当我让她感受自己的右眼和右手的感觉，并且问问这些部位想对她说什么时，她告诉我她听到："我正在用右手手指指着我的婆家并且斜着右眼怒视着他们。我很愤怒，因为他们在情感上不支持我的丈夫，并且对我和孩子们批评诸多。"

就像所有的疾病一样，梅的问题有一个真正的、生理的原因：消化不良以及免疫系统功能失调，还有食物过敏以及体质敏感。但她的皮疹同样具有精神相关性，因此拜访一次她的公婆就导致长了皮疹——并且具有隐喻性的，正是在那些她"用手指指责他们"的部位长了皮疹。对梅的治疗几乎囊括了我最好的传统及整合的医疗手段，还包括处理她潜在的（大部分没有表达出来的）对大家庭的愤怒。我强烈地鼓励梅去找一个亲密的朋友或者女性组织，对她们倾诉愤怒和失望。我还请她和她的理疗师一起探索，在她的早期生活中有没有其他让她感到"被非难"的情况，以及那些感受是如何使她的怒火进一步加大的。梅在学习着去倾听她的身体在对她说什么。这些"信息"不仅仅消除了她的皮疹，还在帮助她创造一个能让她蓬勃发展的生活。

如果我们愿意去聆听的话，身体会对我们说话。梅在寻找安全的出口来表达她的愤怒，以及一个建设性的方式来处理她的家庭问题，现在她已经"听到了"自己身体的感受。在下一个练习中，我会帮助你聆听你自己身体的感受。

在请患者或学生们做后面的练习5时，总是有些人什么都感受不到或得不到任何反馈。另一些人感受到了感知上的变化，但没有其他更多的。还有一些人，像梅一样，从他们的身体中得到了非常清晰的信息。梅的身体用一种她能理解的口头语对她说话。这让梅在处理这些信息时容易多了。"身体语言"与我们的口头语言不一样的情况也很常见。

在探索身体感受时你可能会得到一个意象或者重拾一段往事的记忆。记得引言中的索菲亚吗？她曾经梦到一条蛇咬她的颈部和后背的意象，后来被诊断为这些地方长了肿瘤。需要一些好的辨别力和侦探工作才能理解这些与你的健康和幸福相关的视觉意象——但这么做是值得的，而且有的时候是可以拯救生命的。花一点儿时间去考虑考虑你的经历。你可能甚至想要把它写下来，画出来，或者与你某个亲密的人分享它。在接下来的部分辨别中，我们将学习更多的工具，来试着理解我们的身体语言在试图对我们说什么。

练习5：感受身体

01. 就像我们在练习2中学习的那样，做三个深呼吸，用坐式或卧式放松。

02. 重复练习3，扫描你的身体，从你的脚趾开始，让意识一直移动到你的腿部、骨盆、腹部、后背、胳膊、颈部和头部。

03. 把意识集中在一个似乎在"对你说话"的身体部位上。如果有好几个你有感觉的部位，选择一个你不能轻易地描述出感觉的部位。

04. 重复练习4，探索这种感觉的性质。这是一种什么类型的感觉？它的范围、密度、温度或颜色是什么样的？

05. 想象你自己此刻就在这个感觉部位的旁边。比如想象你现在正在用手掌握着那种感觉。有感觉地想象自己身处一艘很小的太空飞船中，这艘飞船从你的身体中飞行到那个有感觉的部位。

06. 问问这个部位，想尝试对"我"说些什么？这个问题的另外一个版本可以是"你需要说些什么？"或者简单的"我正在听着呢"。继续深呼吸至那个部位，耐心一点。你可能已经在大脑中得到了言语反馈。或者，你可能会发现自己对那种感觉或那个身体部位的视觉化想象有了改变，它就像是一个梦中的意象，会用画面对你说话。或者会浮现一种记忆，或者会感觉到自己感知上一种细微，或没那么细微的变化。你的工作就是对这发生的一切引起注意。花一些时间与你的身体对话，你愿意花多久都行，但至少1~2分钟。

07. 感谢那个与你合作的身体部位，不论你是否接收到了它的信息。

08. 深呼吸，睁开你的眼睛。

　　有时候，身体使用的是感觉的语言，而非日常话语或者形象。当你在做练习5时，你可能会注意到你正在关注的感觉发生了变化——它可能变得更加强烈了或者整个消失了。当然，这究竟意味着什么对每个个体来说会是不同的。

当凯蒂第一次尝试身体感受练习时，她决定"聆听"自己脚部的疼痛，她这个疼痛已经持续了大概一个月的时间。当她把注意力集中到自己的脚部疼痛时，疼痛居然消失了。疼痛没有给她任何日常话语或形象——它就这么消失了。在几周后我和她交谈时，她说："是的，现在也还是不疼，即使是在运动后。以前总是会加剧疼痛的。"当注意到她的脚不再疼痛后，她忽然意识到那双她过去尝试要穿的超级可爱的鞋子（小了半个码）对她来说可能不是最佳选择了。凯蒂曾经是一个舞者——她曾经穿芭蕾舞鞋穿了很多年，她以为脚部疼痛将会一直伴随她。但是当她真正尝试了身体感受练习后，她发现这种疼痛实际上是由一个非常特殊的、可控制的原因导致的——她那双可爱的，但是太小的鞋子。现在她没有了脚部疼痛问题，并且有一个绝佳的理由去买一双可爱的新鞋——适合自己尺码的鞋。买一双能增加身体智慧的鞋。

找到辨别力

身体智慧计划让我们可以学习身体的语言。测量让我们可以收集以我们的语言表达的数据和信息。感觉帮助我们建立一个身体语言的词汇库。感受帮助我们理解身体的隐喻表达。辨别是将测量、感觉和感受放到一起，来创造一个故事，以便理解身体试图想对我们说什么。辨别是做出正确判断的能力。辨别，使我们可以在任何时刻理解身体在试图和我们交流什么。辨别不是另外一个人来给我们讲的故事，它需要从我们自己的个人体验中呈现出来。其他人可以成为我们很好的同盟，帮我们发觉可能发生的事情，但是实际上是你的体验，使你成了唯一可以辨别自己身体语言的那个人。

实践中的辨别

特莎是一个开朗、活泼、曾经在事业上非常成功的人力资源经理。她32岁，正在寻找人生伴侣并且想要建立一个家庭。特莎曾经与一个在很多方面都看上去很棒的男性约会，但是他们的关系却总有点儿纠结。后来，特莎决定，把东西打包好和男朋友同居。特莎曾多次患有中毒性皮疹，不过她在外用药物和谨慎行为的帮助下，总是能够控制住它的扩散。那时，她手上有一小块毒疹，但当她从衣柜中举起自己的一架子衣服来打包时，她注意到毒疹从她的手部正在一路扩散到她的胸部和她的胳膊上。她觉得这很诡异，然而随着同居那一天的到来，毒疹也同样地在她的手上胳膊上发展着。在她担心着、怀疑着这段关系的同时，毒疹扩散到了她的躯干，并且发展到一种她完全无法适应的严重程度。

在这个情境中，特莎有观察到的数据（测量）——毒疹以一种不正常的样式遍布于她的胳膊和躯干。当她花了些时间来自己检查的时候（感觉），她的腹部感到紧张及恶心。把这个和她的感受联系起来，她觉得腹部的不适是源于对她自己将要搬家的恐惧（感受）。她并不知道这一切意味着什么。由于无法控制地发痒，特莎计划这周末和她的女朋友们一起度过，而不是搬去和男朋友同住。在那儿，她向她的女朋友们详细诉说了这段关系和她的忧虑。她痛苦地意识到，为了自己的健康，她需要解除这段关系，并且她的身体在用大片、红色的印子来向她证明这一点（辨别）。这个决定非常痛苦，但神奇的是，当她做了这个决定后，毒疹就开始从她的躯干撤退，并且慢慢地从她的胳膊上也消失了。当她和我聊起这段时她强调："这都是真的。当我决定不再和男朋友同住时，连我的朋友们都能看到我的毒疹消退了。"

辨别要听从什么声音

不是所有人都会有这么显而易见的身体信号来帮助我们做一些艰难的决定，但当我们聆听的时候，身体却是在以无数种方式努力告诉我们该怎么做。辨别的过程事实上在帮助我们去真正理解身体的智慧。辨别主要是一个"内部工作"，它是一种你必须为你自己弄明白的事情。然而，除了要考虑你的身体数据之外，我们还要使用一些来源可靠的信息，比如来自我们的医生或者我们最好朋友的信息。比如特莎，能够了解到她的恋爱"有毒的"一面，在某种程度上是源自于她亲密朋友们的忠告。

从外部来源收集信息的一个重要环节，是评估信息源自何处，以及它的准确度如何。例如，知道谁的想法和意见是真正值得信赖的，这点很重要。这常常并不是那么容易的一件事。这里有一些问题，是我在考虑是否听从某个人对我生活的意见时经常会问的。

（1）我是否相信这个人会真正地为我的最佳利益考虑？

（2）这个人是否有什么私人考虑或偏见可能会导致他无视我的最佳利益？

（3）这个人是否有能力并且有智慧了解我们讨论的话题？

（4）我和这个人在一起时是否感觉到放松和自在？换句话说，我的"直觉"告诉我他是值得信赖的吗？

正在给你建议的那个人，不管是朋友、家庭成员，神职人员还是专业人员，他们都需要满足以上四个标准，才能列入你的决定时所要考虑的范畴。即使你的建议者是值得信赖的，他们的意见只是单纯供你参考的信息，就像你在对待其他关于你健康的数据时一样。真正的辨别取决于你在做出最后决定之前，自己的身体智慧以及直觉的判断。

什么时候头痛就只是头痛而已

辨别中的一些更具挑战性的方面，是区分什么时候某个生理症状是有含义的，什么时候"头痛就只是头痛而已"。在临床实践数十年后，我确实相信，身体可以用隐喻的方式和我们对话，显示出身体的疾病、不适和疼痛，就像特莎的毒疹一样。我同样坚信，并非所有的疾病和疼痛都有情绪的或者心理的源头。如果你正在带着一个流着鼻涕的学步幼童，你有很大的可能也会生病。很多次。这并不一定意味着什么关于你的身体或者你和孩子的关系有一些深奥的事情。然而，如果每当你的一个朋友或者家庭成员感冒的时候，你都会进入患病的模式，这可能就意味着你的抵抗力投降了，或者你需要更多睡眠，更好的营养，更少压力的日程安排。当我有两个要上幼儿园的两岁女儿和一个上一年级的六岁儿子时，那个冬天我每两周就生病一次——包括脓毒性咽喉炎的两轮复发。绝大多数的痛苦我都归咎于和他们"太多的接触"。事实的确是这样的，如果我能有更多的睡眠，能记得按时服用维生素和提高免疫力的药物，我可能就会不那么经常生病。在我生命的那段时间我连洗澡都会常常忘记。但是实际上，当我的孩子们长大些以后，我受到传染疾病的侵害减少了。我的睡眠也增加了（感谢上帝）。现在我已经很少会因为病毒感染而生病。小部分的原因是因为我能够照料自己了，更主要的是因为我的孩子们不再每礼拜都携带传染病毒回家了。我的生病并不是我身体的一种隐喻表达——它只是证明微生物原理发挥了作用。还有就是我其实可以好好调理一下自己的。

我还想区分一下这两者：带着辨别能力聆听你的身体语言的过程，以及一些人从这个过程中得出的结论——我们应对自己所有的疼痛和疾病负责。我想澄清一点就是，没错，我们是如何思考和感受的，我们对自己身体暗示的响应能力，以及我们所选择的行为——绝对影响了我们的健康！忽略我们身体关于有些地方不对劲的明显暗示会导致出现更严重的疾病。然而，"我们个人要对自己得的疾病负责"这种说法是不对的。我的意思是，有些时候就是会"世事无常"。这就是我在某次公开谈话时，面对一位非常精神却被诊断为白血病的年轻女性时，不那么有说服力的应答。我当时所处的座谈小组包括研究精神身体的联系，以及对疾病影响方面的专家们。这位参与座谈的年轻女性由于内心有这样一种自我暗示而非常沮丧——如果你生病了，那就是你的错，她想知道我们是否认为是她自己的思想或行为导致了她的癌症。

这里有一个微妙的区别，事实上，我们能够通过想法和行为来影响疼痛和疾病，并不意味着我们导致了自己所有的疼痛和疾病。我有一位患者是瑜伽老师，她素食、冥想，却在去年得了癌症。有的时候就是"世事无常"。把疾病归咎于个人受苦受难（尤其是那个人是你的时候）是没有任何帮助的。

如果有人，包括你在内，想要从疾病中获取意义——我需要有更多的时间休息，或者与我爱的人在一起，或者吃得更健康……那是完全合情合理的。这和"我因为没有做那些事情而导致了我的疾病"是完全不同的。

我们应该听从自己身体的声音，并辨别出疼痛和疾病的意义。我们一定不能陷入自我责备，或者因为得病而感到羞耻的泥潭中。

所以，我们该怎样区分"世事无常"以及"皮疹在对我说应该和男朋友分手"呢？用获得身体智慧的四个阶段来判断。第一，收集理解自己困境或疾病的数据和信息。收集数据的一个方面是从你生活中值得信赖的人身上获取意见和信息，就像我们上文中讨论的一样，包括医生，以及任何有帮助的或者适合的实验室或者诊断方法。第二，注意你身体内部的感觉，就像我们在练习3、4中做的那样。接下来，注意有什么样的感受从你对这些感觉的意识中呈现出来。重要的一点是要认识到，尽管身体智慧计划的所有四个阶段都很必要，但它们不一定要按照特定的顺序进行。例如你在引言中认识的索菲亚，是从她的肌肉疲劳（身体的沉重）和疼痛开始的（感觉）。接下来她遇到一个梦中的意象，一条蛇咬她的颈部和后背，同样有了一个深层的情感感知"有些什么不太对劲"（感受），这些发生的时间远早于在她能够从我——一个内科医生那里收集信息，或从血液检查和核磁共振成像中收集数据（测量）。辨别是这个过程的最后一步，那时你有了所有从外部资源收集的信息，以及你的身体的感觉、感受和直觉，并找出了假设，关于你为什么会生病，接下来你可能需要做什么来康复的故事。

为辨别搭建舞台

为了给辨别的过程搭建一个舞台，理清你的思路和日程安排，来真正聆听你的心灵和身体，这点是很重要的。我的一些患者喜欢通过冥想练习来做这个，静坐并关注她们的呼吸，比如使用腹式呼吸法。这样做和练习正念（Mindfulness）的静坐法是类似的。卡巴金教授（Jon Kabat-Zinn）是这样定义正念的，"有意把个人的意识集中在当下的精神状态，不加评判，只关注对当下的觉察"。还有一些患者觉得在大自然中散步，或者在海边静坐，或者去游泳、去沐浴都会有帮助。这些体验的共同之处就在于它们都是无声的——让你的思想在有声语言的"牢笼"之外去创造性地工作。这种状态也和作家、教练和社会学家玛莎·贝克（Martha Beck）所说的"无言"类似。玛莎对于无言是这样说的："……它把意识从大脑中的语言的区域带离出来，带入一个更加有创造性的、有直觉力的，而且传递感觉的大脑区域。哪一个更加强大呢？语言区域每秒钟处理大约40比特单位的信息。非语言区域每秒钟处理大约1100万比特单位的信息。一望便知。"[3]

生活中，我们在与别人对话上花了太多的时间（面对面的、电话里的和互联网中的），或者是我们自己脑内的对话，或者是电视和电影里的对话，我们已经失去了很多"无言"给予的天赋。当我们停止无尽的语言行军的时候，我们就能够让自己的身体和大脑在更有创造力和连接性的方面发挥作用。大多数发明家并不是在实验室或工作台上做出他们最伟大的发现的。这种事发生在他们睡觉或沐浴的时候——当他们逻辑性的、语言区域的大脑分散了注意力，潜意识的大脑伟大力量可以接管并想象创造性的解决方案的时候。

当我们运用潜意识思想时，会涌现出强有力的信息来。像我们之前所讨论的，梅已经知道她有湿疹而且这与她的饮食及压力有关。但是当她花一些时间集中注意力在她的身体在对她说什么的时候，原因就变得非常清晰，她对丈夫的愤怒通过她手指上和眼睛上湿疹的发疹表达出来。除了饮食上的改变以及减轻压力之外，她还需要把注意力放在她的人际关系上才能有助康复。找点时间用在静坐或者正念上，这对你解开不适或疾病的难题来说是非常重要的。当我们处在无言的时候，可能会有一个突然的顿悟，也许会将那些我们以前认为没有联系的经历联系起来，或许会给我们传达信息的视觉意象。

最近在我的生活中有一个活动密集的阶段。绝佳的机会使得我的日程如此之满，我感到我的身体状态就没那么绝佳了。在这一阶段之中，我有一晚上被紧张的噩梦和咬牙弄醒，还伴随着脖子疼。当我做了深呼吸，让意识进入我的身体，询问我脖子上的疼痛有什么要对我说的，我得到了一番激烈的长篇演说。其中一些信息是语言上的，比如"别再对自己这么狠了"。但是最有帮助的信息是我脊椎的一个意象，它显示出我的脊椎骨挤到了一起，挤得如此之紧，使得从脊椎骨中间伸长出的神经都被挤到了一起了，就是这个导致我脖子疼的原因。这在解剖学上来说可能是真实的，咬紧下巴和颈部肌肉痉挛很可能导致了我的颈部神经在离开我颈部的脊柱时，产生了炎症。于是我的脖子就会疼。不过，我从那个意象中得到的更深层的理解是，我的脊柱即是对我生活的一个隐喻。就像脊椎骨之间需要空间留给血液流动以及良好的神经支撑，为了我的心脏和灵魂能够正常运转和获得良好的支撑，我的日常活动之间也需要空间。聆听我的身体使我能够说不，即使面对绝佳的机会也是如此，因为机会过多阻止了快乐流入我的心脏和灵魂。我的生活，就像我的脊柱，需要空间来流动和滋养，不然我就会感受到它被挤压的疼痛。

另外一个提高辨别力的方式是通过有意识的身体活动。史蒂夫·西斯古德（Steve Sisgold）写过一本书叫作《整体身体智慧》（*Whole Body*

Intelligence），运用了观察身体活动来帮助他的客户理解是什么真正地阻止了他们获得全部的健康和活力。[4]在办公室里，他把人们的情绪和感觉与他们移动和放置身体的方式联系了起来。我们怎样控制自己，以及我们怎样移动我们的身体表达了我们的思想和信仰，即使是我们没有自觉地意识到它们。一个我参加过的更加有趣的讲习班练习，是请参与者们在房间里步行穿行，在走的时候要肩膀弯着、胸塌着、头低着，盯着地板。之后来感觉我们的身体中有什么情绪生发出来——对我来说，是悲伤、孤独和压抑。然后我们再次穿过房间时，肩膀放松、背部和胸脯打开、与你看到的人眼神接触并微笑。这个感觉实在是快乐、开心并且有连接。事实就是如此，当我们感觉悲伤时，我们可能会以那样的方式行走或落座。但还有一个事实是当我们以悲伤的方式来移动身体时，我们感受到了悲伤。情绪制造了身体姿态，但身体姿态也同样制造了情绪。史蒂夫运用对身体姿态和活动的观察来得出他的客户的情绪和信念，这和受过躯体—精神训练的创伤理疗师或者手法理疗师所做的工作差不多。躯体—精神训练聚焦的是情绪如何在组织层面影响身体和生活——这表明长期的身体姿态和紧张会变成习惯性的，并重新制造了情绪的体验。

我们可以在身体活动中利用自己的身体智慧。使用下面的活动练习来帮助你在活动中感受和识别。

身体的移动语言是怎样影响你的识别过程的？移动中的辨别对一些人来说很自然，对另外一些人来说很富有挑战性。有时，并没有洞察出任何言语，然而，却在动作本身产生的治疗效果中发生了转变。这种动作的"释放"是身体在治愈她自身的过程。

练习6：听从身体的声音

01. 就像我们在练习2中做的那样，做三个深呼吸，用坐式或卧式放松。

02. 把你的意念集中在一个疾病或困境之中，最好是最近发生在你生活中的。

03. 重复练习3，扫描你的身体，从你的脚趾开始，让意识一直移动到你的腿部、骨盆、腹部、后背、胳膊、颈部和头部。注意当你在考虑这个疾病或困境时你身体的感觉。

04. 重复练习4，探索你现有的感觉的性质。这是一种什么类型的感觉？它的范围、密度、温度或颜色是什么样的？

05. 轻轻地让你的身体以它想要的方式移动。当之前的恐惧或创伤自然流露时，感觉到摇动或颤抖是很正常的。有人感受到禁锢感，她可能会感到胸部疼痛或呼吸急促的困扰，这样的人，当她的身体在尝试治愈自己的时候，她可能会发现自己在摆动胳膊并打开胸腔。或者你可能会发现自己的腹部在跳舞或干扰你自己内部的旋律。

06. 如果感觉对的话，让你自己发出声音来。唱歌、说话、尖叫、咆哮、学鸟叫或吹哨。就像前面的身体活动那样，让你的声音也自由起来。继续活动并发声直到你的身体感觉到完整了。这个可能会花30秒或者30分钟。试着注意一下想要什么发生。在准备好的时候，你可以用任何一个舒适的姿势放松。深呼吸并放松。让你的身体以任何她想要的方式来对你"说话"。说出或者想象"我正在听着呢"这句话，此时会有帮助。听听言语，注意记忆或意象，并且注意感觉和感受。

07. 谢谢你的身体对你说话，不管你是否接收到了信息。

08. 做一个深呼吸并睁开眼睛。

要重点强调的是，辨别是一个制造假设的过程。没有人能够完美地辨别。我们尽自己最大的能力去尝试理解我们自己和我们的身体，但有的时候，我们对治愈自己身体的尝试是不成功的。或者是我们以为自己知道我们生病的原因，但在后来发现那和我们之前的"辨别"没有任何关系。因

为我们在试着去辨别的，关于我们身体的故事，是处在一个依旧还在不断发展的生活里。在同一个主题领域下，现在对你来说关于真相是什么的辨别，可能和五年前你对它的辨别非常不同。学习身体的语言是一个过程，它和学习任何一门"外语"差不多。在刚开始的时候，你只能理解容易的短语，但是随着时间和练习，你甚至可以欣赏那门语言中隐喻的诗歌。在这个过程中要放松自己。试验一下你的假设，看看它们是否产生效果。把它们和你信任的朋友们讨论一下，并且开始尝试倾听来自你身体的深层智慧。

在第二部分中，我们将会学习使用我们身体智慧的技巧，来理解慢性身体损耗的原因，治愈这些症状。

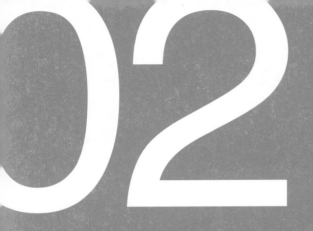

02

从身体的
慢性损耗中
走出来

Overcoming Chronic
Body Depletion

在你工作过度、睡眠很少、吃得很差的时候，身体就会出现各种症状。如果不改变自己的行为或环境，这些症状就会演变为一系列可预见的问题——慢性身体损耗。

慢性身体损耗的症状包括疲劳、慢性疼痛、低力比多、焦虑和沮丧、过敏症和自身免疫疾病等。无论是以上某个症状特别明显，还是在某种程度上经历了所有这些症状，你都需要再多关注自己的身体一些，听听它必须要说的话，然后运用身体的智慧来根治不适的源头。

这部分的内容，能够帮助你聆听自己身体的声音，搞清楚为什么会出现这些症状，然后寻找到远离损耗、恢复活力的方法。每章的开始都有一个测验，旨在帮你判断某个方面对你而言的重要程度。这样你就可以集中关注那些与自己健康关系最大的部分。在本书结尾的28天计划中，我们会使用你的测验分数来帮你完成个人的康复和重生计划。

第 3 章

什么"偷"走了你的精力
Where's the Snooze Button? Ending Fatigue

1. 在你没有生病的时候，多久你会感觉到一次惊人的疲劳？

1 ☐	2 ☐	3 ☐	4 ☐	5 ☐
从没有过	很少	有时	常常	几乎总是

2. 感到疲劳会让你停下你需要做的事吗？（挣钱、做家务、运动、购买杂物）

1 ☐	2 ☐	3 ☐	4 ☐	5 ☐
从没有过	很少	有时	常常	几乎总是

3. 你是否曾感觉到自己的身体能量被耗尽？

1 ☐	2 ☐	3 ☐	4 ☐	5 ☐
从没有过	很少	有时	常常	几乎总是

4. 你的肌肉是否曾感觉到它们只是因为太虚弱而不想再动了？

1 ☐	2 ☐	3 ☐	4 ☐	5 ☐
从没有过	很少	有时	常常	几乎总是

把答案得分加起来，你的得分是：＿＿＿＿＿＿＿

4 ~ 10 **疲劳的症状很少**

11 ~ 15 **疲劳的症状适中**

16 ~ 20 **疲劳的症状严重**

从"我不想起床"到"我下不了地了"，疲劳是我从初次来诊室的女性那里听到的最常见的抱怨。疲劳，可以被理解成为倦怠、精疲力竭，或者缺乏活力和动力。想要弄懂为什么大多数女性都疲劳的原因通常不是那么困难。每当我听说她们的工作、她们的人际关系、她们的饮食、她们的活力水平，以及最重要的，她们的睡眠时，我们就都很清楚为什么她们会筋疲力尽了！

梅丽莎是一位32岁的母亲，聪明且任劳任怨，她有着棕色短发，眼睛下方有黑眼圈，她来到诊室抱怨她的疲劳、焦虑、低性欲以及体重增长。她和自己15个月大的学步的孩子一起睡觉，她还在一晚上为他哺乳五次。作为一个高级会计师，梅丽莎一周要工作32小时。她从早上5点开始在家工作。她的丈夫和他们的儿子一起起床，并照料他上午10点钟的小睡。她在儿子小睡以后继续陪他玩儿，并且在他进行下午小睡时试着挤出一两个小时来工作。她渴求咖啡因和糖，每天晚上都吃冰激凌。完全不需要侦探就能搞清楚为什么她总是筋疲力尽。

梅丽莎就是慢性身体损耗的一个经典案例。就像我们所有人一样，梅丽莎在进行着饮食、睡眠、工作的选择，根据什么在她看来对她和她的家庭最重要来选择——而不是根据什么必然地对她的身体最好。

我们发现，操控着梅丽莎的关键在于，当她是个孩子的时候，她自己的母亲是疏于职守的。梅丽莎是一个非常有爱的母亲，她想要让她的孩子感受到关爱——并且因此很难放心让孩子和自己以外的人在一起。我能体会梅丽莎有多么想要让她的孩子感受到被爱，我也想要让她明白，照顾好自己是她能给自己的孩子最好的礼物。就像那句老话说的："要是妈妈不开心，就没人开心得了。"我给梅丽莎开的处方是，朝着晚上给婴儿断奶的方向去努力，这样就能睡得多一些，同时找一个让她感觉值得信赖的儿童看护者。她还去找了我诊室里的一位钻研自然疗法的医生和一位针灸医生，他们用香草和针灸帮助她治疗焦虑和改善睡眠。她的焦虑大大减轻了，有了更好质量的睡眠，并且在大多数情况下能够控制自己对冰激凌的渴望了。

帮助我的每个患者从她们的疲劳中恢复的一个重要环节，是帮助她们去听从她们的需求，并且弄明白她们意识到或者没有意识到自己的身体智慧的原因究竟是什么。解决疲劳问题包括要找到每位女性都需要些什么来使她们的能量水平获得支持，并且检查有什么潜在的信念阻止了她采取行动。

当然，在一些更加复杂的案例中，女性们吃得很健康，睡眠也足够——可能睡得太多了，却甚至走不到自家信箱那里去。有一些更加严重的慢性疲劳的诊断需要做更多的检测和研究去找出潜在的原因。我们将在这章的后面部分对慢性疲劳进行考查。然而，不论疲劳是普遍存在的现象，还是代表了一个更加令人忧心的医学问题，让我们恢复健康的基本面都是相同的，就像我们在下面的列表中说明的一样。如果你总是感到疲劳，就很难去享受你的生活，好好地爱你所爱的人，以及把你的工作做到最好。在这章中，我们将讨论所有会导致疲劳的身体压力：

- 缺乏持续的、解乏的睡眠；

- 肾上腺疲乏；

- 营养不良；

- 医疗情况：甲状腺机能减退、贫血、自身免疫疾病、慢性病毒感染、癌症、肾脏和肝部疾病、糖尿病、心脏病、慢性肺部疾病；

- 药物、毒品和酒精；

- 生活缺乏意义、抑郁；

- 久坐；

- 接触有毒物质。

在本书的后面部分，我们将详细地讨论睡眠、饮食和营养、防止抑郁及运动的重要性。在本章中，我们将聚焦在其中的各个领域和疲劳体验的具体相关性。

找到睡眠赠与的礼物

睡眠简直对一切事情来说都是根本——心情、健康、智力、力量、创造力、和他人建立联系的能力、性欲，一切那些我们在人生体验中重视的东西。毋庸置疑的，它们直接和我们的能量水平相关。这点对任何人来说都不算惊讶，但是："为什么我这么累？"实际上，这个问题最后归根结底是没有得到足够的高质量睡眠，神奇的是这样的情况在我的诊室里是如此常见。

平均说来，人每晚需要8小时的睡眠——意味着我们中有半数人需要超过8小时的睡眠。能够只睡6小时却还能生龙活虎的人数量是非常少的。压力十足的工作日程安排、年幼的孩子、接触各种各样的电子屏幕（电脑、电话、平板电脑、电视）、人造光、优先满足别人的需求、大量的咖啡——在这些"干扰"的夹击之间，我的大多数患者几乎都睡不够觉。即使你能够成功在合适的时间上床，为足够的睡眠做好准备，由于焦虑和激素变化（尤其是四十岁以后），进入睡眠和保持熟睡都很不容易。在第9章关于睡眠的讨论中，有一些很棒的策略，从帮你进入睡眠到帮你保持熟睡，让所有人都能睡个好觉。还有一种情况是，你可能觉得自己睡眠时间足够长，但是你的睡眠被一些你没有意识到的方式干扰了。这种情况中最常见的原因是睡眠呼吸中止症，在这种症状中，你整晚会在规律的、短时间的间隔内醒来，并且不能正常呼吸。

在第9章中，我们将学习如何确定你获得了深度的、恢复元气的睡眠并且你的睡眠时间真正睡有所值。**没有什么可以替代充足的睡眠。没有什么补充剂或者运动养生法能够弥补长期缺乏睡眠带来的损伤影响，也没有什么比这个更能加速你的老化了。**

肾上腺疲乏

肾上腺疲乏会剥夺你的缤纷世界，让你感觉像处在黑白世界中。你会觉得早晨很难从床上爬起来，或者很难感到精力充沛。你的能量值很低，你的动力值很低，你的集中力都见鬼去了，并且你的性欲完全消失了。要真正理解肾上腺疲乏，我们需要探索在一开始是如何变得如此疲劳的——这来自于我们过度活跃的应激反应。

在第2章中，我们讨论了"战斗或逃跑"的应激反应——在面临感知到的危险时，交感神经系统的激活增加了我们的脉搏、血压和呼吸频率。在真正危险的情况下，我们利用这种反应保证自己的安全。受到激素的影响，当我们进入到"战斗"或"逃跑"反应中时，我们的肾上腺被激活并产生肾上腺素（以及去甲肾上腺素），这导致了应激反应带来的生理改变（瞳孔扩大、血液从消化系统撤离流入到胳膊和腿部的大肌肉群中、心跳加速以及呼吸加快）。

肾上腺素是一种强大的激素（想想你喝多了咖啡的时候），它的"过度激活"实际上会对你的细胞造成损伤。身体为了应对这种风险，会倾向于分泌肾上腺皮质醇——一种我们的天然的类固醇激素——来同肾上腺素合作。肾上腺皮质醇是一种强有力的抗炎药，降低了由太多的肾上腺素发挥作用而造成的细胞损害。它还能通过释放肝脏的存储糖分，以及增加肌肉分解，使其释放氨基酸作为燃料，来帮助身体快速获得能量。急性应激反应对我们的生存至关重要，并且当处在理想的情况中时，它也是非常短暂的。

被食肉动物所"捕食"的动物们在遭受到捕食者攻击的时候，急性应激会主动爆发（想想田鼠或松鼠在逼近的鹰爪下逃跑的场景）。但是很显然，一旦它们到了它们安全的洞穴中，它们的肾上腺皮质醇和肾上腺素就飞速回到了正常水平。它们不会四周踱步并沉思："刚才我差点儿被干掉！它们要是再找回来怎么办？我要是明天被吃掉了怎么办？"它们回去后就去搜寻食物或者照料它们的孩子——在正常的肾上腺皮质醇和肾上腺素水平之下。人类的问题在于，我们有着非常强大的大脑，我们能够通过回忆和对未来的恐惧扩大这种应激发应。还有一种情况是，当我们处在感知到的危险中时，会刺激"战斗还是逃跑"的肾上腺素反应发挥作用——当我们的老板打来电话叫我们开会时，当我们青春期的孩子在宵禁令之后出去时，或者担心在路上遇到行凶或抢劫时候。我们就会通过反复考虑这种危险性而延长应激反应。这种"长期的应激反应"对我们的健康来说是很危险的。它会导致持久的高血糖、肌肉质量流失、高血压、低免疫反应以及睡眠干扰。

在所有的成年人中，有43%的人受到了压力的负面影响。在所有的就医看诊中，有75%～90%的人在某种程度上和压力有关。压力可能是由逆境导致，也会由我们对逆境的情绪反应导致，我们在下表中详细列举了这些情况。

情绪导致的压力	
环境压力	**未解决的情绪压力**
• 关系 / 家庭问题	• 担忧
• 婚姻	• 愤怒
• 离婚	• 负罪感
• 居住环境的改变	• 焦虑
• 工作问题	• 恐惧
• 经济压力	• 抑郁
• 某个所爱之人的患病或去世	• 羞耻
• 在家中缺乏安全感	
• 暴力的威胁	
• 种族歧视或其他的歧视	

导致压力的物理原因	
• 过度运动	• 接触环境中的有毒物质
• 手术	• 长期的或严重的过敏
• 药物	• 过劳及上夜班
• 受伤	• 睡眠剥夺
• 疾病和感染	• 极端温度
• 炎症性的食物	• 慢性疼痛、慢性疾病、慢性炎症

不过，应激反应同样会被物理因素激活，比如身体的疾病和受伤，或者暴露在有毒物质的环境中。应激反应持续时间过长会使身体处在过多的肾上腺皮质醇和肾上腺素之中，这样会导致大量的健康问题，包括心血管疾病、骨质疏松症、肠道紊乱、体重增加和肥胖、癌症以及焦虑和抑郁。身处危险之中的人——高犯罪率地区的居民、难民人口、少数被压迫的人、家庭暴力的受害者，患上疾病的风险很高的一个主要原因，就是承受了过久的压力。

我们的身体是用于维持激素的，准确地说，是维持激素、电解质和神经传递素之间的微妙平衡，这样我们的身体就能够得到最佳运转。如果一种激素，比如肾上腺皮质醇，在一段长期的时间内被提高了，我们的身体就会试图把它带回到正常水平。我们的身体通过"下行调节"来达到目的，或者是通过降低肾上腺皮质醇受体的数量来做到，而不顾我们还在持续感受到的压力。我们把这种情况称作"肾上腺疲乏"。我们的压力水平依然很高，不管是身体的、情绪的或者两者皆有的，但是肾上腺皮质醇水平已经降到了正常以下。这种情况的典型特征就是疲乏以及下面列表中的一系列症状。

肾上腺疲乏的症状	
• 疲乏	• 记忆力低下
• 焦虑（亢奋并劳累）	• 头痛
• 尽管睡得很好早晨却起不来床	• 失眠症
• 易怒 / 情绪化	• 低血糖症（血糖过低）
• 心悸	• 抑郁
• 思维混乱	• 从坐着到站起时感到头晕
• 体重增长	• 对甜食 / 咖啡因 / 盐的渴望
• 复发性感染	• 低性欲

你可能注意到一件事，就是肾上腺疲乏的症状是具有非特定性的。比如，同样受到这些症状困扰的人可能是处于围绝经期，或者是甲状腺功能减退者，或者是有慢性疾病的人。这就是为什么考查肾上腺疲乏以及引起疲乏的其他特殊原因是如此之重要。

在我的诊疗中，每当考虑肾上腺疲乏的可能性时，我会测量我的患者们的肾上腺皮质醇水平。这个可以通过血液检测来完成。然而，肾上腺皮质醇有一个自然的昼间节率——它在早晨的时候数值最高，然后在这一天中逐渐降低，在睡觉前就是你需要休息的时候会降到最低。为了查看肾上腺皮质醇的曲线变化，有必要测量它全天的数值。最简单的方式就是通过唾液来测量——肾上腺皮质醇在唾液中的数值和血液中的接近。患者可以收集一整天内的样本（四份有代表性的）来看他们的"肾上腺皮质醇曲线"是否正常。

前面提到我把肾上腺疲乏的状态比喻为失去了你的缤纷世界，而生活在黑白宇宙中——乏味、缺乏动力、缺乏性欲并且思维混乱。因为

当皮质醇水平低下的时候，几乎放之四海皆准的是，你的脱氢表雄酮（DHEA）、睾酮甚至是雌激素都会降低。这些，就是性激素赋予我们生活的热情和颜色。

然而好消息是，我们可以治疗肾上腺疲乏。治疗的首要任务，是试着降低情绪上和身体上的应激反应。我建议我的每位患者去通过重复练习6来聆听，你的身体关于你的生活境况在对你说些什么。你生活经历中的哪些方面正在增加你的应激反应？这里面有哪些情况是你可以做出改变的？有时，你的健康处方可能包括去找个新工作、离开有虐待性的关系、为你身体上的疾病寻求帮助或者寻求健康饮食的支持。对那些你无法改变的情况（比如家庭或出身），你能找到降低你自己针对这些情况的应激反应的方法吗？

可以通过简单的腹式呼吸来降低应激反应，我们在第1章中学习过。或者通过任何形式的冥想或祈祷，包括瑜伽中的冥想、内观、太极、气功，以及温和的运动，比如说散步，尤其是户外大自然中的散步。这对肾上腺来说是很好的疗愈。获得充分的、高质量的睡眠是绝对必不可少的（具体参看第9章中关于睡眠的部分）。实际上，离开了优质睡眠是无法治愈肾上腺疲乏的。

肾上腺康复饮食要减少或杜绝酒精、咖啡因和糖，并且加强水果、蔬菜和优质蛋白的摄入。健康饮食对支持肾上腺最佳运转大有帮助——提供你的身体与压力战斗和疗愈所需的营养。肾上腺康复饮食计划可以在这方面作为向导来帮助你。

由于肾上腺皮质醇水平不充足会引起血糖降低，因此对大多数女性来说，吃包含脂肪和蛋白质的食物，并且在一天中少食多餐是最好的。某些营养物质是肾上腺功能发挥作用的关键，吃含有这些营养物质的食物（主要是深颜色的水果和蔬菜、坚果和籽类、豆类和全谷物）或者把它们作为营养补充品都是大有裨益的。你在"战胜压力的关键营养物质"图表中能够找到帮助肾上腺恢复的营养补充物。

肾上腺康复饮食计划	
减少	增加
• 红肉——一般的饱和脂肪	• 食物生长、饲养及加工过程中没有使用杀虫剂、激素或者抗生素的水果和蔬菜
• 乳制品	
• 咖啡因	• 全谷物
• 酒精	• 豆子和豆制品
• 精制谷物和面粉	• 优质脂肪，比如橄榄油、坚果/籽类、牛油果、椰子
• 精制糖	
• 加工食品	
• 反式脂肪（氢化油）	• 深海鱼和精益蛋白质

还有很多的草药可以支持肾上腺素水平。这些可以作为营养补充剂，以胶囊或药酊的方式来服用。其中少数的一些，如南非醉茄、红景天和圣罗勒，是相当安全的，并且能平衡肾上腺素，不管你是处在急性应激反应中（高肾上腺皮质醇）还是处于肾上腺疲乏中（低肾上腺皮质醇）。有一些其他的草药也有帮助，但我会强烈建议在使用它们之前，先做实验测试并且咨询有过治疗肾上腺疲乏经验的懂行的执业医师。比如欧亚甘草，它能够帮助肾上腺疲乏患者提高肾上腺皮质醇水平，但会加剧和提高急性应激反应的患者的肾上腺皮质醇，而也许患者的肾上腺皮质醇已经够高了。

它同样还会使血压升高，所以在使用时要慎重。高丽参是另外一种可以支持肾上腺功能的很棒的调理素（平衡草药），但是高丽参有一些不同的种类，其中一些会增加焦虑和提高血压。玛卡是一种秘鲁的根茎植物，也可以很出色地提供能量和情绪支持。再次强调，咨询一位熟悉肾上腺机能障碍治疗的医生、自然疗法医师或者针灸医生是非常重要的。

战胜压力的关键营养物质

- 维生素 C——500 毫克，每日 1 ～ 2 次
- 维生素 B_6，即 5- 磷酸吡哆醛——每日 50 ～ 100 毫克
- 维生素 B_5，即泛酸——500 毫克，每日 1 ～ 2 次
- 维生素 H——每日 2.5 ～ 5 毫克
- 柠檬酸镁——每日 200 ～ 800 毫克
- 锌——每日 15 ～ 30 毫克

营养不良

不吃饭

一个更为显著地导致疲劳的营养学原因，就是吃得不够。我知道这听起来平淡无奇，但是在女性之中，跳过早餐，然后吃一顿很晚的午餐是相当常见的，她们在无意之中非常高效地进行了18小时的斋戒。身体需要燃料，如果你很长一段时间没有进食，你会感觉到非常虚弱。如果我们早餐吃得健康，就能给一天注入活力，我们大多数人都能处在自己的最佳

状态（并且能更容易保持健康的体重）。早餐可以非常简单：全谷物烤面包配果仁奶油，一或两个鸡蛋，一份水果奶昔，绿叶蔬菜和蛋白粉，水果和坚果。如果你长时间没有进食，你就会让身体处于一种渴望快速能量的状态——糖或快餐，那么就更加难以做出健康的选择。以大概间隔每三小时的频率吃健康的食物，是让你在这一整天内保持能量持续的最佳方式。

使你感到疲劳的食物

有些食物真的能让你疲劳。高糖食物和单一碳水化合物，类似烘焙食品或者白面包圈或者薯片，会在一开始让你精力旺盛，这也是为什么我们渴望它们的原因。然而不幸的是，你的血糖在达到峰值后又会快速降下来，因为单一碳水化合物不能提供持久的能量。这种血糖的骤降可能会非常严重，以至于有些女性需要小睡一会儿才能恢复能量。每餐都吃一些健康的脂肪（牛油果、坚果、橄榄油）和蛋白质可以帮助我们减慢消化的速度并且使血糖平稳，这样能量也会平衡。

高度加工的食品，比如快餐或者冷冻食品，它们饱含盐分、糖分、氢化植物油和其他刺激性的成分，实际上是在毒害身体。它们升高了我们的炎症指标并形成了代谢紊乱，我们的身体需要把它们清理干净。解毒以及与炎症抗争的过程是需要能量的。这也是为什么我们大多数人在吃了比萨外卖后也不觉得精力十足的原因。选择我们在第8章"饮食"中讨论的抗炎食物来增加你的能量水平吧——水果、蔬菜、蛋白质和全谷物。

出人意料的是，咖啡因会让你疲劳。毫无疑问，咖啡因是一种兴奋剂，喝任何形式的咖啡因：茶、咖啡、苏打水、巴拉圭茶、能量饮料，一般都能够在一段时间内增强你的注意力和能量。咖啡因的摄入使我们能够把将来的能量储存借过来供现在使用。有的时候这是可以理解的。

作为一名前住院医师和两个双胞胎的妈妈，我当然不时地要依靠咖啡因才能活下去！但是当你疲劳的时候——不管是长期缺乏睡眠、肾上腺疲乏还是其他疾病，借用未来的能量储存可能是毁灭性的，因为你根本就没有多少能量储存！

尽管听上去很奇怪，但是在你实际上休息得很好，并且你的能量储存是满格的时候，咖啡因才是个合理的选择。如果你生病了，摄入咖啡因将会进一步耗尽你已经受损的系统，并进一步加剧你所处的持续疲劳状态。

记住，咖啡因并不"给予"你能量，它是从你未来的能量存储中借用能量，从某种程度来讲，它可能是在压榨你的身体。如果你的身体由于缺乏睡眠或疾病的原因无法再承受进一步的能量压榨，咖啡因的摄入只会让你更疲劳。你知道自己的情况！因此，在咖啡因的摄入上要聆听你的身体，尊重你自己的界限。如果你打算要放纵自己，不要选择碳酸水或者能量饮料。坚持选择有另外的抗氧化的，甚至是抵抗疾病的益处的传统形式的咖啡因，比如说茶、咖啡或者巴拉圭茶（一种由含咖啡因的南美洲草药制成的茶）。

使你感到疲劳的营养缺乏症

还有一些特定的营养缺乏症会导致你的疲劳。一位女性，可能会由于不良的饮食中缺乏某些必要的营养物质而导致营养缺乏症，也可能是由于贫穷造成的食物选择匮乏而导致营养缺乏症。在世界上的一些地方，通常是内陆城市，我们把它们称作"食物沙漠"。因为那些地方没有健康的食物可供选择。在全世界，有一些人即使是有食物可供选择，也缺乏资金来获取适当的食物，这个人群数字十分可观。然而，即使你有足够的财力来喂饱自己，也有可能会选择一种缺乏基本营养物质的饮食。饮食中最常见缺乏的营养物质是水果和蔬菜。即使是在某些方面严格限制的"健康"饮食，也可能会缺乏重要的营养物质。比如，一位素食者，没有摄入动物性产品，就可能会缺乏维生素B_{12}以及人体必需脂肪酸DHA。一份不注重充分的绿叶蔬菜和豆类的素餐可能会导致铁的缺乏。一份旧石器时代的饮食（没有全谷物或豆类）可能会导致重要的维生素B的缺乏。如果你在遵循一份严格的食谱，在吃的时候要谨慎，并且还要补充含有缺失的营养的营养补充剂，这是十分重要的。在我的诊疗中所有的素食者都会服用维生素B_{12}和DHA营养补充剂。大多数DHA营养补充剂是从鱼中提取的，但也有海藻类的DHA营养补充剂供选择。

营养不良的另外一种原因是尽管饮食很好，但吸收食物的能力不好。如果你不好好地咀嚼的话，你就无法好好地吸收。如果你的胃酸很少（由于年龄或抗酸性药物），那就会损害维生素B_{12}和镁的吸收。如果你缺乏消化酶，你对蛋白质、脂肪、碳水化合物和维生素的吸收就会受损。如果你有肠胃功能紊乱，比如腹泻病、克罗恩病、肠道感染，甚至是大肠或小肠菌群的过度生长，这些都会影响到营养的吸收。缺乏营养会导致疲劳是因为你的身体缺乏能在你的细胞内制造能量的燃料（脂肪、碳水化合物或蛋白质）或者辅助因子（维生素类）。

在会导致疲劳的维生素和矿物质缺乏中，最常见的是缺乏铁、维生素B_{12}、叶酸和其他的B族维生素，以及镁。

铁

铁是血液红细胞生成的必需品，红细胞将氧气带到你身体内所有细胞中。缺铁会导致贫血症——红细胞太少，以及其他若干症状，包括疲劳、运动时呼吸短促、皮肤暗淡稀薄、头发稀少。铁强化谷物麦片、牛肉、牡蛎、豆子（尤其是白豆、鹰嘴豆以及芸豆）、扁豆角和菠菜中都含有铁。

处于初潮和绝经期的女性最常见的贫血症原因是月经过多，或者是怀孕及生产导致的血液流失。如果我们能消耗足够的富含铁质的食物或者服用含铁的营养补充剂，大多数人都能够满足铁的需求，避免成为贫血患者。然而，当月经极多的时候，你就需要采取一些额外措施来减少血液的流失量，帮助身体保持能量。

对一个年轻女性来说，这些措施可能还包括使用口服避孕药、节育环或避孕贴片——这些都会减轻经期流血量和疼痛。除非你有乳腺癌或血栓的顽固家族病史，或者对这两种病中任意一种有已知的遗传倾向，否则口服避孕药、节育环或避孕贴片对月经过多来说是很安全的治疗方式，尤其是在你也有避孕需求的时候。

从整合医学的角度来看，治疗流血过多的另外一个选择，是使用天然黄体酮——我指的是那种和你的身体产生的黄体酮成分相同的化合物，也被称作是生物同性黄体酮。和激素避孕处方中使用的孕激素不同，天然黄体酮导致抑郁和阴道干涩的可能性较小。实际上，在围绝经的时间段中（在绝经期的前十年），在经期前两周，用黄体酮乳液或者胶囊来代替天然黄体酮，能够减少过多的流血，减轻月经前不适症状并且帮助睡眠。我有一位绝经期前的朋友把她的黄体酮称作是"宝贝"，因为服用它让她感觉前所未有地好。我有没有提到过天然黄体酮还能影响GABA受体，帮助女性感到平静还能有助于深度睡眠？就像我之前所说的，你的身体对任何事情都会有反应。所以记住，尽管我有很多患者都对天然黄体酮的体验不错，还是有一些患者不管服用任何形式的黄体酮都会感觉自己像是个邪恶的女巫。一定注意，在服用任何额外的激素后，仔细观察你的身体有什么反应。

如果你想要避免使用任何的激素，那就服用草药，比如黄荆（也称圣洁莓），它能够自然地增加黄体酮，或者那些可以减轻流血的草药也是同样有帮助的。**对于月经量过多、经期疼痛及不规则，我最爱的一个推荐是传统中医草药及针灸疗法，它们有时候会有神奇的效果。**

维生素 B

继维生素D缺乏之外，维生素B缺乏是在我诊室中最常见的维生素缺乏症——尤其是对于女性，特别是处于疲劳之中的女性。维生素B_{12}主要存在于饮食中的动物性食物中（不过也有植物来源的B_{12}补充剂可供选择）。好的来源包括贝类动物、红肉、家禽、鱼、蛋以及乳制品。在强化坚果、豆奶和麦片中也能够摄取到B_{12}。B_{12}在能量生成、红细胞合成和DNA、RNA和神经细胞维持上发挥了重要作用。B_{12}水平低下能够导致各种不同的症状，包括疲劳、手和脚的麻木和酸痛、平衡困难、贫血症、记忆问题和虚弱。

叶酸对能量生成、DNA的健康以及红细胞合成来说非常重要。叶酸是一种重要的B族维生素，对怀孕中的女性降低新生儿出生缺陷是至关重要的，这也是它在孕前复合维生素中的含量如此之高的原因。它通常被添加到加工谷物制品中，比如说面包或麦片，来确保女性摄取到足量的叶酸，并且孩子能够健康。充分的叶酸还能保护我们远离癌症、免疫力损伤以及心脏病。好的叶酸来源是强化谷物、绿色蔬菜和豆类。

　　叶酸水平低可能是由于摄入量低的缘故导致的，但是在美国更常见的原因是一些副作用导致的吸收障碍：过量的酒精摄入、酸阻断药物（奥美拉唑、泮托拉唑、雷尼替丁、西咪替丁等等）、SSRIs类抗抑郁药（氟西汀、西酞普兰、艾司西酞普兰、帕罗西汀、舍曲林等），以及一些利尿剂、抗惊厥药物和抗生素。这是一个相当长的药物名单，应当注意的是不管是酸阻断药物还是SSRIs类抗抑郁药，都是一些市面上最常用的处方药物！你可能已经注意到酸阻隔药物阻碍了三种生成能量必不可少的基本营养物发挥作用：B_{12}、叶酸和镁。酸阻隔药物不应该持续使用，除非是在非常特定的临床情况下。它会导致营养物质的损失以及肺炎和肠道感染风险的增加。可笑的是它还摧毁了胃酸，消化、吸收和保护身体所必需的东西，这对身体可就不太好了！

　　其他的B族维生素对能量生成也是必不可少的，因为它们是我们能量生成周期中的辅助因子。能量生成发生在我们的线粒体中，线粒体是存在于我们身体每个细胞中的细胞能量站。没有了B族维生素，我们实际上是无法产生能量供我们身体发挥功能的。这就是为什么缺乏B族维生素的主要症状就是疲劳，接下来就会是神经机能失调。我们已经讨论了维生素B_{12}和叶酸，不过维生素B_1（硫胺素）、B_2（核黄素）、B_3（烟酸）、B_5（泛酸）、B_6和生物素也都是必需的。哪怕是缺乏B族维生素中的其中一种都会损害你的身体将食物、蛋白质、脂肪和碳水化合物转化为能量的能力。我们能在全谷物、牛奶、奶酪、蛋、家禽肉、动物内脏、鱼、扁豆和啤酒酵母中找到B族维生素。实际上，营养酵母，一种可口的、黄色粉末状的佐料，用在沙拉、鸡蛋和爆米花中会很棒，它是所有B族维生素的高度浓缩（除了B_{12}，只能在动物制品中找到）。我经常把它推荐给那些需要B族维生素却无法忍受服用维生素B补充剂的女性们。所有形式的口服避孕药激素替代疗法都会降低B_1、B_2和B_3的水平，就像摄入过量的酒精和利尿剂一样。我推荐，所有疲劳症的患者以及采用激素避孕的患者服用复合维生素B补充剂或者含有足够的B族维生素的优质综合维生素。

镁

镁是一种基本的矿物质，它和超过300种的身体新陈代谢反应有关。它是线粒体的能量生成周期的辅助因子，我们上文讨论过线粒体，它对治疗骨质增生非常重要，对神经和肌肉传导以及细胞信号传导也是必不可少的。镁水平低会导致疲劳、肌肉虚弱或者痉挛、便秘、抑郁、高血压、低钙、低钾和心律失常。

我们能从以下食物中找到镁：深色绿叶蔬菜、燕麦片、荞麦、全谷物、牛奶、坚果和籽类、豆类，以及让人高兴的巧克力。导致低镁的原因包括过量摄入酒精、利尿剂、糖尿病以及肾脏疾病。不幸的是，美国人口中多达23%的成年人都有低镁的情况。[1]镁水平低和持续的、使人虚弱的疲劳类型有关，即慢性疲劳综合征。[2,3]镁补充起来很容易，可以以多种形式，如果有需要的话，其中有一些对软化大便有好处（柠檬酸盐、氧化物、氯化物），还有一些对于治疗疲劳或者肌肉痉挛来说能够很好地被吸收（天冬氨酸盐复合物似乎对疲劳特别好，并且甘氨酸盐同样能够很好地被吸收）。

会导致疲劳的医疗情况

本书并不针对会导致疲劳的所有疾病进行全面的讨论，那样也会超出你作为一个读者的耐心啦！然而，在判断情况下，我希望你应该去做个测试的时候，能够具有身体智慧，以便知道它是否是导致你疲劳的因素。让我们从甲状腺机能减退开始，因为它可能是最常见的尚未找出原因的导致疲劳的医疗情况。

甲状腺机能减退意味着低甲状腺功能。甲状腺功能亢进是甲状腺功能的提高，一般情况下不会导致疲劳，它会使人"亢奋"和精力充沛。甲状腺激素对防止疲劳来说是必需的，因为它刺激新陈代谢并且增加了身体的能量。甲状腺功能低下（甲状腺机能减退）的人容易疲劳。甲状腺功能高（甲状腺功能亢进）的人通常是精力过度充沛并且睡不着。甲状腺产生两种甲状腺激素，T4（左甲状腺素）和T3（碘塞罗宁）。T4就像是能量来源的"延时释放器"，在我们需要的时候，能够转化成身体中的积极的甲状腺激素（T3）。即使是你的甲状腺功能正常（自然的或者是服用甲状腺药物作用下），如果你的身体把T4转换成T3的能力受到了损害，你还是会感到疲劳。这种情况能够通过检查你的血液中的游离T3水平得知。

甲状腺功能的临床检测主要是以TSH（促甲状腺激素）水平的检测为基础。大多数实验室认为TSH值到4.5 mIU/L是在正常范围之内。很多整合诊疗执业者，以及很多内分泌学家认为，TSH实际上在低于4的时候是正常的。如果你的TSH处于正常水平内较高的数值范围，你可能恰好处于甲状腺机能减退的早期阶段，可能会从甲状腺支持或治疗中获益。我们在第7章会对甲状腺机能减退进行全面的探讨。然而我们现在的目标是，确保你的医疗服务人员在评估你的疲劳状况时检查你的甲状腺情况，就像我们在本章的结尾列出的那样。

从皮肤细菌感染到肺炎再到水痘，所有类型的感染都会导致疲劳。你一定对这种情况非常熟悉，因为即使是普通的感冒都会让你感到比平时疲劳很多。你的身体实际上在忙着运用它的资源来"与感染战斗"，没有剩余的能量来给你。所有的急性感染在感染期间都会导致疲劳，如果你健康的话，时长通常是从几天到一个月的时间。但是有一些感染导致的疲劳持续的时间会更长。如果是由于缺乏睡眠或者其他原因导致的、很容易解释的疲劳，就不需要检测感染因素。然而，对于一个长期感到疲劳的患者，疲劳时间长于一个月，并且排除了其他任何引起疲劳的原因，我就会选择性地做一些感染因素的测试。

有一个案例是这样的，尚塔尔28岁，之前是一位很健康的牙科保健员。她第一次来找我的时候是抱怨她的疲劳。她有"前所未有的疲劳"，并且这一切都是由一次"感冒"引起的，并伴随有身体疼痛和喉咙溃疡。不管她睡了多久，她似乎就是休息不好而且不得不工作缺勤，这使得她的工作也岌岌可危。她的实验室检测结果显示，她正在受到单核细胞增多综合征的折磨，这个病是由勒埃-巴二氏病毒引起的。

治疗方法是支持性疗法：休息、服用增强免疫力的草药，可能再加上中医。但是恢复期可能会很长，在1~6个月之间。在知道了自己的诊断结论之后，尚塔尔就可以请病假，并可以在她感觉好些的时间内再重新开始进行部分工作。

其他的大多数感染原因导致的长期疲劳在医学上是能够治疗的，并且是值得探寻的，如果有可疑的感染接触因素或者有一些特定的症状指向感染因素的话，就很有必要去找你的医生寻求诊断和测试方面的指导。

感染导致的长期疲劳
• 引起单核细胞增多综合征的病毒 　＊人类疱疹病毒第四型（EBV） 　＊巨细胞病毒（CMV） • 病毒性的肝脏感染 　＊A、B 或 C 型肝炎 • 肠寄生虫 • 肺结核 • 艾滋病病毒感染 • 心内膜炎（心脏瓣膜的细菌感染） • 莱姆病 • 疱疹病毒科（HHV） • 尚未找出原因的病毒及真菌感染（鼻窦炎、肺炎、扁桃体炎、脓疡）

那些有严重过敏症状和自身免疫疾病的患者，也经常抱怨疲劳。当免疫系统在持续地做出反应的时候，就像当它在这些疾病之下时，你的身体会感觉到好像处于一个持续的"流感"状态——疲劳、疼痛，同时思维混乱。对于自身免疫疾病和过敏的检测，我们会在第7章中详细地讨论，如果你有这些疾病的其他症状，比如关节疼痛及发炎、大便带血、不明原因的疹子或者持续地打喷嚏和鼻塞，你可能需要去做额外的检测。

肝脏和肾部疾病以及糖尿病也都会导致疲劳。这些都可以通过简单的被称作"代谢功能全套试验"的血液生化检测筛查出来，你的医生就可以做。慢性心肺疾病会导致疲劳，因为身体在奋力通过循环得到足够的氧气输送至细胞。想要感到更加精力充沛，适当地治疗是必不可少的。我的患者们最为恐惧的，是针对原因不明的疲劳的诊断结论可能就是癌症。常规的癌症筛查——健康体检、宫颈抹片检查、乳房X线成像以及50岁之后的结肠镜检查、常规实验室检查（全血细胞计数、代谢功能全套试验和尿分析），在发现任何令人不安的癌性生长信号上能够发挥很大作用。

不管你可能有什么医疗问题，优化你的睡眠、降低压力水平和提高营养都是最基本的，能够支持你的能量在任何的慢性疾病面前发挥作用。记住，这三项基本原理能够增强你的治愈能力以及你的免疫功能，不管你可能会有什么诊断结果。

药物、毒品和酒精

当我的患者带着疲劳症走进我的诊室时，作为一名整合诊疗医师，我问自己的第一个问题是："是我们自己的原因引起的吗？"你意想不到的一些常用药的副作用都是疲劳症，你可以在下页的表格中看到。因为我们每个人生理上都是独特的个体，一种用在大多数人身上不会特别地导致疲劳的药物，在你身上就可能会导致疲劳。

可能会导致疲劳的药物

- 抗组织胺药
  * 苯海拉明、扑尔敏、普鲁米近、异丙嗪、羟嗪、溴苯那敏、西替利嗪
- 治疗咳嗽和感冒的药物
- 奈奎尔和其他含有酒精或抗组织胺的药
- 降血压药物
  * β 受体阻断药（比如普萘洛尔、美托洛尔、阿替洛尔、奈必洛尔、纳多洛尔以及其他）
  * 钙通道阻滞剂（氨氯地平、硝苯地平、地尔硫䓬、维拉帕米以及其他）
  * α 受体阻断药（哌唑嗪、多沙唑嗪、特拉唑嗪以及其他）
  * 氯压定
- 癌症治疗药物
- 麻醉疼痛药物
  * 可待因、氢可酮、氧可酮、美沙酮、吗啡
  * 氢吗啡酮
  * 哌替啶
  * 芬太尼
  * 反胺苯环醇
- 抗抑郁药
  * 米氮平
  * 三环类抗抑郁药（阿米替林、去甲替林、丙咪嗪以及其他）
  * 单胺氧化酶抑制物（司来吉兰及其他）
  * SNRI 类抗抑郁药（万拉法新和度洛西汀）
  * SSRI 类抗抑郁药（氟西汀、帕罗西汀、舍曲林、西酞普兰、依他普仑）
- 抗焦虑药物
  * 苯二氮卓类（阿普唑仑、劳拉西泮、氯硝西泮、羟基安定、安定以及其他）
  * 丁螺环酮

- 抗精神病药和心境稳定剂
  * 阿立哌唑、利培酮、奥氮平、齐拉西酮和氟哌啶醇

- 自身免疫病药物
  * 甲氨蝶呤
  * 生物学药物（托珠单抗、赛妥珠单抗、依那西普、阿达木单抗、阿那白滞素、阿巴西普、类克、美罗华、戈利木单抗）
  * 羟氯喹
  * 环孢素
  * 硫唑嘌呤

- 滥用药物导致疲劳
  * 酒精
  * 麻醉毒品药方或抗焦虑药物
  * 海洛因
  * 大麻
  * 巴比妥类药物

要真正知道一种药物是否会让你疲劳，唯一的方式就是停止服用几周后看看你感觉如何。比如说，我的患者中大多数人并没有真正地由于降血压药物或抗抑郁药而感到疲劳，但是有一些人会。所以，知道你自己是否是他们中的一员很重要。请不要在没有咨询你的医生的情况下停止任何药物的服用，因为有一些药物，包括抗抑郁药，停止服用后会有严重的症状。如果你的药物导致了疲劳，有时候是可以转换为较少疲劳副作用的药物的。比如说，有一些血压药物是不会特别地引发疲劳的。因此显然值得问问你的医疗服务人员，对你来说是否有其他的选择。

在某些情况中，你的某种药物可能会导致疲劳，但是它对你的健康是绝对必要的。对于癌症药物、一些自身免疫疾病的药物，或者有严重冠状动脉疾病的患者服用的血压药物来说就是这样。当你需要继续服用药物时，虽然会有药物影响，但也可能有一些其他的选择来改进你的能量水平。有一些药物会影响营养状况，比如，可以通过补充营养来克服。服用甲氨蝶呤的时候应当一直搭配叶酸一起吃。他汀类胆固醇药物会耗尽辅酶Q10，这个也可以通过单独服用来得到补充。质子泵抑制剂会抑制维生素B_{12}、叶酸以及镁的吸收——这些都可以补充。跟着我们的指南来最大限度地利用你的能量，和你的医生谈一谈如何最小化你的药物带来的副作用。

几乎所有的滥用药物，包括酒精和大麻，都会造成疲劳。如果你服用大麻超过了一星期，一周喝7次以上的酒〔每次喝6盎司（约合175 ml）的红酒，12盎司（约合350 ml）的啤酒或者一杯烈酒〕，或者你在吸食其他的毒品，这些习惯很有可能导致你的疲劳。你可能需要得到帮助：如何降低或者消除对这些东西的使用，来支持你的整体健康和能量水平。

抑郁和缺乏意义

几乎所有其他导致疲劳的原因——感染、自身免疫疾病、营养不良、药物，都会由于抑郁的伴随存在而加重。实际上，抑郁症的其中一个定义的原理是"肢体活动减慢和缺乏动力"，这听上去确实和疲劳很像。如果觉得抑郁已经是你生活中的一个问题，你需要花些时间在第6章探索一下可行的评估和疗法。改善抑郁对能显著地提升你的能量和生活中的快乐程度。

　　可能你并没有抑郁。可能你，像我们大多数人一样，正处在你生活中的一个缺乏意义的阶段，处在一个你不确定自己为什么而活的阶段。可能感觉好像是被生活本身给流放了——没有一个计划和目的。没有目的的感觉确实让人很难向前行进，无论是精神上还是身体上。而且这种感觉也和疲劳很像。在第12章中，我们会讨论找到生活的意义会对你的幸福提升有至关重要的作用。

变得不爱活动

　　是的，当你在疲劳的时候，你是不会想要活动的，对吧？当你的身体总是感到劳累的时候，谁又愿意从沙发上下来呢？但是讽刺的是，你活动越少，你就越累，仅有少数的例外。有慢性疲劳症状的女性，我们在下文中将讨论，确实，当她们做的事情太多时，会变得更累。有慢性疾病和肾上腺疲劳的女性也会因为太多的活动而导致她们劳累不堪。但是有这样的例外，温和形式的活动——散步、瑜伽、水中有氧活动或者是骑健身车，都能使大多数患疲劳症的女性能量水平提高。我希望患有疲劳症的人们首要做的事情就是，找到一些让她们的身体感觉好的运动形式——即使只是沿着街区散步。走到户外对压力有极其积极的效果，并且能降低肾上腺皮质醇，这对疲劳症患者是至关重要的，对那些肾上腺疲劳的患者也是一样。寻找一个你喜爱的活动，经常坚持做。你能够在第10章找到一些指导和帮助。

接触有毒物质

从1950年起，大约50000种化学物质进入到了我们的环境之中。这其中只有很小的部分进行过对人类的安全性检测。我们现在正在看到，对有毒物质的多重接触给我们带来的长期影响。除了对我们生理上来说异质的化学物质外，还有一些天然的物质，比如某些金属（汞、铝、铅等），也是我们在现代工业实践下聚集在我们环境中的、会伤害我们的生理和神经系统的物质。通常，接触有毒物质的后果包括激素紊乱、神经和脑部机能失调，当然，还有疲劳。

我们大多数人的身体能够处理平时接触到的有毒物质。但是当我们脆弱的时候——生病、营养耗尽、免疫抑制、在压力之下，我们会更容易受到它们的负面作用的影响。没有人可以完全避免有毒物质，但可以减少与它们的接触。还有一个事实是，健康的饮食中有营养物质支持我们的肝脏解毒，能够帮助我们的身体隔离我们所接触的毒物并让其"缴械"。如果你怀疑自己可能曾经暴露在某些特定的有毒物质中，比如水银（在温度计、大型鱼、"银的"牙齿充填物中）或者铅（旧涂料、焊料——包括老房子的管道中），你可能需要向医生申请做专项检测。尽可能地避免进一步接触同样也是明智的。下面这个列表可以帮助你开始这个进程。在本书的结尾，一定要选择"解毒计划"作为你的28天身体智慧计划的一部分。

尽最大努力，避免环境中的有毒物质：

要避开的环境中的有毒物质

家庭接触

- 特氟龙（聚四氟乙烯、不沾食物的）平底锅
- 家里和花园中使用的化学杀虫剂
- 有毒性的家庭清洁剂（详见 http://www.ewg.org/guides/cleaners）
- 含铅油漆灰尘
- 水银温度计
- 金属加工和焊接中的水银和铅
- 传统油漆、抛光剂及除漆剂
- 聚氯乙烯、乙烯基产品
- 家具、床单和睡衣中的阻燃剂

私人物品配料（详见 ewg.org/skindeep，safecosmetics.org）

- 香精（有刺激作用，还可能包含隐藏的有毒成分）
- 对羟基苯甲酸酯 (parabens)
- 邻苯二甲酸二乙酯 (diethyl phthalate)
- 聚乙二醇 / 鲸蜡硬脂醇 / 聚乙烯 (PEG/ceteareth/polyethylene)
- 三羟乙基胺 (triethanolamine)
- 碘丙炔醇丁基氨甲酸酯 (iodopropynyl butylcarbamate)
- 日常产品中的棕榈酸视黄酯 (retinyl palmitate)、视黄醇乙酸酯（retinyl acetate）、视黄酸（retinoic acid）、视黄醇（retinol）
- 对苯二酚 (Hydroquinone)，一种可以提亮肤色的成分
- 煤焦油（coal tars）
- 含有视黄醇棕榈酸酯和氧苯酮的防晒产品（避开喷雾和粉末类防晒产品）
- 含有甲醛、福尔马林、甲苯（toluene）和酞酸二丁酯（dibutyl phthalate）的指甲油
- 深色的、永久性的染发剂（可能含有煤焦油）

食品

- 汞含量高的鱼（尤其是大耳马鲛、枪鱼、胸棘鲷、鲨鱼、剑鱼、方头鱼、黄鳍金枪鱼以及短鲔），如果你吃的是能放在你的盘子里的整鱼，可能就不存在汞的问题
- 用聚碳酸酯制造的塑料瓶子（#7，含有 BPA），以及用塑料做内衬含有 BPA 的易拉罐（在 http://www.ewg.org/research/bpa-canned-food 查看有 BPA 内衬的易拉罐列表）
- 任何加热食物的塑料制品（包括冷冻食物容器），即使它标明是"微波使用安全的"

慢性疲劳

慢性疲劳综合征，又称为全身劳累性疾病（SEID），是一个比我们大多数人经历过的更严重的、使人虚弱的疲劳形式。它在医学文献中被称作一种"综合征"，因为我们认识到了定义这种疾病的症状群，但还没有彻底地了解它是什么原因造成的。这是一个令人沮丧的疾病。因为有时很难进行准确的诊断和有效的治疗。因为这种疾病没有明显的外部特征，受慢性疲劳综合征折磨的女性经常被周围的人说成是诈病——就是说假装生病，其实并不是这样。慢性疲劳综合征的女性患者较多，60%～80%的病例发生在她们身上。此外，在得到确诊之前，慢性疲劳袭击的往往那些是身体功能健全的女性，因此这样的疾病对自尊心是毁灭性的打击。就像你在下面的定义标准中看到的，慢性疲劳被定义为一种已经持续存在六个月或以上的严重疲劳。[4]

作为一名整合医师，实际上我会和我的慢性疲劳患者探讨所有我们在这章中讨论过的可能导致疲劳的原因。比如，如果没有充分的睡眠，任何一个慢性疲劳患者都不可能康复。我们还需要考虑抑郁的症状，还有可能的感染症状，营养不良，肾上腺疲劳和甲状腺问题。同样，还要评估其他常规的激素水平，比如雌激素、黄体酮、睾丸激素和脱氢表雄酮。所有这些问题都需要得到处理和支持。除此之外，我们还得找到支持她们的线粒体的方式。

我往往会给我的慢性疲劳患者们申请的一种检测是评估尿液有机酸水平，它让我能够去评估线粒体内的能量生产周期。我还会用一个更加复杂的检测去评估细胞对营养物质的需求。大多数自然疗法医师和整合医师都知道这些检测并且能够为他们的患者申请。

几乎在所有的案例中，我都能够通过使用所有这些上文讨论过的手段来帮助我的疲劳症患者们的症状得到即使不是完全的，也是实质性的减轻。记住导致你疲劳的原因很简单，比如未知原因的甲状腺功能减退，它将很可能会需要花些时间以及通过一些对你能量水平的检测才能恢复正常。但是耐心一些，你会重新获得能量来过你所热爱的生活。这里是一个你可能会想要的检测指南，你可以和你的医疗服务人员探讨。

疲劳原因的检测

01. 肾上腺疲乏：如果你有肾上腺疲乏的症状，可以向一位整合医师或自然疗法医师申请唾液肾上腺检测，来查看你的肾上腺皮质醇曲线。在美国，常规内科医师可以在美国的实验室公司（LabCorp）申请这些检测，或者你可以在 DirectLabs.com 上在线申请。

02. 营养不良：大多数情况可以通过标准检测来测量。

    a. 铁——要评估你体内铁含量的水平，请你的内科医生来申请。

        i. 做全面的血细胞检测，排除贫血症

        ii. 检测血清铁和铁结合水平

        iii. 铁蛋白水平（这是对铁存储的测量）

    b. B_{12}——血清 B_{12} 检测是对 B_{12} 缺乏的一种相当准确的检测。记住"正常"的范围是 200 ~ 1200，缺乏的女性的一般数值是在 200 ~ 400。如果你的检测结果是在这个低的范围内，你可能需要做一个血清甲基丙二酸检测，这能够检测出 B_{12} 是否缺乏。

    c. 叶酸——血清叶酸检测是一种简单的血液检测。

    d. 其他的 B 族维生素（B_1，B_2，B_3，B_5，B_6）也同样能够在血清中检测到，不过即使是血清检测水平正常，可能也还是有增加某种 B 族维生素的需要。

    e. 镁——请你的医师开一个红细胞镁检测，这种检测要比血清镁检测要好，因为它检测的是细胞内的镁含量。

03. 医疗情况：

    a. 甲状腺机能减退——请你的医师开处促甲状腺激素（TSH）、游离甲状腺素 T4 和游离甲状腺素 T3 检测。记住，如果促甲状腺激素接近或者高于 4 mIU/L，那你可能处在甲状腺机能减退的早期。如果你的检测结果不正常，让你的医生检查你的 TPO 抗体，看你是否有自身免疫反应，也被称作"桥本病"（可以在第 7 章中查看相关信息）。

    b. 贫血症——让你的医生首先开处一个全血细胞计数检测（CBC）。其他的检测，比如铁蛋白水平，反映身体的铁储存量，或者维生素 B_{12} 或叶酸水平检测可能也有帮助。

c. 慢性疾病——除了全血细胞计数检测外，我还会推荐所有疲劳症患者做代谢功能全套试验，作为起始的诊断检查。它能够给我们提供血糖、糖尿病、肾部和肝脏功能方面的信息。

d. 感染性疾病——如果没有找到其他明显病因的话。如果疲劳持续时间长，并且有特定的症状显示感染，可以和你的医生探讨检测感染方面的病因。

04. 关于慢性疲劳：

a. 所有上述检测都是有意义的。

b. 除了肾上腺和甲状腺的检测（上面的），考虑查看雌激素、黄体酮、睾丸激素和脱氢表雄酮（DHEA）水平。

c. 考虑深入的营养检测，包括尿液有机酸和氨基酸，以及综合的大便检测来评估消化能力、炎症以及细菌种群的适度性。这可能需要一位整合诊疗执业医师来做。（在附录 B 中查看相关资源）

d. 与你的健康服务人员探讨加入适当的营养补充剂。

——

第 4 章

终止慢性疼痛的方法

When It Doesn't Hurt So Good: Ending Chronic Pain

1. 你身体的某部分每天都持续疼痛吗？

1 ☐	2 ☐	3 ☐	4 ☐	5 ☐
从没有过	很少	有时	常常	几乎总是

2. 身体疼痛让你无法去做你需要做的事情吗？

1 ☐	2 ☐	3 ☐	4 ☐	5 ☐
从没有过	很少	有时	常常	几乎总是

3. 身体疼痛让你无法去做你想要做的事情吗？

1 ☐	2 ☐	3 ☐	4 ☐	5 ☐
从没有过	很少	有时	常常	几乎总是

4. 身体疼痛影响了你的心情或精神状态吗？

1 ☐	2 ☐	3 ☐	4 ☐	5 ☐
从没有过	很少	有时	常常	几乎总是

把答案得分加起来，你的得分是：＿＿＿＿＿＿

4 ~ 10 受到慢性疼痛较低程度的影响

11 ~ 15 受到慢性疼痛中等程度的影响

16 ~ 20 受到慢性疼痛较大的影响

疼痛和受伤是人们去看医生的最常见的原因，但是在这一章中，我所指的不是足踝扭伤或者膝盖扭曲。我所谈论的是慢性疼痛。比如，没能解决的后背或颈部疼痛、关节疼痛、复发的头痛、神经痛、纤维组织肌痛（一种持续的身体疼痛综合征），或者慢性骨盆疼痛……这是列举出少数一些最常见的。实际上，研究表明，在美国，46%的人都遭受着某种形式的慢性疼痛所带来的痛苦。[1]

背部疼痛和颈部疼痛的组合在全球疾病负担中影响力名列第二位，仅次于缺血性心肌疾病，其中背部疼痛是世界范围内致残的首要原因。[2]毫无疑问，急性疼痛是你的身体在试着警示你有事情不对劲了。任何一个触摸过热火炉的人都明白烧伤的疼痛是你的身体在试着拯救她的皮肤——真正意义上的。慢性疼痛也是在试着告诉我们一些什么——只不过它不总是像"别再摸热炉子了！"这种表达那么清晰。

培养身体智慧，知道什么经历会加剧或减缓我们的疼痛，这对保持积极和快乐是至关重要的。每个人都在某个时刻体验过疼痛，但是使某个人的疼痛变成了慢性疼痛的前兆是什么呢？

当然，某些严重的受伤更可能会导致慢性疼痛，但有趣的是，对受伤本身的病理剖析常常并不能区分谁会得慢性疼痛、谁又不会得。比如，我给许多我认为颈部疼痛是源于神经受到损伤的患者进行了检查——或者，准确地说是在颈部脊柱中的神经出现了破碎。然而，我一开始并不会开处核磁共振成像（MRI）来查看颈部在解剖学上有什么问题，除非患者有虚弱或者是麻痹的症状。这是因为，在大多数的案例中，神经受影响的程度并不代表疼痛的程度。的确是这样，一位颈部看上去很像是有严重的关节炎和严重神经损伤的患者可能比一位只有轻度损伤的患者疼痛感还要少。

有一些其他的东西和疼痛与敏感度有关而并非是解剖学，在比如偏头痛、关节炎、纤维肌瘤或者骨盆疼痛的情况下便是如此。

萨曼莎是一位54岁的女性，她聪明，有着深邃的精神世界。她来找我的时候患有非常严重、持续的偏头痛，已经有几乎一年的时间卧床不起。她那时候还是一位奉献很多的母亲，有一个活泼的18岁男孩和一个12岁女孩，这对她和她的家庭来说特别的艰难。有着浓密红发和机智反应的萨曼莎自有一种风度，她曾经是所有她所爱的人依赖的母亲和朋友。现在她身陷长期严重的病痛中，感到很无助。其他医生给她开了偏头痛药和麻醉药物，她已经变得依赖这些药物，但这并没有什么真正的帮助。

当我见到萨曼莎时，她不得不在一个黑暗的房间里躺着以减轻头痛。我对一个身体遭受了这么多痛苦，却在精神上如此成熟和有见解的人感动不已。我们与萨曼莎的身体直觉合作，来指引我们治疗的方向，因为她已经培育了很好的直觉技能。她很清楚地告诉我麻醉药物并没有什么帮助，她知道自己应该停止服用它们了。我帮助她在既不加重疼痛又能改善她的情绪的基础上逐渐地放弃麻醉药。我们做了深度营养检测、食物过敏检测以及激素评估，用健康的食物、营养补充剂以及神经传递素来创造一个治愈她的头痛所必要的健康基础。

我们探讨了界限问题，她没能在与朋友们或家人一起生活的私人领域与她在这个世界上想做的工作之间设立界限。像我们所有人一样，萨曼莎需要一束光亮指引她行动——就像一株植物在寻求阳光一样。我知道萨曼莎有很多伟大的天赋去给予和付出。她清理了自己的饮食，开始更多地活动，并且把注意力集中放在她想要如何做父母、做朋友，以及成为别人的向导之上。帮助她处理这五年来患病导致的失去很多亲密的人的伤痛，也是治疗的一个重要部分。我们使她摆脱了所有治疗疼痛的药物，在之后的几年中。她再度成为一个孩子们生活中鼓舞人心的、积极的参与者。

如今，萨曼莎可以在照顾好自己需求的同时，看孩子们游戏、为她的社区出力以及帮助她的丈夫。即使是现在，如果她不注意自己对食物或睡眠的需求，或者是听从了那些不怀好意的人的话，她还是会头痛。但是现在她知道了自己的头痛意味着什么。她可以在非麻醉性偏头痛药物、休息、睡眠和冥想的帮助下解决头痛问题。她只是返回到了自己的身体智慧中，并在繁忙热闹的生活中照料好自己而已。

尽管萨曼莎的情况可能看起来有些复杂，但我们治愈她的原理实际上是非常简单的。她运用自己的身体智慧来判定她的药物是在帮助还是在伤害她。她能够辨别出并且停止具有伤害性质类型的关系——在她的案例中，她对那些实际上对她幸福有害的朋友们付出和维护过度。她获得了一种对她的情感上的疼痛的洞察力——她从多重的失去中体验到的悲伤，这是加剧了她身体上的疼痛的原因。最终，她关注了我们下面将讨论的健康的最基本层面：如何饮食、睡觉、活动、爱，以及找到目标。

新兴的研究表明，大脑结构的变化使得某种特定的个体相比起其他人群，更容易出现慢性疼痛。萨曼莎遭受了多种情况的痛苦并且经历了慢性疼痛的前兆。使得一些人更容易遭受慢性疼痛的因素包括[3]：

- 女性（千真万确）；

- 工作需要长时间的站立、坐着或举物品；

- 吸烟或酗酒或吸毒；

- 来自一个有慢性疼痛问题的家庭；

- 缺乏身体锻炼；

- 焦虑感和沮丧感；

- 工作压力和对工作的不满；

- 心理的、身体的或性方面受虐待的历史；

- 经历了生活中缺乏意义或目的。

初期损伤或者是遗传层面的（我们不能改变的）风险，实际上对慢性疼痛的发展影响非常小。然而，具有身体智慧的女人可以改变会增加她的痛苦风险的生活行为，给自己一个更大的机会寻求痛苦减少或没有痛苦的生活。我在诊疗中对慢性疼痛的治疗从以下步骤开始：

（1）运用身体智慧计划作为常规基础去"聆听"身体在试图通过疼痛对你说什么。

（2）找出那些可以修正的，恶化身体的心境和行为。例如，不符合人体工学的工作姿势或者重复使力造成的伤害或者缺乏身体锻炼，尽可能地改变它们。

（3）考虑使用手工疗法治疗关节排列异常；或能够通过手工治疗改进的慢性可确认的炎症（脊椎推拿疗法、按摩、物理疗法、颅骶疗法、针灸等）。

（4）确立一种不会加剧疼痛的运动形式。

（5）通过抗炎症的饮食来减轻身体整体的炎症环境。

      a.抗炎性的饮食

      b.抗炎性的营养补充剂和药物

（6）处理过敏、自身免疫疾病和肠道健康问题，处理抑郁、焦虑或缺乏目标问题。

（7）辨别出任何可能加剧疼痛的医疗疾病。

聆听身体智慧

我们将会详细讨论其中每个步骤，但是在你的治疗过程中，甚至是自我治疗的过程中，保持身体智慧是极其重要的，这点怎么强调都不为过。我们的身体生来就是会不断地适应我们的环境的。

举个例子，如果我接受了一个木匠的工作，然后开始使用我的上部身体来抡锤和刨木料，我那些位置的胳膊和后背的肌肉随着增多的活动就可能遭受"细微拉伤"。时间久了，身体会通过增加肌肉的体积和强度来治愈这些细微拉伤，这样我就能继续工作。当我们施加的压力超出我们的常规运动限度时，我们的身体会变得更强壮。然而，当我们过于努力时，就会受伤。事实是这样的，如果明天我开始以我现在的力量水平当一个木匠，毫无疑问我将会伤到我的颈部或肩部或胳膊。我的那些肌肉群组并没有强壮到能够承受那样的工作，我需要在我的第一天工作之前先建立那些肌肉群组来确保我的身体做好了准备。

你可以运用身体智慧草案来弄懂你疼痛的来源。但当你在尝试新的活动或者从其他执业者那里接受治疗的时候，保持继续聆听你的身体语言同样很重要，要确定你在以一种锻炼力量的方式使你的身体适应，而不是造成进一步的受伤。获得身体智慧帮助你辨别，那个时候对你来说什么是"刚刚好"的界限。在你参与到群组活动时这个就尤其重要，像是瑜伽课或者群组运动课。不管你的教练指挥你做什么，你都需要更仔细地听从你自己的身体智慧，听从在这个时候什么才是让你的身体感觉最好的。

改变姿势和活动

辨别出那些会导致慢性疼痛的不正确的姿势或者重复性的活动对帮助减轻疼痛是必不可少的。我们为了维持生活都会做一些重复性的活动，不管是坐在桌子前还是挥动锤子、抱起婴儿或者是用拖把拖地。哪怕是我们坐着、站立和走路的方式，如果姿势不良的话都会导致慢性疼痛。对颈部和背部疼痛、腕关节疼痛、神经疼痛以及头痛来说尤其如此。如果你正在寻求一个专业人员帮助你辨别自己的姿势问题或者是你如何举东西或走路的，有很多这样的人可供选择。物理理疗师、脊椎推拿治疗者、整骨疗法家以及传统疗愈法，比如罗尔夫按摩治疗法、普拉提课程或费登奎斯，在辨别哪些身体姿势和动作可以修正中都能够起到关键作用。像是"举东西时要用你的腿部力量而不是背部力量"这样的简单理念就可以防止受伤并且减少疼痛。因为我们劳动人口中很多的女性在白天都是坐在桌子前，所以我要强调这一点，就是你在电脑前工作或玩耍时的姿态对你的健康来说实在太重要了。我有数不清的患者的局部或永久性的伤残是来自于使用电脑的重复性活动。下页的示意图阐明了键盘和你的电脑屏幕的合适位置，以及你的臀部、膝盖和脚部之间的关系。同样值得一提的是任何能用站立（或者甚至是在跑步机上走路如果你有一个"跑步机办公桌"的话）代替坐一整天都能极大地帮助维持你的背部和颈部的柔韧性和力量。尽管我们都喜欢笔记本电脑或平板电脑的便利性，在沙发上、床上或者咖啡厅里使用它们，会不可避免地导致糟糕的人体工效——以及疼痛的风险。上一周我刚刚有了第一个由于在床上把他的相对较大的苹果6手机当电视用而导致上身重复使力伤害的患者（肩膀沉落、胸部塌陷、背部佝偻、头俯向前、手部麻木）。试着注意一下你多长时间一次会让自己那无比的沉重的头（5千克左右）正在倒向自己的手机、电脑或文书工作，而没有双肩挺直坐立，让脊柱来支撑自己重量。

采用手法医疗

如果你的疼痛很严重或者长期存在，可能值得去看一位内科专家。不管是针对急性的或是严重的颈部和背部疼痛或其他和受伤有关的疼痛，我都会推荐物理治疗学和复原医生（也被称作物理治疗医师。）他们可以帮助做诊断并推荐合适的物理治疗法。然而，医师的某些手头上的工具可能会造成风险，比如说长期使用非类固醇抗炎药物（非甾体抗炎药，包括布洛芬、萘普生以及其他），麻醉药品、泼尼松，或使用硬膜外皮质激素注射。我会推荐先用尽其他的选择之后再使用长期药物治疗（但是1～2周

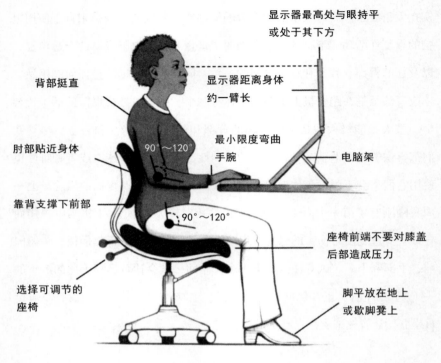

显示器最高处与眼持平
或处于其下方

背部挺直

显示器距离身体
约一臂长

肘部贴近身体

90°～120°

最小限度弯曲
手腕

电脑架

靠背支撑下前部

90°～120°

座椅前端不要对膝盖
后部造成压力

选择可调节的
座椅

脚平放在地上
或歇脚凳上

符合人体力学的理想坐姿

的短期非甾体抗炎药或者甚至是泼尼松都会有帮助）或者是采用硬膜外注射。然而，比如说腱部或关节处的局部类固醇注射，有时会非常有帮助，能够加速治愈并且效果很温和。重大的干预，比如对脊柱的硬外膜注射或者是任何的手术，只有在其他的方式都用尽了或者是处在紧急的医疗情况下时才能考虑使用。我个人对处理慢性颈部和背部疼痛或者受伤会优先选择一位有才能的、值得信赖的脊椎推拿治疗者或者一位专门从事整骨的整骨疗法医师。不是所有在整骨疗法医学院受过训练的医师（在他们的名字后有D.O.的简写）都实践过整骨疗法操作技术，所以你需要核实这一点。如果你的疼痛是由神经疼引起，你可能想要考虑针灸疗法以及传统中医疗法，可能会有卓越的疗效。按摩以及类似颅骶疗法等，对颈部和背部肌肉疼痛也是有帮助的。记住唯一证明能够持续改善长期背部疼痛的疗法是坚持做强健背部和腹部核心肌肉的运动锻炼。如果你在这方面需要指导，一位物理治疗师或一位私人普拉提教练都能帮助你在不伤害自己的基础上增强力量。

剧烈头痛综合征可以找一位神经科医师来诊断和治疗。但是由于头痛可能是由肌张力或者颈部神经疼引起，一位手操作治疗执业者（按摩医师、脊椎推拿师、正骨师、颅骶骨执业医师）能够帮助你减轻慢性头痛。偏头痛通常能够通过针灸来改善。

慢性骨盆疼痛需要找一位妇科医生来做评估。然而一旦有任何严重的医疗问题得到了妇科医生的处理之后，我发现最有效地治疗慢性骨盆疼痛的从业者是受过高阶的盆底工作训练的物理理疗师。他们使用他们的双手甚至生物反馈技术，来辨别出那些导致盆腔疼痛的骨盆区域的紧张的肌肉。因为这些在肌肉骨盆的底部，要是没有一个训练有素的、能感觉到肌肉的从业者的帮助，是不可能辨别出肌肉的痉挛的。他们通过下腹部来进行诊断，但也包括对盆底肌肉的轻柔和细致的阴道指诊。其他治疗慢性骨盆疼痛的从业者包括，受过阿尔维戈技术训练的女性（玛雅人腹部按摩术）、受过骨盆工作高阶训练的颅荐骨平衡从业者、受过骨盆能量推拿高阶训练的中医从业者。如果你有慢性骨盆疼痛，寻找一个有资格证书的、受推荐的从业者，并且你对其直觉上的信任是最基本的，因为这项治疗可能会惊人地有效，但是在你身体内的一个非常敏感的部位见效。

寻找治愈你的运动

对任何有慢性疼痛的人来说，我认为都不存在对运动的重要性的过度强调这回事。相信我，我知道很多人因为慢性疼痛而停止了运动。但是正是运动本身能够治愈和复原身体。我从来没有过一个患者是我从他身上找不到任何可能的运动形式的，除非是某个全身麻痹的人。所有的关于慢性疼痛的研究都表明运动可以改善疼痛，包括颈部和背部疼痛、所有类型的关节炎、纤维组织肌痛、慢性头痛、慢性骨盆疼痛、慢性腹痛和经期疼痛。

运动可以是多样的，从散步、徒步、水中有氧运动、沙滩排球再到太极或瑜伽。瑜伽练习在减轻慢性疼痛上有着显著的效果。实际上，在减轻下背部慢性疼痛上，瑜伽要比标准的医疗护理、运动疗法甚至脊椎推拿都要有效得多！运用自己的身体智慧，让我们慢慢地从任意一种运动开始，试着去做得"刚刚好，不过量"。[4]有的时候我对我的患者的建议就仅仅是绕着她的房子散步而已。在第10章，我们将详细讨论运动类型的选择和运动的可能性，然而当我们想要从疼痛中解脱的时候，最本质的是要为你的身体找到她自然的、有创造力的运动方式。

减轻炎症

在整合医学中，我们花费了极大的时间量来帮助患者们减轻他们身体的炎症。为什么会这样？炎症是构成世界上所有主要疾病的基础，包括心血管疾病、糖尿病、肌肉骨骼疼痛、过敏和自身免疫疾病、传染病和癌症。并且发炎是所有慢性疼痛的来源，不管它是发炎的神经、肌腱、肌肉还是器官。发炎是由我们的免疫系统在击退它所认为的敌人——一个病毒、细菌或寄生虫时的活动引起的。我们需要炎症来击退威胁生命的感染，但是在现代世界中我们有太多引起炎症的原因并非是对我们有益的。糟糕的饮食、接触有毒物质、越来越多的过敏和自身免疫疾病，以及慢性应激反应都会增加我们身体内的炎症活动。我们的肌肉、神经、肌腱以及连接组织中出现炎症带来的结果就是疼痛。当我们从整体上采取措施来减轻身体的炎症反应时，我们将能够从多方面受益。我们能减少疼痛，并且我们能降低得心血管疾病、糖尿病和癌症的风险。

减轻身体炎症的最有效方式就是改变我们放进身体里的东西。我们所吃的喝的每样东西都对身体有一个生物化学的信号，会升高或者降低炎症反应。意料之中的，深度油炸的食物、加工食品、氢化油、糖、精白面粉以及红肉都会给身体发送增加炎症的信号。这是在工业社会中采用标准西式饮食的人们身体炎症水平高的主要原因。相反的，水果和蔬菜，尤其是那些深颜色的，同样还有豆类和鱼，会给身体发送降低炎症的信号。我们在第9章会详细讨论抗炎症饮食。

有一点重要提示是，当某人对一种食物、药物或者吸入或外用化学制品（比如说香精）过敏时，就会导致产生炎症。典型的反应就是眼睛发痒或者流鼻涕或者皮肤起疹子甚至是喉咙肿胀。但是我还有很多患者会出现全身炎症的增强，伴随着肌肉发痒、腹部疼痛或头痛。考虑一下你在服用的药物是否可能引起你身体内的反应。注意某些药物，比如用来降低胆固醇的他汀类药物，由于它们对肌肉细胞的影响，能够导致非常严重的肌肉疼痛——并不是因为过敏的反应。我还见过一个有着20年日常偏头痛的患者实际上通过切断麸质而得到了治愈。而对于其他患者，当他们辨别出对某种食物过敏或敏感，然后切断了那种攻击性食物后，他们的纤维组织肌痛或者关节炎都有了实质的减轻。我们将在第7章详细讨论食物过敏及敏感。

食物中有大量的抗炎性复合物，它们可以以营养补充剂的形式服用来平复炎症。下面表格中将其中一些最常见的列了出来。有一个很棒的研究表明，姜黄有预防多种癌症及阿兹海默症的功效，此外绿茶、姜、乳香提取物以及鱼油都有减轻关节疼痛的效果。[5]在饮食中吃（或饮用）这些东西是可取的，不过你也可以找到把这些治疗植物结合在一起的营养补充剂，来使你的摄入更集中。这些营养补充剂大多数是用来减轻慢性疼痛的。这些基本上都是非常安全的化合物，但是就像很多补充剂一样，你应当在添加补充剂之前先与你的医师核实，尤其是当你正在服用处方药物时。

天然的抗炎性复合物	
• 姜黄	• 绿茶
• 姜	• 乳香
• 菠萝蛋白酶	• 鱼油

另外一种由于改善了关节液质量，而被专门用来治疗关节炎的新奇的物质，叫作葡糖胺（又称"氨基葡萄糖"）。关于葡糖胺的研究五花八门，但目前已经有足够的实证研究，我相信考虑到它的安全性来说是值得一试的。我的临床经验表明，一天服用1500毫克的葡糖胺对我大约50%

的患者来说是相当有帮助的。要验证葡糖胺是否对你有帮助，需要3到6个月的时间。等待的时间很长，但是如果它有效的话，它能够安全、长期地减轻慢性疾病的疼痛。如果在3到6个月之中你依旧没有发现任何症状的改善，那它就是不适合你的营养补充剂。

还有一种针对轻至中度关节炎疼痛的口服药，叫作非类固醇的抗炎药（也被称作非甾体抗炎药，包括布洛芬和萘普生），它们有一系列广泛的风险，包括心脏病发作、胃溃疡以及肾脏疾病。在某种程度上是因为它们如此明确和彻底地阻断了某些特定方面的炎症路径，环氧合酶-1和环氧合酶-2酶类。我不推荐日常定期服用非甾体抗炎药，除非是没有其他的好的止痛选择。我确实认可非甾体抗炎药对急性疼痛来说是非常好的止痛药。比如，很多女性通过使用大剂量的非甾体抗炎药都在本质上减轻了紧张和偏头痛。我同样把非甾体抗炎药看作是治疗痛经最简单和最有效的方法。因为月经周期只持续有限的几天，并且大多数女性只在这些天内的少数几天会有疼痛，这就是使用强大的非甾体抗炎药的最理想状况，而不是像可待因或氢可酮之类的麻醉剂，它们效果差、容易使人上瘾，还会改变心智。

最近美国《时代》杂志上一篇关于慢性疼痛的文章提到，美国有1亿人有慢性疼痛，并且有500万到800万人使用类鸦片类药物（氢可酮、可待因、氧可酮以及其他）作为管理长期疼痛的方式。手写开处的类鸦片类药物治疗处方数量近些年来突飞猛涨，随之而来的是类鸦片上瘾及类鸦片服药过量死亡。[6]伴随着越来越多的慢性疼痛，昂贵和常常无效的介入性治疗，以及对麻醉类处方药物的广泛依赖，使我们在疼痛管理上遇到了危机。处方麻醉剂像大多数药物治疗一样，在医学治疗中有它们适合必要的使用场所。在我42岁做了扁桃体切除术后，我开始爱上了从前我恶心的、有一股热带味道的液体氢可酮。诡异的是，就是这些东西，在我第一次尝到它时，我就尝出来它的味道太可怕了。但是随着它发挥了预想的功效后，我开始爱上服用它了。一点儿都不奇怪。手术的疼痛太严重了，因此我对减轻我疼痛的这个东西的渴望和热爱与日俱增。而随着我的疼痛减轻了以后，这种药物的恶心味道又重新占据了首要位置，我就停止了再服用它。但是如果我是有严重的慢性疼痛的那1亿美国人中的一个呢？我为什么会不爱并且想要更多那些减轻了我的疼痛的药物呢？

当所有其他的治疗方式都用尽后，我并不反对使用慢性麻醉剂。但是研究非常清楚地表明，运动、针灸、适当地控制、处理焦虑和抑郁、健康饮食，目标感的支撑这些作为一个整体都要比慢性麻醉剂要有效得多，并且副作用更少。事实就是如此，美国退伍军人事务部医院和诊所正在为他们的士兵、退伍军人和他们的家庭实施一项针对疼痛的综合措施，就涵盖了所有这些形式。在我的诊疗中有些患者一直持续地忍受着慢性疼痛，对他们来说适当地使用麻醉性药物是有必要的。这种减轻疼痛的药物使得他们可以去运动、去见他们爱的人、去做这个世界上有意义的事情。像所有的有潜在风险的治疗方式一样，止痛药物应当谨慎使用，并且与其他的方式一起来支持患者获得一个更好的生活。作为一名医生，当我能够帮助患者摆脱疼痛及药物的时候，那永远都是一件极幸福的事情。因为那意味着帮助他们获得身体和心灵上的真正的自由。

处理焦虑和抑郁

如果不探讨极端压力、抑郁以及焦虑对慢性疼痛的反循环影响的话，任何对慢性疼痛的治疗都将是不完整的。它们之间环环相扣，抑郁和焦虑严重地增加了疼痛变成慢性的风险，慢性疼痛本身也可能导致抑郁。有很好的研究表明，认知行为治疗（CBT）是一个有效控制慢性疼痛的工具。慢性疼痛能够加剧抑郁，这一点都不奇怪，因为慢性疼痛总是会导致生活受到更多的限制。由于疼痛带来的限制影响，女性们不能去做她们所热爱的事情甚至是她们的谋生之道。萨曼莎，我的遭受长期偏头痛的患者，我提供给她的其中一项最重要的东西，就是坚定的信念和希望——她的疼痛会得到改善。抑郁有一种表现是会减少你的希望并且逐渐灌输给你疼痛是将永远不会停止的、无可逃避的感觉。治愈的一个环节就是帮助我的患者们创造一个她们可以在其中做想做的任何事、成为想成为的任何人的未来，然后让她们去努力实现它。我将在第6章详细讨论关于抑郁和焦虑的治疗。

加剧疼痛的医疗问题

有很多的医疗情况会加剧或解释慢性疼痛的成因。如果你的主要症状是关节疼痛，尤其是如果你还年轻，你有关节红肿，或者是主要在接近早晨起床的时候有关节的疼痛和僵硬，那你就很有必要去排除一下系统性关节炎。如果我们过了50岁，我们所有的人都有某种形式的关节炎，或者关节发炎和损伤。我们大多数人会有"磨损性"关节炎，叫作骨关节炎。它在膝盖、臀部、手指和拇指底部最常见。但是有些女性遭受的是系统性关节炎，它是由自身免疫情况引起的（我们在下面的自身免疫疾病部分会详细讨论）。系统性关节炎可能会更加严重，因为它能引起大量的关节损伤并且疼痛性可能会更强。为了防止关节损伤，这种疾病多少都需要采用些不同的治疗方式，所以做出鉴定很重要。这种鉴定相对来说很简单，可以通过检测血液中C型反应性蛋白（CRP）、类风湿因子（RF）以及抗核抗体来鉴定是否为系统性炎症。如果这些都是呈阳性，下一步就需要做更详细的检查。值得注意的是感染性疾病，比如莱姆病，也能够导致慢性关节炎综合征。如果你曾经接触过蜱并且有包括关节疼痛在内的一系列不正常的症状，你可能需要与你的执业者一起检测一下莱姆病以及其他同时感染的疾病。

如果你的慢性疼痛是以偏头痛的形式，那么不考虑激素影响的话就是一种疏忽了，因为浮动的雌激素水平通常是偏头痛的常见原因。这个检测对一般的内科医生来说未必是习惯做法，但对整合医师或者自然疗法医师来说这是常做的检测。如果你是出于围更年期的偏头痛，年龄在40到52岁之间，或者偏头痛总是发生在你周期的某个特定时间内，比如排卵期或者经期，做个包括雌二醇和黄体酮在内的激素检测会有帮助。我们把偏头痛看作是属于过多的雌激素和过少的平衡作用的黄体酮都会恶化其病症的、女性众多失调症状中的一种。在这个范畴之内的其他失调症有经期过量和疼痛、子宫内膜异位、子宫平滑肌瘤、包括胸部疼痛在内的经前综合征，以及女性癌症比如乳腺、子宫或卵巢癌症。我们通过生活方式、草药，或者激素，比如黄体酮来帮助调节雌激素的影响，通常就能够减轻偏头痛发生的频率和强度。

维生素D水平正常能够帮助改善慢性疼痛，这和很多疾病的情况一样。在美国，大多数的女性实际上是缺乏维生素D的。正常的维生素D水平能够把自身免疫疾病及所有种类的癌症的风险降低50%，同时还能防止骨骼中钙的流失及骨质疏松症。维生素D在维持正常的情绪方面也起到重要作用。当维生素D不足的时候予以补充，能够帮助减轻肌肉和关节疼痛。你可以申请做25-羟维生素D_3的血液检测。大多数实验室认定的正常水平是大于30毫微克/分升。然而，如果我的患者有自身免疫疾病或癌症的高风险，或者当前正遭受这些病症的折磨，我希望看到的维生素D水平是接近50毫微克/分升。我通常会开处维生素D_3，一种活化型维生素D，因为它普遍较容易吸收。把它和维生素K_2结合起来使用是有道理的，可以帮助确保维生素D作用在对女性的骨头的钙化上，而不是钙化她的动脉或其他组织。如果你无法检测你的维生素D水平，那每天服用1000到2000国际单位（IU）的维生素D剂量是安全的。我诊疗中的有些女性维生素D水平极其的低，并且吸收维生素D的能力很差，她们每日会需要摄入多达10000国际单位才能达到正常水平！相反的，一位健康、正常的女性如果摄入那么多量将会使她的维生素D多到中毒的水平。因为维生素D是脂溶性的，无法通过尿液排泄出去，因此很重要的一点是，不要服用过多的维生素D，除非是在你检测了你的血液维生素D水平，确定你没有达到正常范围的情况下。

有句话你将会听我在这本书中多次提到，就是甲状腺疾病会恶化几乎每种病。肌肉疼痛和关节疼痛也包含在甲状腺功能低下的多种症状之中。就像我们在疲劳那一章中探讨的，一定要让你的执业者检查你的促甲状腺激素（TSH）以及你的游离T4和游离T3，确定你的水平在理想的范围之内。

慢性疼痛健康检查

很少的一些有助于慢性疼痛的医学检查：

- C 反应蛋白（CRP）：检查慢性炎症，慢性炎症可能会意味着潜在的内科疾病。
- 关节炎面板——如果你有严重的关节发炎疼痛——类风湿因子（RF）以及核抗原（ANA）检查。
- 甲状腺功能，因为它会加剧疼痛：促甲状腺激素、游离 T3、游离 T4
- 25- 羟维生素 D（水平低会导致疼痛，营养补充剂可以帮助缓解疼痛）

用你的思想和心灵改善慢性疼痛

冥想和祈祷在减轻所有类型的慢性疼痛上都会非常有效，包括改善抑郁或焦虑的症状。它们还适用于几乎所有的慢性的健康问题，正念减压疗法的练习能够从实质上减轻疼痛的症状。我们的思想、心灵和想象力的力量能够以有益的方式改变我们的生理状况，包括炎症，这真的很不可思议。大多数关于减轻疼痛的研究都是以正念冥想的方式作为指导的，但也有很多研究表明其他活动也有类似的功效，比如祈祷、冥想瑜伽以及在大自然中散步。如果你的信仰对你来说很重要，那就用祈祷的方式，尤其是你可以用冥想的方式来背诵的重复性的祈祷，这是一种非常强大的缓解疼痛的方式——身体上的、情感上的以及心灵上的。寻找到这些平静的时刻能创造一个空间让你可以做出决断和选择你的生活，不受疼痛的支配，不总是处在疼痛阴影的笼罩之下。冥想确实能减轻疼痛的感觉，但是它还能让我们开启一种能够在疼痛或悲伤之中保持完整和纯粹的存在方式。

当我在诊室中和我的患者们一起工作时，我经常使用一种冥想式的形象化练习来帮助她们理解和减轻痛苦。当你运用你的身体智慧来和你的疼痛交流，并逐渐开始缓和疼痛时，会有非同寻常的事情发生。你可能会辨别出一种需要改变的情感的状况或关系。你可能会发现一种视觉想象能够帮助你减轻痛苦。或者你可能会获得一种疼痛本身的生理上的洞察力。当你需要的时候，你可以运用下面的改变疼痛练习来帮助自己获得减轻你期望的疼痛的能力。

我曾经与有着严重身体疼痛的患者们一起合作，通过集中精力在痛觉并做视觉化练习后，她们大大地减轻了疼痛的体验。鉴于我们知道视觉化想象的力量，我确信我们能够真正地减少疼痛中的炎症介质。记住为了知道你怎样才能感觉更好，要更加常规地查看你的疼痛，如果你的疼痛给你传达了任何的信息，一定要注意。

运用你自己的身体智慧来指引你去找到你的实践方式、医生、治疗方式、营养补充剂、运动和饮食的改变，并测试哪些对你来说最有用，我确信你会找到一些减轻慢性疼痛的方法。有的时候我们的身体以一种我们很难理解的语言在对我们低语，而有的时候她又好像在不断地向我们高喊——慢性疼痛就是这样的一例。听从可信的资源，最重要的是，听从你自己的身体，让她来指引你去过一种疼痛更少、自由更多的生活。

练习7：跟疼痛对话

01. 闭上你的眼睛，最好能够在 doctorrachel.com 上听到这套练习的语音提示。对我们大多数人来说，在我们没有被外界看到的东西分心的时候，我们更容易集中在内部。除此之外你也可以简单地放松及阅读这个练习。

02. 找一个舒服的姿势坐下或躺下。

03. 做三个深呼吸。用鼻子吸气，让你的腹部扩展，就像前面的腹式呼吸练习中所做的一样。

04. 把你的意识带入身体的每一个部位，从脚趾一直到头，就像前面在身体意识练习之中做的那样。

05. 把注意力集中在你感觉到疼痛的身体部位上。

06. 注意这种疼痛感觉的性质，就像我们在感觉的性质练习中做的那样。它的类型、大小、密度、温度和颜色是什么样的。

07. 问问你的疼痛："你想要试着告诉我什么？"倾听并观察它的回答。在几次呼吸之后，转移进入下面积极的可视化想象中。

08. 给你的疼痛找到一个有帮助的视觉化想象，比如，如果疼痛是灼热的和红色的，想象你有一个强大的容器装着冷水，你缓缓地倒在疼痛之上。看看你能不能倒得够多开始使疼痛冷却下来。如果你的疼痛是又冷又结实的，看看你能不能温暖和液化它。如果它是又厚又坚硬的，看看你能不能溶解它，或者使风穿过它，或者把它拉断，像拉一个绳结那样。如果它是像蛇或者液体水银那样流动的，寻找一个容器抓住它并且把它装进去。在你做减轻疼痛的形象化练习时，持续地深呼吸进入你疼痛的部位。如果疼痛改变了形状，改变你的减轻疼痛的策略。

09. 把你的疼痛的范围最小化，通过想象你把疼痛收集到一个盒子里或容器中，用你的双手或一个工具或一个真空吸尘器来把它从你身体较远的角落带离，通过这样来把你疼痛的范围最小化。你甚至可以关上那个容器并锁上它。感受疼痛的大小和强度都缩小了。

10. 现在花点时间去注意你身体一个不疼痛的部位。呼吸进入那个部位放松和流动的地方。

11. 做个深呼吸，感谢你的身体与你对话。

第 5 章

找回能让你快乐的力比多
Oh Where, Oh Where Has Your Libido Gone

1. 你是否有至少一周一次的性行为需求，无论是独处还是与别人一起？

1 ☐	**2** ☐	**3** ☐	**4** ☐	**5** ☐
从没有过	很少	有时	常常	几乎总是

2. 当处于性活跃时，无论是独处还是和别人一起，你认为它有多愉悦？

1 ☐	**2** ☐	**3** ☐	**4** ☐	**5** ☐
从不愉悦	极少愉悦	经常愉悦	十分频繁的愉悦	愉悦爆表！

3. 相比于生活中性欲处于顶端的时期，你现在的性欲强度如何？

1 ☐	**2** ☐	**3** ☐	**4** ☐	**5** ☐
性欲是啥	严重减少了	多少减少了一些	差不多	目前是最强

4. 你觉得自己性感吗？

1 ☐	**2** ☐	**3** ☐	**4** ☐	**5** ☐
从没有过	很少	有时	常常	几乎总是

把答案得分加起来，你的得分是：＿＿＿＿＿＿

4 ~ 10 **多少有点儿低**

11 ~ 15 **稍微有些受限**

16 ~ 20 **活跃的力比多**

好吧，性欲低可能不是我的诊室中最危险的医疗问题，但它肯定会导致很大的痛苦，这是非常常见的。**低力比多，在我看来，并不只是缺乏性欲，同样还是缺乏生活的热情——缺乏创造性和活力来做那些值得我们做的事情。**当身体被掏空时，生活中就没有足够的能量去完成各种事情。我们用自己的能量去做不得不做的事情，这样就必然没有足够的剩余能量来做我们想做的事情，比如性生活，整理照片，制作系统档案。在这一章中，我们主要讨论性。

数十年来，我一直在写作和教授关于健康性行为的话题，并且自始至终的，我的学生们和患者们关心的首要问题就是缺乏性欲。我把低力比多定义为缺乏自发的性需求（独自或与他人一起），包括性想法和性幻想。任何医生如果愿意问他的患者们关于他们的性欲的问题，都会得到一个相同的答案——女性们排名首位的性方面抱怨就是低力比多。美国全民健康和社会生活调查（The National Health and Social Life Survey）发现，三分之一的女性抱怨在性方面缺乏兴趣。[1]全球性态度和性行为研究（GSSAB）发现，全球范围内26%～43%的女性都有过低性欲体验。[2]

作为一名医生以及一位女性，我认为这种情况令人忧心，因为令人满足的性生活有太多的好处——它可以是促进健康的正向力量，它制造了我们身体中重要的化学物质，也是维系我们情感关系的重要联结。那么为什么这么多人会缺乏性欲呢？

如果你正坐在我的诊室中为性欲低下而烦恼，你会看到我用双手和胳膊比画一个大圆，告诉你："女性的力比多存在于我们复杂的生活网之中，它受到我们过去的经历、整体的健康、目前的情感关系，以及我的激素水平的影响。"换句话说，女性的性生活与关乎我们健康和幸福的其他重要部分是分不开的。坦白来说，它也本应该如此。性欲是充满生机的健康表现，是富有创造力的火花。这样一种生机勃勃的生活，一种能够去支持生活欲望表达的生活，我们都值得拥有。

　　在我的诊室中，有一个神奇的"力比多再造"的故事，关于我一位60岁的患者凯西，她安静且有决心。她34岁时与她的丈夫结婚，在此前她从未有过性生活。结了婚后，她描述他们的性生活还"可以"，但她从来没体会过想要性生活是什么感觉，也从没有过高潮。当她在36岁怀了他们第一个孩子的时候，她的丈夫说她肥胖、没有吸引力，他再也没有和她有过性的接触。凯西没有想要或者想念性生活。在他们的婚姻中，她的丈夫明显地有几段"不为人知的"关系，但凯西没有。现在他们的孩子已经长大独立了，她的丈夫想离婚，她同意了。

　　但是神奇的是，凯西来找我了，因为她人生中第一次想要有一个真正的、满足的性生活。她担心自己不能感受到性愉悦，因为她已经有24年没被人抚摸过了。我让她确信她实际上能够拥有一个绝妙的性生活，我们开始让她在家尝试自我激发至高潮，并且使用一种外用的温和的雌激素来改善阴道干涩并帮助阴道收窄。最后，凯西已经能够达到高潮了。她不再感觉到"丑陋"，并且可以真正享受着自己的身体。她开始考虑网上交友了。

如果你感觉到自己没有魅力或没有需求的话，是很难想要性生活的，就像凯西一样。如果性生活疼痛或者只是彻底的无聊，或者你和你的性伙伴在情感上没有联结，或者像很多女性一样，你只是劳累和筋疲力尽了，这些情况下也都很难想要过性生活。不过所有的这些问题，我见过的大部分女性都能够处理和克服。

低力比多的难题
01　社会和文化的影响
a. 宗教的
b. 家庭的
c. 身体形象
02　创伤和糟糕的性体验
03　疼痛
04　激素和医疗的影响
05　压力和忙碌
06　情感关系

社会和文化的影响

我们在性方面受到的最早的影响，来自于我们成长的家庭和社会的性行为规范。无论是出于宗教还是文化的原因，如果你生长在一个大多数人们都认为性是不好的事，或是对性感到畏惧的地方，你可能会压制自己早期的性兴趣和性探索。早期对性的恐惧在我们长大后会依旧伴随我们，而且很难撼动。同样的情况还有，如果你成长的家庭或文化对"性感"的女人应该是什么样有着严格的定义，你可能会感到自己相形见绌。担心身体的形象和一个人是否"足够好"到值得让别人渴求会扼杀掉初期的"性趣"。

令人十分生气的是，我发现在媒体中被认作是性感的形象，与女性实际上应有的健康形象相比，有着难以置信的区别。技术修图只能使这种问题更加恶化。一位像得了厌食症一样瘦的女性，却有一个可笑的大胸部和臀部，这通常是和自然相悖的。追求皮包骨似的消瘦也是十分荒谬的。大多数男性和女同性恋者都觉得女性身体的曲线是性感的，因为这是标志她女性特征的风景线。绝大多数你的潜在爱人之所以对你感兴趣，是因为你的身体是吸引他们的，而并不是因为你符合某种完美女性的理想形态。问问任何一个热爱女性的男性或女性。他们喜欢胸部，所有的胸部。所有的大小和形状的胸部。还有臀部，那些可爱的臀部。在对那个他们关心和觉得有趣的女性尤其是如此。我们对自己的身体可能会很残忍，但是，我们的爱人只是想爱我们。如果你担心超重会影响你在两性方面的能力，那么我可以告诉你的是，真正关于这方面的研究表明，超重或者肥胖的女性的性欲和性高潮能力，和其他女性是一样的。

实际上，我认识的美国女性没有一个不受到这种可笑的身体形象文化的影响。但是随着时间推移和阅历的增加，我们可以学着去"反驳"这些声音。这要从爱我们自己原本的样子开始，并且把我们的快乐与那些有幸来爱我们的人分享。

要战胜所有那些不允许你快乐的"大脑声音"不是件容易事（你的妈妈、你的神父、你的阿訇、你刻薄的孩童时期女伴、你的浑蛋前男友、最新一期的《时尚》杂志），去找一位受过训练的性理疗师可能会有帮助。帮助你从其他阻碍你的热情表达的刺耳的音调中听到你自己欲望的小小声音，性理疗师在这方面很有经验。他们帮助女性战胜负面的文化信息、之前的创伤，以及解决现在的情感关系中性方面的问题。一位性理疗师可以通过自我探索和自我发现的个性化定制来引导你，这样你就可以体验到属于你自己的性愉悦。

创伤和糟糕的性体验

就像我们上文中讨论过的，在美国，小于18岁的人群中性创伤的发生率（乱伦或强奸），和世界范围内的数据相似——前者是五分之一，后者是四分之一。在有些国家，这个数字高达50%。在很多方面来说，这都是一个悲剧。在这个数字之外，过早的性体验、阴影之下的性、不是出于自愿的性、疼痛的性，以及不友好的和暴力的医学盆腔检查——有如此之多的女性都曾经有过负面的性和生殖体验。这种事情之所以影响深远，是因为我们的生殖器官是我们身体最私密最脆弱的部分。当然，创伤会影响我们身体的任何部分，但当大多数女性有过性创伤经历后，通常而言她们都会关闭自己在生殖和性方面的感觉，甚至可能还会变得极端地性活跃。对性暴力来说是这样，但对一位刚刚有过糟糕的性体验，或者因性交而被羞辱的女性来说也是这样。

女性是很聪明的，会不自觉地从经历中学习。当身体有了一个疼痛的体验，我们会做很多事来避免这种疼痛。比如，"关闭"自己对那个部位的敏感度，希望能够使疼痛麻木；完全避开了可能与性相关的情形，即使是我们对自己的性；把疼痛转向了内部，变得沮丧或焦虑；增长了很多体重，这样我们就能感觉"在性别方面不明显了"；或者我们通过更多的性来解决我们的经历带来的创伤，同各种各样的性伙伴在一起，有的时候陷自己于危害之中。

所有的这些选择都是完全可以理解的，但是伤害的是我们的性自我。我必须得说，我在诊疗中一个最大的安慰，就是见证女性面对这些经历时表现出的极大的勇气和恢复能力。我见到过受过强烈性创伤的女性奇迹般完全的性康复。这是鼓舞人心的，这也是能做到的。如果你有过任何形式的性创伤，我会强烈建议你找一位有经验的理疗师，来帮助你解决所有那次创伤带来的困惑感受和身体反应。一个受过好的训练的心理学家或者社会工作者有时可以拯救人的性命。

性创伤不仅是情感上的，也生理地存在于身体的经历之中。我的意思是说，疼痛和背叛的经历能够扎根于创伤部位的"组织之中"，在这里，就是指生殖器官以及身体的其他性器官中。当这些部位被碰触到时，它会重现生理和精神上的创伤体验。因此当你在探索你的性潜力时，运用你的身体智慧去聆听是至关重要的——去意识到什么时候你的身体在真正说"行"以及真正说"不行"。

性创伤发生时是与我们的意愿相悖的。治愈的过程包括培养自己性安全的能力。这包括选择安全的性伴侣。这还意味着，在你不想的时候不要选择性行为。我知道，有的时候你认为满足伴侣的需求，只是去"完成性交"，并不是什么大事，但我向你保证，这确实是一件大事。当你在进行你不想要的性行为时，你教会了你的身体虽然从性角度被触摸着，但感觉却是麻木的，这是你欲望的敌人。我们只有在我们的身体智慧说"可以"的时候才能进行性行为，这是对身体智慧的尊重。性康复包括重新获得感觉和感受你生殖部位的能力。要做到这一点至关重要的是，当你麻木或者不想有性行为的时候，你绝不要进行性行为。

在探索"性趣"的时候，如果你有焦虑和恐惧的感觉，腹式呼吸会有帮助。深呼吸会让恐惧的反应平静下来并且帮助你"重新植入"你的身体。比如，如果你正在开始探索自我愉悦，或者正在与伴侣做尝试时，你变得焦虑或恐惧，那就停下来，把你的手放到你的腹部并且深呼吸，这可以帮助你平静你的恐惧。过几分钟后你可以继续，或者不再继续，随你的身体喜欢。如果你与伴侣一起，这是一个做双眼凝视的好时机——面对面彼此坐着或躺着，并且凝视着对方的眼睛。这是一个简单又可爱的方式，重新连接彼此，并且重新建立安全感。

想要仔细聆听身体在对你说什么，身体感受练习是绝对必要的。比如，如果性是疼痛的，听你的身体在说什么。有可能是你非常想要性行为，但只是单纯地需要更多润滑剂而已，或者有可能是你正在感到不安全或害怕性行为。充分开拓你的身体，让性成为自己的神圣领土，释放曾经的创伤经历，这能够神奇地赋予你生命。这项工作是敏感的，也是非常重要的。如果你和伴侣在一起，一定要确定与他沟通清楚你什么时候想要被触摸、以怎样的方式，以及什么时候你不想要。最好是和受过创伤疗愈过程训练的人一起进行创伤的治疗工作。我会强烈推荐彼得·莱文关于这个话题的所有的书（查看附录2），或者是一位受过身体体验疗法训练的理疗师（http://www.traumahealing.org/find-se-practitioner.php，查看附录2中列出的相关资源）。一位能够陪你走过这段路的、有爱的、善于聆听的伴侣或朋友，他们所能带来的治愈力量无论我怎么强调都不为过。爱是神奇的治愈者。

疼痛的性

很明显，如果性让你疼痛的话，这世界上谁还会想要有性行为？性行为会疼痛的原因有很多，但有几个普遍的值得提及一下。

首先，性交疼痛最常见的原因是绝经期的激素变化。绝经期是卵巢排卵的终止，会导致雌激素、黄体酮和睾丸素的降低。这种现象会随着年龄增长自然发生，典型的是在47～57岁之间。但是女性也会由于在任何年龄阶段进行过手术移除卵巢或子宫而提早经历绝经期。化学疗法和辐射，癌症治疗的典型方式，同样能够严重减少卵巢激素分泌并且引发绝经。哺乳一个婴儿也能够引发"类绝经期"的激素水平，这是由于催乳激素带来的抑制作用。除此之外还有一种情况就是，你可能刚刚把孩子从那里生出来，那里的组织还没有像以前那么柔韧，进行性行为就会疼痛。在自然的或人为的绝经期中，女性经历了雌激素和睾丸素循环的重大减少，导致阴道和外阴组织变得更薄、更干，应对伤害也更加脆弱。在这样的环境中，插入式的性行为，尤其是没有足够润滑的，会导致很多阴道和外阴组织微小的撕裂——哎哟！它灼热、疼痛，有的时候会很严重。

好消息是，几乎所有的情况都能够通过使用外用雌激素得到改善。它不是激素替代物，而是组织用的局部雌激素，它对几乎所有女性都是安全的，除了那些有乳腺、子宫或卵巢癌症的人。有时候，在肿瘤学家的细心呵护之下，我们甚至可以在癌症幸存者身上使用小剂量的会阴部雌激素。

通过处方可以很容易获得雌二醇形式的生物同质性雌激素，以乳霜的形式供阴道使用。在此之外还有雌激素阴道环，一种含有雌二醇的硅酮环，能够在超三个月的时间内小剂量、缓慢地向阴道内分泌雌激素。除了雌二醇之外，还有用于这个目的的乳霜形式的结合雌激素（马结合雌激素），但在我看来，这是一种劣等产品，因为它是用怀孕的马的马尿制成的，含有至少10种不是在人体中产生的结合雌激素，以及类固醇、雄激素和孕激素类。总的来说，在医疗领域中，最好的是坚持使用身体熟悉并且知道如何解毒的药物或草药。

外阴雌激素在美国无法通过开处方获得，但它在欧洲是广泛可得的。它就是雌三醇，是我们的身体制造的三种雌激素中的一种。雌三醇实际上是雌二醇的分解产物，它对引导和外阴润滑有帮助作用，但对胸部和子宫不太有刺激作用。从理论上说，它是一个更安全的产品。即使是小的剂量（1~2毫克用到外阴或阴道，一周两到三次），也能够对组织产生卓越的效果，使得阴道内膜更润滑和更有弹性。这有助于使性行为更加令人愉悦。

对于有乳腺、子宫或者卵巢癌症的女性，有一些其他的选择可供你和你的医生探讨。口服亚麻籽油或者鱼油形式的欧米伽3脂肪酸能够帮助润滑。外用润滑剂是用来保持活跃的，比如雷波仑，对很多女性来说也同样有帮助。一些基于传统中医的配方也能够帮助阴道健康。德国一些有前景的研究，是关于用啤酒花凝胶帮助阴道润滑的。在某些案例中，考虑使用小剂量的外用激素乳膏可能是安全的，比如脱氢表雄酮或雌三醇乳膏或栓剂。这个，当然应该和你的医生讨论。

值得一提的是，有些处于绝经期，同时依旧性活跃的女性有的时候不需要任何外用激素也没有问题。积极的性生活增加了雌激素和睾丸素的分泌，支持了润滑，并且性行为本身（不管是有没有伴侣的性行为）能够保持外阴和阴道组织的柔韧和坚固。当女性在绝经期没有活跃的性生活的时候，除了前面提过的改变之外，阴道口还会缩小尺寸，这有的时候会使骨盆检查很疼痛。在外用雌激素、用手指轻柔地扩张阴道口或者用作此目的的"扩张器"的帮助下，所有这些变化都是可逆的。

激素以及医疗的影响

对力比多最重要的生理影响，可能就是对雌激素和睾丸素的利用。雌激素有助于性的接受——那种玛丽莲·梦露撩动头发式的性冲动；而睾丸激素才是女性力比多的主要驱动器，它增加了性行为的需求以及生殖器官的觉醒、敏感和润滑。[3]就像我所说的，性欲不仅仅是对性的需求，它是一种强烈生命力的标志。当睾丸激素低的时候，除了缺少力比多和少了愉悦外，女性还会劳累、缺乏动力，幸福的感觉也会减少。[4]换句话说，睾丸激素是个重要的东西。

把我们对慢性身体损耗的研究中的所有线索都连接起来，猜一猜是什么降低了睾丸激素？是肾上腺疲劳、缺乏睡眠、持续的压力、抑郁以及所有大量的药物服用。你可以通过查看附录2（p.334）表格中的药物来看一下自己是否在服用某种"不利于性方面的药物"，但对我们大多数人来说，通往更好性生活的道路往往是与摆脱慢性身体损耗的路途合二为一的。我所有的患者几乎都能通过致力于健康的基本面而得到她们想要并值得拥有的快乐：饮食、活动、睡眠、爱和产生意义。

有的时候，说实话，女性只是需要这个过程中的一点点帮助而已。由于睾丸激素会随着年龄增长而降低，因此处在绝经期附近时期的女性睾丸激素水平降低是很常见的。任何一位因为手术移除了卵巢或者受到辐射或化学疗法的伤害而丧失卵巢功能的女性也会如此，她的睾丸激素水平是正常还有卵巢女性的一半，即使她处在绝经期。正是因为如此，欧洲通过了一种"女性尺寸"的睾丸素贴片来治疗失去卵巢功能的女性的低力比多水平。在美国，通常的做法是给这种情况的女性开处由合成药房制造的睾丸激素乳膏。我对那些血液睾丸素水平低的，或者是水平处于正常范围内较低值的，在围绝经和绝经期的患者，也会使用睾丸激素替代物。如果你有乳腺、子宫或卵巢癌症的历史，当然，对任何的激素治疗都要谨慎，包括睾丸激素。

如果你担心自己的力比多水平低的部分原因是睾丸激素水平低，一定要咨询你的医生来测试一下游离和总体睾丸素，或者总体睾丸素和性激素结合球蛋白（SHBG），来看你的睾丸激素是否处在低水平或正常低水平（意思是，它处在正常范围，但是低于正常水平50%）。

除了低水平的雌激素和睾丸素之外，任何慢性疾病或者慢性疼痛都会降低性欲。要查找的特定元凶包括你意想不到的，肾上腺疲劳和甲状腺功能减退，还包括饮食失调。所有的这些都影响性激素的正常分泌。

有一种相对较新的药物叫作阿迪依或氟班色林，现在可以用于治疗女性力比多水平低。它有种严重的副作用就是低血压、头晕和晕厥，只能通过严格限制的程序获得。我无法推荐使用这种药物，因为它的作用不大，风险却很高。市面上还有一种有趣的外用混合油，叫适趣液，有相当多的研究表明使用它能够增加性欲、唤起"性趣"。它可在性行为前用在外阴区域，在3～5分钟会见效，10分钟达到药效顶峰。需要注意的是，15%的女性使用它会感到某种灼热感，但是它的成分是相当安全的：琉璃苣子油、月见草油、白芷提取物以及毛喉鞘蕊根提取物。

另外一种可能治疗低力比多的方式在欧洲可以获取，但在美国不行，叫作替勃龙。替勃龙是一种类固醇，在身体内会分解为雌激素。它的作用和激素替代治疗很相像，能够减轻潮热和阴道干涩。但是，有趣的是，它会降低性激素结合球蛋白（SHBG），这样就会提高游离睾酮水平。这很可能就是为什么它也会提高力比多的原因。这是一种有趣的治疗，但它有所有人造雌激素的风险（可能会增加乳腺癌、子宫癌、心脏病发作、中风和血栓风险）。尽管如此，如果你是一位绝经期的、低力比多水平的欧洲女性，那它可能会适合你。

压力和忙碌

我们人是复杂的生物，因此我们可以在有很多睾丸素、身体很自在、有一个很棒的性伴侣的情况下，还是没有性欲。实际上，我的观察是，很多女性太忙没时间过性生活。这是很悲哀的，因为，如果你关注你的身体并培养你的性欲，性肯定会对你的付出有所回报。

性行为（包括自我愉悦）能降低疾病发生率和死亡率，改善你的激素水平，并且能从本质上降低抑郁的风险。但是，你的性欲就像被你拒绝的猫一样，如果你不理她，她也不会理你。你需要付出一些时间和精力来取悦你的身体，让你的身体自发地、激起性欲地去渴求愉悦，通过我们叫作力比多的那种方式。在结束了一天令人难以忍受的工作或育儿后，你倒向床上，甚至忘记了自己还有个身体，然后指望你的性欲正好在那里等着你？记住猫的隐喻——你的性欲已经用尾巴对着你，朝着相反的方向跑走啦。

告诉你一些吸引性欲回到你生活和身体中的关键点。

（1）定期地在生理上使用你的身体。可以散步、骑车、徒步、跳探戈舞或者打羽毛球。

（2）积极地与你的身体在一起。

（3）运用你的身体智慧去聆听，这样你就能够听到你的身体在告诉你什么。

（4）在需要的时候进食和休息。获得足够的睡眠，因为对一般女性来说疲劳是性欲的首要杀手。

（5）花时间获得快乐。这是很重要的一点。如果你不把性"放入"你的日程中，不管是独自的性和还是和别人一起的，它不会自发地出现。

你会看到你拒绝了的性欲的尾巴在角落里擦身而过。其中一个吸引性回到你的生活中的方式是运用感到愉悦的性幻想。这可以是自发想象的幻想、爱情小说或角色扮演。让性幻想丰富繁荣是点燃力比多的一种快速的方式。还要记住，幻想就只是幻想而已。试着不要去评判你觉得什么是性感。我们所幻想的和我们在真实世界中的行为是两件完全分开的事情。

　　值得一提的是，我们中的有些人认为"伴侣应该了解我们的性需求并且理应'给予'我们高潮"。我可以告诉你，这种想法简直是荒谬至极。就像我的婆婆有次说道："每个人都对他们自己的性高潮负责。"这是大实话。首先，你需要探索你自己，这样你就知道你喜欢什么，你希望怎样被碰触来体验快乐。接下来你需要和你的伴侣来沟通，用你自己的语言、自己的手和你自己的声音。女性和性行为是复杂的，你需要帮助你的伴侣来了解并提供给你你所想要和需要的。自我愉悦对每个人来说都是好事，对增强性欲来说非常重要。自我愉悦实际上增加了有伴侣的性行为的频率。因为力比多，和我们身体的很多部分一样，有一个积极的反馈环路。你花时间来自我愉悦并且增加你自己的性想法，这样你更有可能会想要尽快有性行为。性产生了性，要把它列入日程并实现它。

情感关系和力比多

　　我经常说的一句话是："性就是映照你们之间关系的一面镜子。"在和夫妻们携手并肩工作了数十年后，我真的相信事实就是这样。如果你是因为生你的伴侣气而不想要有性行为，那这和你的健康、你的休息或者有没有足够的睾丸激素无关。它和你的情感关系有关。和你可能在小说或电影中看到的相反，打斗和缺乏信任并不会发展成为更好的性生活。信任是快乐且健康的性生活的基础。如果你不相信你的伴侣，无论是情感上还是生理上，就很难拥有一个满意的性生活。探索你的情感关系，试着建立信任是支持你的力比多必需的基础。

有的时候我们对伴侣发火、没耐心或者不信任，有的时候问题只是简单地因为对关系本身有了厌倦的感觉。当我还是个讨人厌的小屁孩时，在那个漫长悠闲的暑假里，我对我母亲说："我烦死了。"而我聪明的妈妈，回答道："烦意味着你没有运用你的想象力，你想让我给你点事情做吗？"

实际上没有人在本质上是乏味的。生活中的锅碗瓢盆、房贷车贷和电视节目，让我们对伴侣身上的那些奇妙之处和不断变化的特质视而不见了。我整天都在给患者看病但我从来没见过一个乏味的人。我们内心都有伟大的戏剧，它只是需要多一些坚持去发现！打开你对伴侣的好奇心。

如果你与你的伴侣正在为重大的事情较劲，带着诚实和同情来处理这些问题：这是重新擦出火花的最可靠的方式，因为你们扩展了情感关系新的可能性。这个写下来很容易，但做起来却很有挑战性！我曾经很荣幸与约翰和朱莉·戈特曼共写过两本关于情感关系的书，他们在情感关系领域的资历和成功是无与伦比的。如果你希望了解他们的书可以查看附录2。找一位情侣问题治疗专家，可能会对你的情感关系有益。一般来说，找到一位你们两人都喜欢的治疗专家，最好的方式是来自朋友们或健康服务提供者的个人推荐。我在附录2中列举了在你的地区找到相关治疗专家的资源。

我很荣幸看到各个阶段和年纪的女性，有着大不相同的经历，都找到了她们的力比多和快乐，甚至是在失去它们多年之后。你绝对也能够感受到自己身体里那种让人激动的、能够令人重生的性魅力。如果你缺少力比多，你可能想要做此处的几个简单的测试。

低力比多的健康检查

01. 最理想的甲状腺功能：促甲状腺激素（TSH）、游离 T3、游离 T4；

02. 如果有压力的问题，请进行肾上腺检测：找综合医生来做唾液皮质醇检测；

03. 检测总体和游离睾酮水平，或者总体睾酮和性激素结合球蛋白（SHBG）；

04. 如果处于围绝经期、绝经期或者因未知的原因停止了月经，请考虑这些激素水平的检查：雌二醇、黄体酮、脱氢表雄酮；

05. 如果有性行为疼痛，那么你需要一个全面的妇科检查，这可以辨别导致疼痛的皮肤或感染的状况。

第 6 章

如何减轻抑郁和焦虑
Wired and Tired: Relieving Depression and Anxiety

1. 你在做事情的时候会感到缺乏兴趣和快乐吗？

1 ☐	2 ☐	3 ☐	4 ☐	5 ☐
从没有过	很少	有时	常常	几乎总是

2. 你感觉到情绪低落、抑郁或者没有希望吗？

1 ☐	2 ☐	3 ☐	4 ☐	5 ☐
从没有过	很少	有时	常常	几乎总是

3. 你很难集中精力吗，比如阅读、用电脑或看电视的时候？

1 ☐	2 ☐	3 ☐	4 ☐	5 ☐
从没有过	很少	有时	常常	几乎总是

4. 你觉得自己很糟糕吗？或者你觉得自己是个失败者，让自己或家庭失望了吗？

1 ☐	2 ☐	3 ☐	4 ☐	5 ☐
从没有过	很少	有时	常常	几乎总是

5. 你是否感觉到紧张、焦虑、不安或者有很多担忧？

1 ☐	2 ☐	3 ☐	4 ☐	5 ☐
从不	极少	有时候	经常	几乎总是

6. 你是否有过抽搐、战栗、呼吸短促、心悸、酸麻、麻木或虚弱的感觉？

1 ☐	**2** ☐	**3** ☐	**4** ☐	**5** ☐
从不	极少	有时候	经常	几乎总是

7. 你是否会焦躁不安，难以放松下来？

1 ☐	**2** ☐	**3** ☐	**4** ☐	**5** ☐
从不	极少	有时候	经常	几乎总是

8. 你是否担心未来会发生的事情？

1 ☐	**2** ☐	**3** ☐	**4** ☐	**5** ☐
从不	极少	有时候	经常	几乎总是

把 1-4 题的答案得分相加，你的得分是：＿＿＿＿＿＿＿

4～8 **抑郁风险较低**　　　9～14 **抑郁风险中等**　　　15～20 **抑郁风险很高**

把 5-8 题的答案得分相加，你的得分是：＿＿＿＿＿＿＿

4～8 **焦虑风险较低**　　　9～14 **焦虑风险中等**　　　15～20 **焦虑风险很高**

乍看之下，焦虑和抑郁不太一样，甚至是相互对立的问题。焦虑的特点是紧张，担心，生理上的变化包括出汗增加、心跳加速或是血压升高。抑郁，从另一方面来说，是一种悲伤的体验，在日常活动中缺乏兴趣或乐趣，感觉到没有价值和缺乏能量。尽管它们的体验可能是相互分开的，但我的诊疗中大多数女性是同时经历了焦虑和抑郁，无法入睡，无法获得平静，同时她们又感觉到悲伤和缺乏能量。在综合医学中，我们把这个叫作"筋疲力尽"问题——这在诊疗中是常见的问题。

塔玛拉是一位54岁女性，家境富裕，皮肤晒成深色，穿着考究，有着长长的棕色头发和蓝色眼睛。从外表来看她似乎是"人生赢家"。然而当我第一次见到塔玛拉的时候，她坐在诊室中那个大大的棕色椅子上，看上去惊恐又脆弱。她是我诊室里的新病人，患有复发性的焦虑症（这个在房间里就很明显）和抑郁症。塔玛拉在成年后一直是一位全职母亲，过去曾有过严重的、数年之久的抑郁症，严重时候早晨无法从床上下来。在过去的几年中她的情况已经有相当的好转，但最近她的婚姻正遭遇中年危机，她和她的丈夫开始产生隔阂，争吵，不断思考是否还应该在一起。与此同时，她成年不久的儿子和女儿正在毒品和意志消沉中打转。

塔玛拉每天都在经历焦虑、担忧和失眠，以及对她的生活和未来的无望和没有把握。她把生活精力都用在了为家庭服务上，她不确定她的下一个"阶段"该是什么，而且婚姻、育儿、社会生活和潜在事业的不确定性压倒了她。她在婚姻、孩子和自己的深层抑郁中绝望，所以，也向我和一位理疗师寻求帮助。

我们见面的时候，她告诉我过去这些年里她一直在吃七种不同的抗抑郁药物，它们带来了严重的副作用，而且没有实质的改观，她不想再尝试任何的这类药了。在理疗师的帮助下，她开始把注意力放在家庭之外。在我的鼓励下，她开始了常规的锻炼日程，包括了徒步旅行和瑜伽。有氧运动对焦虑和抑郁都极其有效——就像百忧解（一种治疗精神抑郁的药物）一样有效。冥想练习、瑜伽、太极，也是治疗焦虑很好的方式。

因为缺乏食欲塔玛拉的体重也在减轻，她美丽的脸看上去很憔悴。我让她每三小时进食一次，同时注重增加健康脂肪（比如牛油果、坚果和橄榄油）以及蛋白质——这些都会有助于维持正常的血糖，以此来减轻焦虑反应。在长时间内没有进食时，比如4~6小时，我们的血糖会降低，会感到颤抖、易怒和焦虑。这是身体"踢了你屁股一脚"让你起来找一些食物！塔玛拉需要听从身体对更多营养的召唤。

我们还使用了一些简单的营养补充剂来改善情绪：5-羟色氨酸（5-HTP）、圣约翰草、薰衣草精油、复合维生素B和鱼油。复合维生素B能够支持焦虑时候的肾上腺功能，并且同样有助于抑郁。欧米伽3脂肪酸，比如鱼油，也帮助改善抑郁和焦虑。薰衣草精油在很早以前就被用作芳香疗法的镇静药物，我们使用的是特殊胶囊形式的微粒化薰衣草精油产品，可以口服治疗焦虑。它不会致瘾并且非常有效。圣约翰草是研究出的最好的对抗轻度和中度抑郁的草药，它被用在德国等国家对抑郁的一线治疗中。5-HTP营养补充剂是血清素的混合化学前驱物，血清素是一种重要的跟焦虑和抑郁有关的神经传递素，大多数抗抑郁药都是靠增加血清素来治疗抑郁和焦虑。口服5-HTP会温和地增加身体血清素的产生，能够有助于身体的焦虑和抑郁并且副作用很小。

塔玛拉对这些小小调节物的反应相当得好，她的焦虑减轻了，睡眠改善了，并感觉能掌控自己的生活了。她和丈夫正在努力解决在他们的问题人生阶段，如何更新他们的婚姻契约，并且一起寻找一个通往新的情感关系的路标。

像我们很多人一样，塔玛拉有的时候对把自己放在首位这件事很挣扎，当她停止运动或停止服用营养补充剂的时候，抑郁又会悄悄地找上门来。但是现在她知道如何对待自己了——听从她的身体智慧，让自己重新去做瑜伽并得到她想要的东西。过了几个月后，她开始接受成为疗愈执业者的训练，在意料之中，这也给了她目标感，那是她在第一次走进我的诊室时最渴望得到的东西。

塔玛拉之前一直都在忽略自己的需求，如今，她可以借由身体和灵魂之所求，来寻找释放焦虑和抑郁的出口。在她的清单上交错在一起的需求包括：健康的食物、睡眠、运动、心理治疗、婚姻中的诚实以及找到目标感。她使用了很多营养补充剂，不过这些并不是她取得成功的秘密。她获得治愈的关键，在于学习如何从深层聆听她的身体，并且花时间来满足自己的需要。

　　塔玛拉的情况并不是一个个例。女性经历抑郁或焦虑的可能性是男性的两倍。为什么会这样？多数的研究都会检测男性和女性不同的激素及"生活状况"的影响，但我认为事情很明显，就是女性不成比例地经历了焦虑和抑郁是因为，她们所被期许扮演的角色需要如此之多的对别人的付出，有的时候是以她们自己的健康幸福的代价换来的。结了婚的男性，不管婚姻是好是坏，都活得比没结婚的男性要长，因为有女性爱他们并照顾他们。许多结了婚的女性要比单身女性的寿命短。这是真的。如今，事实上是，尽管结了婚的女性整体来看寿命更短，但是在真正好的婚姻中的女性要比单身女性寿命长，并且抑郁的风险更小。但是处于糟糕婚姻中的女性患抑郁症的风险比单身女性高出7倍。其实本不该是这样的。

　　女性容易有焦虑和抑郁的风险因素是非常相似的：处在婚姻之中（尤其是不好的婚姻之中）；有年纪小的孩子或很多个孩子（如果是单身家长的话情况更甚）；经济困难；有个地位低或压力高的工作；低教育水平或者任何身体或者性虐待的历史。女性作为妻子和母亲，还要地位低压力大的工作，使得我们精神和身体上都不那么健康了。妻子、母亲和员工的角色都需要女性忽略她们的身体智慧而服务于他人。研究很清楚地表明，对别人的奉献也能够成为自己精神健康的来源，但如果你承担得过多的话，代价可能要大于获益。并且公正地说，有多少你认识的女性是没有奉献的过多的？付出的比我们能够承受的要多是现代社会的瘟疫。

我现在正坐在我的六项待办事项列表之前，它帮助我管理好我现在所有的角色：母亲、医生、作家、董事会成员、联合创始人以及家中的女主人。当写到这里时，我意识到自己并没有身体需求的列表——尽管在这个过程中我已经在尽最大努力去关爱自己。自我提醒！毫无疑问，我的所有角色使得关注自己的身体变得更加有挑战性。如何在所爱的人和工作之中，严肃地对待我自己的需求和欲望，这是一个永无结束的对话。当我写作的时候我在问自己：我饿了吗？在我打字的时候我的脖子怎么样？我需要打个盹吗？我确实在写一本关于身体智慧的书，然而，我还是不得不提醒自己定期地来做这些自我检查，以免失去了对自身需求的关注。

抑郁、焦虑和健康

抑郁和焦虑给我们的健康和幸福带来了巨大的阴影。一份关于抑郁的诊断表明，年长的抑郁症患者（65岁以上）死亡的风险增加了60%；抑郁使心脏病发作的风险增加了将近3倍——是吸烟、高血压或糖尿病引起的风险的 2 倍。抑郁是真正地伤害了我们的心脏。抑郁和焦虑偷走了生活中的甜蜜。10% ~ 20%的女性都会在她们生命的某个时期经历抑郁，而相比之下男性的这个数字只有8% ~ 10%。

我们都为那些焦虑和抑郁的女性做过什么呢？在美国，有四分之一的女性现在正在服用精神治疗类药物，四分之一。[1]我并不反对正确地使用精神治疗类药物，但是我们也要考虑所有这些处方带来的影响。几乎所有的抗抑郁药都使你的心情变得没有波澜。言外之意是，它们会改进你的低潮，也会降低你的高潮——使生活变得有一点乏味，没有了正常的起起伏伏。它们通常还会降低力比多和性高潮的能力——尤其是性其实能够改善焦虑和抑郁的情况。

抗抑郁药的功效如何呢？有一个对从1990—2009年的抗抑郁药的荟萃分析（meta-analysis）研究表明，抗抑郁药只有在最严重的抑郁群体中有显著改善的抑郁作用，这只包含了全部抑郁患者的13%。抗抑郁药对轻度乃至中度抑郁的效果并不显著。[2, 3]这意味着，多数患者在服用抗抑郁药时，能够得到改善只是偶然的状况。在对重度抑郁所做过的最大规模的研究中，抗抑郁药作为第一种尝试的药物，它的效力在最初时是37%，在一年内的复发率是40%。[4]没有疗效的患者会逐步升级到添加其他药物以及更换其他药物治疗上。它的中断率是42%，尽管有免费、优质护理的供给，这也从一定程度上说明了药的副作用和效力缺乏。在所有的干预措施后，依旧存在于这个研究中，并在一年结束时进入抑郁的缓解期的患者数量是15%。这不是个让人眼前一亮的数字。如果你算上中途退出研究的患者数量的话，在研究的最后，4041名患者通过药物治疗后，抑郁减轻的百分比是2.7%。公正地说，新养一只狗的效果都能比这个更好。[5]

所以说，抗抑郁药效用微乎其微，并且有着麻烦的副作用，你可能会问，但是它们没有长期的危害，对吧？错了。服用了抗抑郁药的女性可以证实，它们在开始似乎效果最好，但是在一年内它们就停止发挥效用了。这可能是因为药物的目标受体适应了新的药物，所以药物不再有效了。不幸的是，这种你的神经传递素生理上的"再适应"似乎并不是暂时的。长期地服用抗抑郁药会永久性地改变你的生理机能，并且容易发展成为长期抑郁的状态。

所以我们该怎么做？对于处在绝望和痛苦之中的重度抑郁患者——有自杀倾向、严重的恐慌、衰减性焦虑，我仍旧会使用抗抑郁药。对于这些患者，我尽自己最大的努力把解决抑郁和焦虑的方法最优化，以便限制药物数量、药物强度以及他们需要的用药时间。对于那些患轻度及中度抑郁或焦虑的人，我会使用其他更加安全的工具。有那么一两次，我甚至都会建议患者去养一只小狗。

抑郁可以导致医学疾病，比如心脏病发作，医学疾病也会导致或促成抑郁。检测甲状腺疾病非常重要，因为它太普遍了，而且会导致抑郁的症状。严重的贫血也同样会使人感觉到懈怠、劳累和抑郁，这个问题很容易检测出来。如果你感到格外地疲乏，那么这应该考虑做肾上腺检测。另外，检测一下维生素B_{12}和维生素D水平是否正常，也可能会有帮助。我把所有推荐的针对抑郁和焦虑的实验检测都详细列出，放在本章末尾的方框中，你可以和你的健康护理人员来一起探讨。

尽管抗抑郁药物的数据让人沮丧，但希望还是有的。很多研究都显示，一些简单安全的行为治疗对于抑郁症有不错的疗效。还有越来越多的数据支持采用各种草药和营养补充剂。在这里我列举了一些成功改善焦虑和抑郁的创新举措。

针对焦虑和抑郁的创新举措
01. 向你信任的人倾诉并得到他的支持
02. 进行冥想，或任何沉思的精神练习或生物反馈
03. 能够让人充分休息和焕然一新的睡眠
04. 任何形式的运动
05. 健康的、抗炎性饮食
06. 欧米伽 3 脂肪酸
07. 用光疗法、维生素 D 和 5- 羟基色氨酸（5-HTP）应对季节性症状
08. 用维生素 B 改善情绪
09. 用线粒体补充剂对抗抑郁：腺苷甲硫氨酸（SAM-e）以及肌酸（creatine）
10. 用草药对抗抑郁和焦虑：圣约翰草、薰衣草、茶氨酸（L-theanine）、缬草属植物（valerian）和卡瓦药（kava）
11. 针灸和激素副剂：脱氢表雄酮（DHEA）、甲状腺剂、雌激素和黄体酮

向你信任的某人倾诉并得到他的支持

对于遭受焦虑或抑郁的患者，我的第一个问题是关于她们的社会支持，以及她们与所爱之人间情感关系的力量。孤独，毫无疑问，会严重增加抑郁的症状。还能预料到的是，孤独还加重了身体损耗的另外两个症状：疼痛和疲劳。[6]

如果你正在遭受抑郁或孤独，我给你的第一个建议就是花些时间与某个你爱的人在一起，或者找一个好的心理医生来帮助你了解自己的痛苦。如果可以向伴侣、家人、好友或专业人员吐露心声实际上可以拯救生命。与你信任的人真诚地聊一聊你的感觉是非常重要的。人是社会动物，并且我们生来就是生活在各种社会关系之中的。与他人安全和健康地互动，能够从各个层面上增加我们的健康和幸福指数。

如果需要进一步的帮助，那么就需要找一个你能够认同的、技术高超的心理医生。有的女性觉得去看心理医生意味着很弱，或者就被贴上了"精神疾病"的标签。事实上，没有比这更荒谬的了。我之所以是现在的我，能够胜任我所做的事情，部分原因在于我自己在心理治疗中的付出。足够认真地对待自己的情感需求，得到所需要的帮助，是给你自己的一份巨大礼物。当你在寻找一位心理专家或是任何专业人士帮忙时，要记住，你对他是否信任和感到舒服至关重要。这就是运用身体智慧来帮助你"感受"这个人是否"适合"的关键时刻。你与治疗专家之间的关系对于治疗的成功程度有着巨大的影响。你的结婚对象不会是随便哪个好的、合格的男性或女性——他/她必须得是适合你的那个人。同样，你可能会遇到一个完美能干的理疗师，但他就是不适合你。不与他合作并不是对他工作的质疑，只是不合适。确定你找到一位你能获得安全感的医生。当你与某个信任的人合作时，彼此间激发出的潜在效果是美好的令人期待的。

冥想或者生物反馈技术

很多年来我们已经知道，日常拥有一种精神、宗教或冥想方面的实践练习能改善我们的健康并延长寿命。2015年的一份系统荟萃分析考察了所有有关冥想练习与健康状况的随机对照试验（确实是很棒的研究）。结果显示，通过各种冥想练习能够让抑郁和焦虑得到重大改善。每当有明显抑郁和焦虑症状的患者来找我时，我总会问他是否进行过任何冥想练习。你需要选择在你看来神圣和有意义的练习。也许你会选择你童年时代信仰的宗教，也可以不选；也可以你选择另外一种你热爱的传统，比如有冥想环节的瑜伽练习，或无宗教信仰的仪式，或（伊斯兰教的）苏菲神秘主义，还可以是任何一种能够创造你精神快乐的形式。运用你的身体智慧去找到一种让你感觉对的练习或传统，能让你感到内心平静或喜悦的。可能你是一个坚定的无神论者，但也不影响你从正念冥想中获益，因为正念冥想的宗旨与世俗生活相关。

从健康的角度而言，修行的细节并不重要，只要包含同情、谦卑、正直和敬畏生命的价值观就可以——这些价值观存在于所有的主流宗教中。寻找一些对你而言有吸引力的东西。从修行中获益的关键包括，在一个安静的时间来关注内在、进行腹式呼吸，或将注意力集中在某个点上，这会对你有益。禅宗佛教徒试图清理思绪、融入虚空；藏传佛教徒希望建立对自己和他人的慈悲；道家修行者要吸纳大地之气是以扩展心灵以及加强其他器官的活力；基督徒为他们自己、他们的家庭、他们的团体和整个世界祈祷，并从耶稣或上帝那里寻求帮助；印度教徒唱诵专注于意念的祷文和短语，比如"om"；犹太教徒可能会背诵日常的祷文，与上帝合一；穆斯林会每天五次向安拉祈祷。

在正念冥想中，我们专注呼吸并且任由思绪来来往往，试着不去对它们做出反应。不管你练习的是什么，重点在于放松精神和身体，打开你的心灵。这样做能减轻压力和皮质醇水平，并且帮助改善抑郁和焦虑。

我现在正尝试每周冥想/祈祷三次，每次15分钟。我认为想要从练习中感受到效果，这是最小的练习量了。很多老师认为，日常的祈祷或冥想即使是短暂的（5～10分钟），也要比长时间但低频率的练习效果要好。就像很多事情一样，你做得越多，你就受益越多。

就是很难坐下来开始冥想？我遇到过少数一些人，对他们来说，坐下来冥想是一种形式特殊的折磨。他们多是一些有创造性的人，思想和身体都很活跃，实际上"坐定"对他们来说有困难。我把他们叫作"移动的冥想者"，他们往往在瑜伽、气功或太极这类移动的冥想练习中表现得更好。当他们的身体在动的时候，反而思想会更安静。

对于运用思想和精神都有困难的人，另外一个选择是"引导冥想"。我第一次体验精细的引导冥想是25年前在医学院里，来自于引导冥想的祖师爷马丁·罗斯曼（Martin Rossman）博士。很多年来我都在参与那种冥想，它给我在医学培训的喧嚣中带来了平静。引导冥想的美在于另外一个声音引导你穿梭于一系列的形象化的想象——这些被证明可以减轻焦虑和抑郁。在罗斯曼博士的网站上有很多种类的引导冥想可供选择，包括一些针对焦虑和抑郁的。如果你只是想做一些尝试，在你的智能手机上有很多不错的引导冥想App可供你使用。

如果你是一个视觉型的人或者对科学更感兴趣，你可能会欣赏心能研究所（HeartMath）的生物反馈系统。生物反馈系统是通过监控你的身体，比如心率或体温，来为你提供对身体的度量的视觉或听觉反馈。现在已有数十年的研究支持的HeartMath方法应用于多种环境中，以降低皮质醇水平，减轻压力，平缓焦虑和缓解抑郁症状。[7, 8]一个研究显示，超过 5500 人在6～9周之内就得到了精神和情绪健康的改善，如疲劳减轻50%，焦虑减轻46%，抑郁症状减轻60%。HeartMath的算法不仅能监测到心率本身，还能捕捉心率随着时间的变化倾向。在平静或快乐的情况下，心率是以一种可预见的正弦波曲线变化，一种温和起伏的曲线。在焦虑或愤怒的情况下，心率以一种锯齿状的方式变化，就像是险峻的山峰。但是当一个人通过深呼吸，转向内心，并且回忆一段充满爱的时光（有没有觉得像冥想的引导语？），他就能够重新制造正弦波曲线，形成连贯性的心率形式。在早晨、中午饭时间或一天结束时使用HeartMath监测系统，有助于我们维持连贯的心率类型所代表的那种理想、平静且有意识的状态。你可以访问Heartmath.com了解更多相关信息。

睡眠、运动、健康的饮食和欧米伽3

缺乏睡眠在美国可能是最大的公众健康问题。缺乏睡眠会降低你的免疫功能、注意力、安全性，当然，还会抑制你愉快轻松的好心情。研究明确显示，缺乏睡眠会增加抑郁和焦虑，更不用提对慢性身体损耗中每种单发症状的加剧了，这就是为什么我们要在后面给睡眠单独开一章。如果睡眠对你来说是个挑战，第9章可以给你的睡眠一些帮助了。

通常在走出我诊室的时候，开始慎重考虑通过锻炼去克服抑郁或焦虑的患者不止一个。锻炼，对焦虑和抑郁是如此有效——就像抗抑郁药一样有效，并且副作用少得多。一个关于重度抑郁症患者的研究比较了运动和舍曲林（左洛复）的作用，4个月后，采用这两种治疗方式的患者都得到了改善，但是10个月后，使用舍曲林患者更多地出现抑郁复发情况，然而运动的患者症状仍在减轻中。[9]换句话说，运动从长期角度来看要比SSRI（选择性5-羟色胺再摄取抑制剂）抗抑郁药更有效，即使是对重度抑郁也是这样。治愈抑郁和焦虑的最佳选择是有氧运动，指的是那些需要你大口喘气的运动。可以考虑跑步、快走、骑自行车、游泳、跳舞、跑步机或阶梯运动器材，或参加各种竞技运动。我们在第10章中将详细讨论如何找到对你而言最好的运动。运动可能是你对你的生活态度做出的最重要的辅助。它就是那么有效。

饮食会影响我们的心情一点儿都不奇怪。我们大多数人用食物来抚慰悲伤、来进行庆祝、来表达爱，或者只为了简单的快乐。对食物有感情是人的天性。对我们来说有趣的是，有些食物会导致疲劳、悲伤或焦虑。虽然很多人对某些食物会有个体的反应，比如超乎寻常地对咖啡因"兴奋"或对糖产生"快感"。不过还是有一些规律可以概括出那些与你心情有关的食物。

现在我们已经知道，大脑中炎性介质的增加会导致抑郁和焦虑。重度抑郁或躁郁症患者大脑内的细胞活素类、细胞内炎性介质会升高。而当这些人在不抑郁的时候，细胞活素类水平就会降低。一份在德黑兰的研究表明，年轻人吃的加工食品越多，他们就可能会变得越焦虑。[10]抗炎性的饮食，如深色的水果、蔬菜、全谷物、豆类和健康脂肪（橄榄油或牛油果），会降低你抑郁的风险。要限制的炎症性食物包括加工食品，尤其是那些使用高致炎性氢化油的，以及油炸食品和糖。使用抗炎性复合物，比如姜黄（或姜黄色素）或欧米伽3脂肪酸（通常从鱼油中摄取）作为抑郁的辅助治疗措施，在很多患者身上取得了成功。

通常，我会让抑郁和焦虑症患者服用1000毫克的欧米伽3EPA，最好是和至少500毫克的DHA结合起来服用。当然，一周摄入几次鱼肉脂肪也是个很好的方法，只要在选择鱼上注意选择汞含量和有毒物质少的，就像我们在第8章中将会讨论的。实际上，鱼的消耗量是和低抑郁风险有相关性的。这可能是由一些我们无法完全理解的机制作用形成的。[11]

针对季节性症状的光疗法、维生素 D 和 5- 羟色氨酸

我们中有一些人与抑郁症做斗争的时间似乎多集中在冬天里。其中很大的原因是冬天白天较短、在室内活动较多而造成了光照接触的减少。当抑郁症状很严重的时候，我们称它为季节性情绪失调（SAD），在下面的方框中有说明。

季节性情绪失调的特点
• 渴望碳水化合物
• 午后的消沉，能量和注意力都减少
• 对工作或其他活动缺乏兴趣
• 在秋天或冬天会感到抑郁
• 随着食欲增加而体重上涨
• 睡眠增加，白天总是犯困
• 缺乏能量
• 缓慢、懒惰、无精打采的动作
• 不合群

听起来一点都不好玩对吗？好像我们在过节时对碳水化合物的渴望好比需要治疗一样！

幸运的是，如今疗愈SAD有明确的办法。最好的预防和治疗就是增加光照接触——最好是自然光。所以当天气好的时候（或者是即使不好），试着花些时间在户外，吸收阳光的照射。阳光能够通过你眼睛后面的视网膜直接刺激你的大脑，影响褪黑素和神经传递素的产生，而这两者都能影响睡眠和心情。除了自然光照以外，在白天接触全波段室内光也是非常有帮助的。你可以在照明设备商店或网上买到各种大小和形状的全波段光灯泡，有白炽的或者荧光的。

寻找治疗 SAD 的灯箱

对于那些季节性情绪失调的人而言，订购一个专业设计的、能够产生眼睛可视的、光照强度至少在 2500 ～ 10000 勒克斯灯光的灯箱会非常有效。一天 2 小时接触 2500 勒克斯的光照，或者一天 30 分钟接触 10000 勒克斯的光照几乎是同样有效的。灯箱应该放在办公桌或饭桌上，这样光线容易进入眼睛，不需要直接盯着光源。你通常需要花一到两周的时间来观察这种疗法是否对改善抑郁症状有效果。最近的研究表明，即使是没有季节性情绪失调的抑郁症患者也能从光疗中获益。在一个"Y"字形研究中显示，氟西汀对抑郁来说作用不大，只使用光疗就显示出了可观的改善，两者结合对抑郁的改善效果最大。[12]

维持足够的维生素D水平，同样对预防及治疗季节性情绪失调有帮助。研究发现，季节性情绪失调患者的中枢血清张力素会减少。血清素在光疗的作用机制中也发挥着重要的作用，而血清素前体细胞耗尽的人对光疗没有反应。我们能够通过提供给身体血清素前体细胞——色氨酸或5-羟色氨酸（5-HTP）来自然地增加身体的血清素水平。你需要咨询医生后再来进行操作，因为这些前体细胞会与抗抑郁药发生反应、产生潜在的副作用。

我的通常做法是从睡前100毫克 5-HTP开始摄入，然后每周增加100毫克直至达到200～400毫克。5-HTP还可以用于缓解轻度抑郁症状，不管患者是否有季节性情绪失调。[13]睡前服用 5-HTP能帮助大多数女性更易入睡及保持熟睡状态，并在白天的时候减轻焦虑的症状。焦虑、抑郁或经前期综合征的最大剂量是200毫克、一日三次。对大多数人来说，5-HTP的副作用很小，但是最普遍的副作用是有人会发现它是刺激性的而不能让人放松。如果出现这种情况的话，要么是它不适合你，要么你只能在早晨服用它。同样的，因为5-HTP能增加血清素合成，所以使用它应该在医生的指导下，只能和血清素药物（SSRI和SNRI抗抑郁药或丁螺环酮）一起使用。就像那些提高血清素的药物一样，5-HTP 也会导致胃部的不适。

B 族维生素用于改善情绪

我们在第3章中探讨了B族维生素在维持能量和预防疲劳上所扮演的重要角色。进一步说，充足的B族维生素对维持正常的心情来说也绝对是必不可少的。尤其是叶酸，它非常重要，精神病专家甚至将它用于抗抑郁的治疗。不少常见的药物，包括几乎所有的抗抑郁药物，都会减少体内的叶酸。这样一来，在使用抗抑郁药物治疗期间，补充叶酸成为首要关键的事。

然而，用于治疗抑郁的叶酸补充剂类型很关键。我们中有些人存在基因异常情况，这些人在叶酸水平低时尤其容易受到伤害。如果我的患者有终身抑郁症状史或者严重的抑郁家族史，我开始怀疑，她们可能存在有基因异常的情况。

这些基因的误差减缓了叶酸的新陈代谢，所以，有些人生成必需的神经传递素比较缓慢，并且容易患上焦虑和抑郁症。我们刚刚才开始对其中某些基因进行检测，其中最成功的研究，是对亚甲基四氢叶酸还原酶基因（MTHFR genes）的检测，它和心血管疾病风险、癌症风险和抑郁风险有关。你可以询问自己的医生是否有必要检测这些基因，可以通过血液检测或者擦拭脸颊来检测。如果出现异常，抑郁的风险就会上升。同时，也就加大了通过甲基叶酸来扭转其中一些症状的可能性。[14, 15]

会减少叶酸的药物

- 拉莫三嗪（lamotrigine）
- 氨甲酰氮草（carbamazepine）
- 苯巴比妥（phenobarbital）
- 2- 丙基戊酸钠（valproate）
- 甲氨蝶呤（methotrexate）
- 柳氮磺胺吡啶（sulphasalazine）
- 口服避孕药
- 二甲双胍（metformin）
- 烟酸（niacin）
- 非诺贝特（fenofibrates）
- 选择性血清素再吸收抑制剂（SSRIs）：氟西汀（fluoxetine）、艾司西酞普兰（escitalopram）等
- 酸受体阻滞剂（acid-blockers）：奥美拉唑（omeprazole）、雷尼替丁（ranitidine）等
- 华法令阻凝剂（warfarin）

如果已经知道亚甲基四氢叶酸还原酶基因异常，或者只是单纯地有严重的家族抑郁病史，可能使用甲基叶酸补充剂是值得一试的。我一般会从1毫克的剂量开始，不过精神病医生和有的治疗处方的使用剂量会高达15毫克。不过，缓慢增加剂量的做法才是明智的。我见过甲基化作用路径严重不足的双相抑郁患者，在太多太快地服用甲基叶酸后变得躁狂。尝试甲基叶酸最安全的方式是慢慢地开始（如果你比较敏感就要更慢），逐渐地增加，在增量之前至少要在同样的剂量上保持3~4天。

甲基叶酸有很多种形式，从处方药到可在柜台上购买的补充剂。如果你想要尝试补充剂来提高甲基叶酸水平，你可以告知正在为你治疗的医师，听听他的意见。我会推荐你也同时服用其他重要的维生素来辅助甲基化作用，比如甲基B_{12}、B_6、镁以及/或者S-腺苷甲硫氨酸（SAM-e，我们将会在下文中讨论）。我通常还会建议服用B族维生素复合补充剂的同时，与任何一种单一的高剂量的维生素B同服，确保身体所需的B族维生素总量平衡。

一种新型的治疗焦虑和抑郁的方法是服用糖醇肌醇，它同样属于B族维生素的一种。身体的血清素合成需要它，在抑郁症、恐慌症、强迫症和易饿病的随机对照试验中它也被证实有效。实际上，在对恐慌症的治疗中，15克的糖醇肌醇与选择性5-羟色胺再摄取抑制剂（SSRI）氟伏沙明相比，前者在第4周的时候效用更大，在第9周的时候效用相同，并且副作用更小。糖醇肌醇是一种甜味的粉末，每次服用2~6克，一日2~3次，它的副作用很小。[16]

改善抑郁症的线粒体补充剂

就像在第3章中所讨论的，给细胞内的能量工厂——线粒体加油，对于我们恢复正常的能量水平来说必不可少。同样，这也被证明是减轻抑郁的关键因素。

S-腺苷甲硫氨酸（SAM-e）是细胞内的能量分子，也是一种强有力的甲基化产物，它被用在抑郁症，还有骨关节炎（很有趣吧！）的治疗研究中。除了对这两者都非常有效之外；它还比大多数抗抑郁药物效用的发挥快得多，在两周之内就能发挥全部效力。正因如此，我会经常让我的抑郁症患者在等待更长期的药效作用时，服用补充剂形式的SAM-e，协助抗抑郁药物（比如圣约翰草或SSRI药物）充分发挥作用。我的通常做法是，请患者从每天早晨服用100～200毫克SAM-e胶囊作为开始，并以5天为单位逐渐增加剂量，直到600毫克、一天两次。不过，我还是强烈建议一定要在有见识的医生的指导下使用SAM-e，以及所有的心情干预药物、补充剂或其他。SAM-e是具有刺激性的，如果你焦虑的话它会增加焦虑，所以开始服用的时候要慢，并且慢慢增量。如果你是双相障碍，它还会引起狂躁。

能给线粒体补充能量的另外一种物质是肌氨酸（creatine monohydrate），被健美运动员成功用来提高肌肉质量的补充剂。肌氨酸在身体能量的生成中扮演着关键角色，并会随着抑郁水平在身体内上下波动。最近一个在重度抑郁症女性中所做的试验表明，一天服用5克的肌氨酸，能够显著地改进艾司西酞普兰(前面提到过的一种SSRI类药物）的效力，并且加速治疗的效果。[17]

疗愈抑郁和焦虑的草药

能同时治疗焦虑和抑郁最有名的草药，可能就是圣约翰草了。在德国，从轻度到中度的抑郁治疗都会使用到它。现在，它已被很明确地证实是一种很有效的抗抑郁药——和处方抗抑郁药物疗效相同，并且副作用更小。[18]就像SSRI类药物一样，圣约翰药草同样具有抗焦虑效果，对既抑郁又焦虑的患者来说是个福音。对严重的抑郁，圣约翰草也是我所信赖的草药，我通常把它和SAM-e结合起来使用，可以更快发挥作用。圣约翰草的使用剂量是450毫克、每天两次。我通常会让患者以每天早晨服用450毫克，服用三天作为开始。如果药物耐受性好，我会增加下午的剂量。圣约翰草需要四周时间来发挥全部效果，它的主要风险在于与其他药物和补充剂的相互作用。这会使在服用其他药物的患者在用药上有些难办。如果你在服用其他药物的话，一定要在你的医生指导下服用，确保不会产生毒性。我想要强调的是，圣约翰草会降低避孕药物的功效——导致即使你在服用避孕药，还是有可能会怀孕。它还会降低激素替代治疗的功效。

薰衣草油，以香囊、喷雾、精油、乳液等形式作为吸入剂已经有几个世纪的时间了。它的气味能够使人平静，且容易入睡。薰衣草油现在已经有口服形式，将它制成微小的颗粒放在胶囊之中，使得它可以通过肠黏膜屏障。一旦通过，它就会带来使人平静和降低焦虑的效果。商家给这种胶囊起名拉贝拉（Lavela）。它不会致瘾，也没有危险。常见的副作用是嗳气，俗称打嗝，而这种副作用是对薰衣草这种花卉不太适应。对大多数人来说是不严重的。我近来非常喜欢使用这种焦虑疗法：它不会致睡，这意味着不会使你感到疲劳；它可以根据需求来服用——在你感到焦虑的时候服用，或者日常服用。拉贝拉是我诊室里的常客，用于帮助我那些在过度焦虑、忙碌、思绪紊乱中挣扎的患者。对于轻度焦虑，另外一种我喜欢的治疗选项是茶氨酸，它是从绿茶中提取出来的，可以增加 γ-氨基丁酸（GABA）和多巴胺，使你在不感到劳累的基础上，于镇静中保持一种警觉。[19]我总觉得日本的那些禅僧们在啜饮绿茶的时候是带着一种镇静的警觉的。茶氨酸还会增强注意力、记忆力，还有学习能力，这真是太酷了。因为它美妙的疗效和没有副作用的缘故，所以成为我诊室中另外一种常常开处的补充剂。它可以每次服用100～400毫克，多达一日两次，可以定期服用，也可以只在你需要的时候服用。

缬草根，一种我很喜欢的、用于睡眠治疗的草药，研究显示，它也是比较有效的。同时，它还是一种极好的抗焦虑草药。不过不像薰衣草或茶氨酸，它是绝对会让你感到疲劳的！它对更为严重的焦虑期用药以及夜间用药来说是个很好的选择，即在你不再驾驶或者工作的时候。缬草根可以在白天以非常小的剂量服用，20毫克或更少。实际上，很多"安睡茶"中会添加大概20毫克剂量的缬草根。对于睡眠以及更为严重的焦虑的晚间治疗，我会使用高达600毫克的剂量。但是，不要把缬草根与酒或者其他镇静类药物一起服用。

卡瓦胡椒，在波利尼西亚群岛的仪式中被当作治疗茶来使用已长达几个世纪了。它不致瘾，且在广泛性焦虑症的治疗中已被证实有效。卡瓦的"感觉"和酒有些类似——使人放松并减轻焦虑，但它没有让人上瘾的性质。十多年前的一些研究表明，卡瓦会引起肝脏中毒，但是那些研究所使用的卡瓦植物的部位是错误的，其中含有污染物在里面。即便如此，我也很谨慎，绝不会在有任何肝脏异常史的患者身上使用卡瓦。它可以用在大多数人的夜间治疗上，效果很好。一般不推荐长期使用它，但对阵发性的焦虑症来说非常有效。服用卡瓦内脂的剂量可高达120毫克，一日两次。卡瓦还可以以茶的形式存在，其中所含剂量要小得多。

针灸和激素

对于抑郁症的治疗，针灸是极其安全的。在一个荟萃分析中，针灸已被证实具有和抗抑郁药物一样的效果。[20]我认为，尽管这些研究并不完美，但对抑郁症来说，针灸和中药还是更加安全的措施，它们要比抗抑郁药副作用小得多。针灸很可能同样有助于焦虑症的治疗。[21]由于针灸能够治疗人的整体，它对慢性身体损耗的女性来说是一种理想的物理疗法。如果你在考察针灸和草药的疗法，可以寻找一位专门从事女性及情绪问题治疗的传统中医从业者。

就像我们在第3章探讨的一样，使用脱氢表雄酮（DHEA）治疗肾上腺疲劳有助于增强能量，同样有助于改善心情。同样，对于围绝经期或绝经期的女性来说，使用生物同质性激素是一种神奇的治疗抑郁和焦虑的平衡疗法。理论上，激素能够平复绝经过渡期内对情感的恶劣影响，改善睡眠、焦虑以及抑郁。当然，不是每位女性都需要激素。但是，当情绪因激素不稳定、潮热带来的睡眠干扰而受到不良影响时，激素替代疗法可以治疗这些问题的根源。当一位女性稳定进入更年期时，我们会逐渐地减少激素干预，更理想的情况是切断这种干预。长期使用激素替代疗法会增加乳腺癌以及心血管疾病的风险。但是使用生物同质性激素，尤其是通过贴布或者乳膏的形式把雌激素用到皮肤上时，对大多数女性来说，在绝经过渡期左右5年时间内基本是安全的。记住，有些女性可以通过使用草药的帮助，来度过更年期对情绪和身体的冲击，比如黑升麻或者牡荆等。如果你在情绪上的症状，与停经期前症候、更年期症状或者经期前症状一致，建议去寻找一位可以帮助你更好地平衡激素转换的医师。萨拉·戈特弗里德医生（Sara Gottfried）的著作《激素治疗》（*The Hormone Cure*）也是非常不错的资源，你可以从中得到对自己激素状况的更深层了解，以及你可以做些什么来改善你的体验。在附录1（p.328）中，你将看到有关激素替代疗法优劣更详细的讨论。

我们在这本书里一直都在提到甲状腺功能，因为它是一切身体损耗综合症状的关键因素。甲状腺功能减退会导致抑郁症状，甲状腺功能亢进会增加焦虑。如果有抑郁和焦虑问题的话，你很有必要去检查一下甲状腺功能。同样的，对既有甲状腺功能减退（甲减症）又有抑郁症的患者，我会"优化"甲状腺激素替代药物——服用更多的甲状腺药物具有抗抑郁的效果。我的通常说法是，把促甲状腺激素（TSH）控制在正常范围内，在保持促甲状腺激素正常的同时，把甲状腺药物的剂量提到我们能做到的最高。甲状腺激素替代药物，像我们之前讨论过的，包括左甲状腺素钠(T4)和碘塞罗宁(T3)。大多数内科医生只使用T4来治疗甲状腺功能减退，因为它在身体内会转化成T3。然而，有些人不能很好地将T4转化为T3。因此，将T3加入到他们的甲状腺激素替代治疗中，能够有助于改善心情和能量水平。你可以与医生讨论把T3加入你治疗方案之中的可能性。

针对抑郁和焦虑的药物

我是一个医生，喜欢有效果的东西。在有些情况下，有效果的东西，就是药物。你要记住，决定是否用药，便是考验你的身体智慧的时刻了。你需要这种直觉来帮助你判断，什么可能对你最有效。曾有严重抑郁的患者，对任何药物都没有反应。对于他们，我们穷尽了所有策略。还有的患者平时对治疗都没反应，但当他们抑郁症发作的时候，便会对药物做出快速的反应。

针对抑郁和焦虑（包括恐慌症和强迫症），最常见的处方药物是SSRI类药物：选择性5-羟色胺再摄取抑制剂（Selective Serotonin Reuptake Inhibitors）。它们包括：氟西汀、西酞普兰、艾司西酞普兰、帕罗西汀、舍曲林以及氟伏沙明。这些是大多数从业者都会选择的第一线的药物。如我们所说，它们也许是有效的，尤其是对重度抑郁症、广泛性焦虑症和恐慌症，不过对抑郁的效力会随着时间而衰退。当一个人有自杀性倾向的抑郁或正在经历严重的恐慌症的时候，我绝对会考虑使用SSRI类药物。

选择使用哪一种药物是由你和你的医生来决定的，因为某些人会对某些药有更好的反应。氟西汀是刺激性最强的，对于那种"从床上爬不起来"的抑郁症患者最有效。帕罗西汀是最容易致睡或者镇定的，对某些焦虑的人来说是个好的选择，舍曲林也一样。其他SSRI类药物则处于中间状态。像我们在前文讨论过的，可以考虑加入肌氨酸来增加SSRI类药物对你的效力。你需要至少一个月的时间来观察使用的药物对你是否有效。大多数副作用都发生在开始的前几周，所以如果副作用不是很明显，那么通常它还是值得"坚持到底"的，要留意随着自己抑郁和焦虑的改善，副作用是否在减弱。记住，所有的SSRI类药物都有衰减心情的副作用，减少高涨的部分也减少低落的部分，也会降低性欲和性高潮的能力。SSRI类药物不能突然停药，因为那会引起"血清素综合征"，具体表现是高度焦虑和易怒。若要切断用药的话，必须动作缓慢，并且在医生的指导之下进行，这是极其重要的。

安非他酮（bupropion）是一种作用于多巴胺，而非血清素系统的独特的抗抑郁药物。它是一种激活性的抗抑郁剂，因此不适合焦虑症患者使用，但对缺乏动力的人来说很有益处，而且它副作用很小。实际上，它似乎能提高某些女性的性欲，以及被用来帮助戒烟。对于其他治疗方式都无效，或者需要额外帮助的重度抑郁症患者来说，它是一个很好的选择。它也可以加入到SSRI或SNRI类药物中。对于一位疲劳、缺乏动力，但没有焦虑困扰的抑郁患者，我倾向于先选择安非他酮。

5-羟色胺和去甲肾上腺素再摄取抑制剂(SNRI类药物），是用于治疗抑郁和焦虑（包括恐慌症和强迫症）的另外一类药物。它们包括：文拉法辛（venlafaxine）、度洛西汀（duloxetine）、去甲文拉法辛（desvenlafaxine）、米那普仑（milnacipran）和左旋体米那普仑（levomilnacipran）。这些药物一般用在顽强的抑郁和焦虑症中，就是对其他的药物和干预方式都无效的那种类型。此外，它们还可以用来缓解慢性疼痛。它们有一些常见的副作用，包括恶心、眩晕和出汗，这也是为什么需要慢慢开始用药的原因。就像SSRI类药物一样，它们也会衰减情绪（降低"高涨"的部分）并且导致低力比多和性高潮障碍。切断SNRI类药物的过程是漫长而又痛苦的。所以我建议，要先小剂量减少用药，慢慢加大减少量。在再次减少之前，要保持两周的稳定用药剂量。断药过程非常困难，且有诸多副作用。所以，若不是没有其他选择，我是不乐意开处这些药物的。

情绪稳定剂一般用于双相疾病的患者身上。药有很多选择，从锂到抗精神病药再到抗抽搐药。它们对不稳定的双相疾病患者是至关重要的，但所有的这类药物都有着相当重的副作用，某些副作用还很危险。有一种新型药物拉莫三嗪，既是情绪稳定剂又是一种抗抑郁剂，似乎在双相患者对抗抑郁上比抗抑郁剂的表现要好。请一定与你的处方医师一起深入讨论任何情绪稳定剂的使用，确保在服用前，你了解所有的风险及其可能有的效力。

几乎所有人在一生之中都会经历一阵阵的抑郁和焦虑。其中一些人极其频繁地受到它们的折磨。有很多选择可以帮助你改善情绪。然而，最重要的选择，并不是吃药，而是与你在乎的人谈心、运动、沉浸在阳光下、好好睡觉以及采取抗炎性的饮食方式。

我最近刚见了一位65岁的患者，她聪明、有活力、有创造力，还是一位环游世界的旅行者。平时她积极地追寻自己的生活，几乎没时间见我，但是这次的造访，我几乎认不出她来了。她头发很长、脸颊凹陷、眼神沮丧，看上去好像病了很久的样子。实际上，她已经沉浸在悲伤和忧郁之中有4个月了——她养了多年的小狗刚刚死掉。她在悲痛之中心神不宁，无法进食。后来，她新养了一只狗，但这只狗既讨厌又累人。她来找我的理由，只是因为我坚持要见她，再给她补充一些血压药物。

焦虑和抑郁的健康检查

- 甲状腺功能是否是最理想的状态：促甲状腺激素、游离 T3、游离 T4；
- 对于围绝经期或绝经期的女性，激素检测也同样有帮助：雌二醇、黄体酮、睾丸激素（游离以及整体的）以及脱氢表雄酮；
- 如果存在有疲劳或慢性焦虑，可以检测唾液肾上腺；
- 检测维生素 B_{12}、叶酸以及高半胱氨酸（以及叶酸新陈代谢指标）水平；
- 对于有严重抑郁家族史的患者，进行甲基化作用的基因检测（主要是检测两种亚甲基四氢叶酸还原酶 A1298C 和 C677T），能够帮助预知哪些营养补充治疗会更有效。

在那次看诊后，她开始了每天早上服用200毫克S-腺苷甲硫氨酸。三天后，她开始服用圣约翰草，450毫克、一日两次，服用了三天之后，接下来是：甲基叶酸3毫克，同时服用维生素B_6、甲基B_{12}以及镁。此外，我坚持让她每日在户外散步。两周后她来访，她的症状已经有了显著的反转。虽然她依旧很伤心，但是哭得少了。又过了几个月，她终于能够第一次去关心自己的狗了。我猜想，在下次的回访中，她应该就能够回归到正常的自己了。

针对轻度抑郁的处理方案样本

01. 向你信任的人吐露心声，争取他的帮助；

02. 进行冥想，或任何沉思性的练习；

03. 保证能让人充分休息和焕然一新的睡眠；

04. 任何形式的运动，一周至少 4 次，每次不少于 30 分钟；

05. 选择健康、抗炎性的饮食；

06. 摄入含欧米伽 3 脂肪酸的鱼油，包含至少 1000 毫克的二十碳五烯酸（EPA），至少 500 毫克的二十二碳六烯酸（DHA）；

07. 维生素 D_3：2000 IU（如果你缺乏维生素 D 的话还要加量）；

08. 甲基化叶酸：1 ~ 2 毫克，与复合维生素 B 同服（剂量达到 15 毫克）；

09. 维生素 C：每次 500 毫克，一日两次；

10. 可考虑早晨服用 200 ~ 600 毫克的 S- 腺苷甲硫氨酸（SAM-e），或睡前服用 200 毫克的 5- 羟色氨酸（5-HTP）；

11. 可考虑每日服用两次 450 毫克的圣约翰草或者其他草药。

若要采取服药措施，请一定要先向你的医生咨询。

我们时不时地都需要帮助。我希望，在这本书中聊到的某些想法，能帮助你将情绪与身体智慧的直觉建立起联系来，能够明白了解距离自己值得拥有的、充实快乐的生活还差些什么。

当获得身体智慧的时候，我们就可以去与身体对话，听从身体与灵魂的需求，做出可以使我们保持自我完整性的决定。即使是在我们想要或需要向他人付出的时候也是一样。如果我们不能够听从自己的需求，或是听到了却忽略了那些需求，我们会很容易堕入焦虑和忧郁之中。

修炼身体智慧，意味着把你身体和精神上的健康放在首位。只有在那个时候，我们才能成为那种自己想要成为的子女、伴侣、父母、朋友，或是对社会有益的人。

针对轻度焦虑的治疗方案样本

01. 向你信任的人吐露心声，争取他的帮助；

02. 在有焦虑症状时进行腹式呼吸；

03. 进行冥想，或任何沉思性的练习；

04. 保证能让人充分休息和焕然一新的睡眠；

05. 任何形式的运动，一周至少 4 次，每次不少于 30 分钟；

06. 选择健康、抗炎性的饮食；

07. 摄入含欧米伽 3 脂肪酸的鱼油，包含至少 1000 毫克的二十碳五烯酸（EPA），至少 500 毫克的二十二碳六烯酸（DHA）；

08. 摄入 100 ~ 200 毫克的茶氨酸，每日 3 次；

09. 服用拉贝拉（口服薰衣草油），每日 1 盖，视需求而定；

10. 如果是恐慌症或强迫症患者，可考虑服用 2 ~ 4 克的肌糖，每日 2 次；

11. 可考虑服用缬草根改善睡眠，睡前 45 分钟服用，用量最多 600 毫克；

12. 可考虑睡前加入 200 毫克 5- 羟色氨酸。

若要采取服药措施，请一定要先向你的医生咨询。

第 7 章

疗愈过敏和自身免疫性疾病

Are You Attacking You? Healing Allergies and Autoimmune Conditions

1. 是否有或曾经有过皮肤问题，比如湿疹或者牛皮癣？

1 ☐	2 ☐	3 ☐	4 ☐	5 ☐
从没有过	极少	有时	常常	几乎总是

2. 或者你的皮肤是否会对香水、洗液或者防晒霜起反应？

1 ☐	2 ☐	3 ☐	4 ☐	5 ☐
从没有过	极少	有时	常常	几乎总是

3. 你是否对动物、花粉、灰尘、霉菌或空气中的化学物质过敏，且伴随打喷嚏、鼻塞、流鼻涕、哮喘或眼睛发痒？

1 ☐	2 ☐	3 ☐	4 ☐	5 ☐
从没有过	极少	有时	常常	几乎总是

4. 你是否会对某些食物、饮料或药物起反应，且伴随皮肤反应、嘴巴肿胀、腹痛、恶心、胃气胀、腹泻、便秘、哮喘或思考能力改变？

1 ☐	2 ☐	3 ☐	4 ☐	5 ☐
从没有过	极少	有时	常常	几乎总是

5. 你是否患有哮喘，或曾经因咳嗽、气短而需要呼吸器？

1 ☐	2 ☐	3 ☐	4 ☐	5 ☐
从没有过	极少	有时	常常	几乎总是

6. 你是否有自身免疫疾病的症状或经实验室检查结果发现确实患有，比如桥本氏甲状腺炎及甲状腺机能减退症、格里夫氏症、牛皮癣、类风湿性关节炎、狼疮、克隆氏症、溃疡性结肠炎、1型糖尿病、白癜风或恶性贫血？

1 ☐	2 ☐	3 ☐	4 ☐	5 ☐
从没有过	极少	有时	常常	几乎总是

把答案得分加起来，你的得分是＿＿＿＿＿＿＿＿

6 ~ 9　**较低限度的过敏 / 自身免疫问题症状**

10 ~ 15　**中度的过敏 / 自身免疫问题症状**

16 ~ 30　**严重的过敏 / 自身免疫问题症状**

免疫系统就像是我们自己的亚马孙女战士一样——愿意并时刻准备着保护我们远离侵犯和感染的危险。在数千年之前，免疫系统最初形成的时候，来自各种各样生物体（细菌、蠕虫、寄生虫、病毒）的传染病是非常常见并且致命的。在西方世界里，进化之后的免疫系统生活在消了毒的家中，而不再是过去的肥沃丛林和炎热大草原中。总的来说，这对我们是件好事。环境卫生或许是让我们寿命增加最关键的医学奇迹。不利因素是，我们现在的亚马孙女战士们却没多少臭虫、蠕虫和细菌去战胜了。部队在高度战备状态中，却没有多少战争可打。这便增加了新的健康挑战。

我们可爱的"干净先生"是几个导致世界范围内流行性的过敏和自身免疫疾病的原因之一，这就是我称为"身体自己攻击自己"的疾病。这种疾病的患病率在过去五十年中一直在增长。我们的免疫系统不再像往常一样击退寄生虫和细菌，而是变得对错误的目标变得过度有攻击性。当免疫系统在对环境中的良性蛋白质（食物、动物、昆虫、霉菌、化学物质以及药物）进行攻击时，我们称之为过敏。当免疫系统攻击我们自己的身体细胞时，我们把它叫作自身免疫疾病。

在美国，女性占据了所有自身免疫疾病患者的75%，最大的可能性是因为我们的免疫系统比起男性的而言更有攻击性（我说过了我们是亚马孙女战士）。令人心酸的是，当女性的身体筋疲力尽的时候，过敏和自身免疫疾病都可能会变得致命。这就是为什么我在经历慢性身体损耗的女性身上经常看到有过敏和自身免疫问题的原因。当免疫系统开始攻击和反应过度的时候，问题就出现了。结果就是，我们遭受到相应的损害，从流鼻涕、打喷嚏到严重的腹泻、肠道出血，在少数情况下，还会出现过敏性休克，这会直接威胁到生命。

梅根是一位33岁的护士，身体强壮，想法现实。她来找我是因为自己持续不停的严重皮疹。在我们最初的看诊过程中，她的瘙痒严重到不得不一直抓痒。她把穿着的宽松的裤子撸起来，给我看她皮肤上那些哭泣的、愤怒的，甚至流着血的红色疹子，以及两个胳膊上类似的疹子。

我像对我所有的患者那样问梅根，这是什么时候开始的？你的生活中发生了什么？在来找我之前的一年半，梅根意外怀孕了。她有一个热情的新男友，尽管他们都有所顾虑，但他们还是在找寻一个地方想要住在一起。在与他做爱并试着向他敞开心扉的时候，她抬起手发现他的枕头下有一个用过的避孕套——在前一天和另外一个女人用的。在接下来的沉重的日子里，他打包了自己的东西离开了她，她无家可归，怀着孕。她随后在朋友家地下室居住的时候，经历了孤独和疼痛的流产。

之后，梅根搬到了加利福尼亚州开始了新生活，并且在美丽的山谷地区找到了一间小房子安顿下来。在她搬过去后不久，她的精神顾问建议她原谅自己的前任，并且和他一起"解决他们过去生活中的问题"。由于相信精神顾问比自己要更有智慧，她听从了精神顾问的建议——她再次邀请前任与自己一起居住，并且通过上夜班来在财务上支持他。

在他搬进来的几周内，她开始出现严重的过敏，包括鼻塞和打喷嚏，进而发展成了哮喘症状。她的眼睛实在太痒，她实际上因为摩擦太多次而把自己弄成了角膜损伤（眼球上的擦伤），而不得不戴一段日子的眼罩。她的医生给她开处了类固醇滴眼液外加一个过敏症滴眼液、一些抗组织胺药药片，以及丙酸氟替卡松——一种类固醇鼻喷雾。此外，她还要求用类固醇吸入剂来治疗她出现的哮喘症状。

一年之后，梅根开始骨盆疼痛并被诊断为盆腔炎疾病——她不忠的伴侣导致的盆腔的感染。与他的性关系还导致了梅根的肾脏感染，她需要三轮非常强劲的抗生素来治疗所有的感染。后来，梅根听从了自己的身体智慧（因为他明显对她的身体或她的心灵来说都没好处），她把他踢出了家门。

通常，我的患者在她们外面的生活中所经历的，同样也会在生理上发生在她们身体内部，这总是让我惊叹不已。梅根的性器官以一种象征性的方式，在用它们所能发出的最响亮的声音，反对她和这个男人在一起。她在骨盆部分出现了两处的感染。当她邀请前任回到自己的生活中时，她的亚马孙免疫军队变得有点儿抓狂——在她的眼睛、鼻子和肺部起了过敏反应。她的身体以自己的表达方式在向她诉说她看不到的事情（她的眼睛），以及她在这段关系之中是否能够真正地呼吸（她的鼻子和肺部）。梅根在这段关系之中缺乏情感边界，并且她的免疫系统的反应也缺乏边界——对环境中良性的事物也起了过敏反应。

最终梅根找变态反应症的专科医师做了检测，发现自己对尘螨过敏。她找了一个新公寓，在那里她很小心，避免接触尘螨。在她的新住处，她的哮喘和过敏症状都减轻了——远离了有毒的男朋友和尘螨。然而，她的皮疹、瘙痒、抓痕还在持续。

在我见到梅根之前，她有过三次以上的严重皮肤感染并伴随高烧，她进行了三轮多的抗生素治疗，两个疗程的口服类固醇以及三次类固醇注射剂治疗。在医学中，当免疫系统对身体造成伤害时，我们广泛使用类固醇来抑制免疫系统疾病——在梅根的例子中，这种伤害是指鼻子过敏、哮喘和严重的皮疹。类固醇能够暂时减轻由免疫反应造成的炎症反应，但却对免疫系统过度反应的这个根本原因无能为力。但是，她在七个月的时间内使用的三轮抗生素和五轮类固醇治疗，严重地改变了她的肠道环境。

我们的免疫系统与肠道细菌息息相关，当用抗生素和类固醇杀死或抑制一些肠道细菌时，其他不健康的细菌和酵母菌就会生长起来。如此一来，我们的免疫系统亚马孙战士在那个时候就将更进一步激活了。它试图攻击并消除不健康的细菌和酵母菌在肠道内的生长。

不过，千万不要误会肠道细菌是不好的。正相反，它们对我们的健康和幸福是必不可少的。在人体的肠道中，有100万亿的细菌，细菌重量达900～2300克，是一个人所有人体细胞数量的10倍！人是一个会吃饭、呼吸的生态系统，和我们的朋友肠道细菌一起。

在梅根的例子中，抗生素及类固醇破坏了她的肠道细菌。她的免疫系统加足火力去修正这种不平衡，开始对食物起了反应，并也视其为敌人。她的亚马孙军队处于暴乱中。除了其他活跃的过敏反应——哮喘和花粉热之外，梅根也处在发展成食物敏感性或食物过敏性的风险之中。梅根的肠道细菌在过去的七个月中遭受了沉重的打击。

在我第一次看到梅根的时候，我们对她的症状采取了整合治疗法。首先搞清楚她的身体想对她说什么，来以此开始我们的治疗。梅根很清楚她和前男友的关系对她的身心都有害。我问她是否在生活中与其他人的关系也有类似情况——忍受着毒性的友情关系或家庭关系。我们需要知道，让她的身体反应如此强烈的，是特殊的经历，还是生活中的一种常态。她认识到她不善于设定边界，和她的前男友是这样，和朋友们以及同事们也一直是这样。她还意识到，听从精神顾问的建议而非自己的身体直觉显然是个错误。

为了疗愈自己，梅根认识到她需要对人际关系建立健康的边界。她还需要辨别出她的身体当下会对什么做出反应，然后避免刺激。我们停止了一切含有多种化学成分的外用处方药和乳膏（以免她对这些起反应），只让她使用椰子油、橄榄油或蜂蜡药膏。此外，我们还检测了她的食物过敏性及敏感性。

在我们第二次见面的时候，梅根改善了一些，但胳膊和腿部还是有些较轻微的皮疹。检测结果显示，她并没有食物过敏症，但她确实对柑橘和鸡蛋有一些敏感——这两种东西她都不再吃了。我们建议她选择天然的抗炎性食物和补充剂：亚麻油和月见草油，以及大量颜色鲜艳的水果和蔬菜。水果和蔬菜的颜色其实是抗氧化剂，它是抗炎性的。我们还查看了她的肠道菌群情况。意料之中，由于她服用抗生素的缘故，她肠道中的健康细菌很少，并且存在炎症。对此，我们采用了高剂量的益生菌〔至少1万亿CFU（菌落形成单位）〕、谷氨酸盐（一种良性的氨基酸，能够减轻肠道炎症），以及"益生元"（可溶性纤维），来帮助健康的细菌生长。不过，人不可能通过服用补充剂获得所有健康的肠道菌群，所以我也鼓励她多吃发酵食品，诸如泡菜、豆豉、开菲尔酸乳酒、红茶菌饮品（康普茶）等。

在上述所有治疗方法的作用下，梅根的皮疹有了显著的改善。我上次见到她的时候，她只有一个胳膊上还有一块很小的皮疹，我们给它涂上了外用药膏。我期待她在我们下次会面时能够痊愈。对梅根来说，获得身体智慧——聆听她的身体的信号，是她能够痊愈的关键。她现在又开始重新约会了，但是选择下一位伴侣的时候，她会注意听从来自身体第一线的智慧——这样亚马孙战士们就不用再次走上战场了。

需要了解的是，我们的免疫系统能够做到极其的精准，比如对豚草花粉起反应而不对栎树花粉起反应。与此同时，免疫系统还有一个强体上的"总量控制"。一个有哮喘症的人，即一种对支气管和肺部的过敏反应，当在进食使他们过敏的食物，或者生活在一个使他们易感受到花粉和霉菌的环境中时，他们的哮喘症状可能会加重。接触多种过敏原的累积效应会使整体的免疫过敏反应以及炎症的伤害增强。通过这种方式，多轮的抗生素治疗会扰乱肠道细菌，使人更易于形成一种食物敏感性或过敏性，接下来就会使整体的过敏免疫反应增强。

这里有一个例子来阐述我的说法。特雷弗是我诊室里的一个八岁男孩，活泼可爱。在婴儿和学步时期，他在得感冒或流感的时候会有轻微的哮喘反应。不幸的是，他在三四岁的时候发展成了耳部感染，并且进行了六轮的抗生素治疗。当我看到他的时候，他还出现了湿疹，且哮喘加重到了需要日常治疗的程度。我把特雷弗介绍给了一位变态反应症专科医师，他诊断的结果是特雷弗对尘螨、霉菌和牛乳制品过敏。他的母亲和我开始着手清理他的生活环境，使尘螨和霉菌最小化，并且切断了他所有的乳制品。随着他环境中这些过敏原的消失，他的免疫系统渐渐"安定"下来，湿疹也好了。他不再需要日常的哮喘治疗，只有在生病的时候需要使用吸入器。接下来，我们开始着手从抗生素造成的破坏中重建他的肠道细菌，这样他就不会那么脆弱，避免发展成更多的过敏症了。

搞清楚自身的免疫疾病

在美国，有十二分之一的女性曾经得过自身免疫疾病。最常见的自身免疫疾病，是由甲状腺功能减退导致的桥本氏甲状腺炎，这种疾病90%的患者都是女性。因为自身免疫疾病和过敏都是源于免疫反应的过度激活（以及不适当地激活），所以它们的预防和自然疗法也是类似的。以下是最常见的自身免疫系统疾病列表。

自身免疫系统疾病类型
类风湿性关节炎：关节和周边组织炎症
全身性红斑狼疮：影响皮肤、关节、肾脏、大脑以及其他器官
口炎性腹泻疾病：对麸质（存在于小麦、黑麦和大麦中）的反应，会导致小肠组织的损伤
恶性贫血：由于无法吸收维生素 B_{12} 导致的血液红细胞减少

白癜风： 由于色素的流失而导致的皮肤上的白色斑块

硬皮病： 一种结缔组织疾病，会导致皮肤、血管、肌肉和内部器官的变化

牛皮癣： 一种会引起发红、刺激性以及导致密集的、薄片状的银白色斑块的皮肤状况

炎性肠疾病： 一组结肠和小肠的炎性疾病，包括克隆氏症和溃疡性结肠炎

桥本氏疾病： 甲状腺的炎症

阿狄森氏病： 肾上腺激素不足

格里夫氏症病： 甲状腺过度活跃

反应性关节炎： 关节、尿道和眼睛的发炎；会导致皮肤及黏膜的溃疡

干燥综合征： 破坏产生泪水和唾液的腺体，导致眼睛和嘴的干燥；可能会影响肾脏和肺部

1 型糖尿病： 对产生胰腺细胞的胰岛素的破坏

就像你在列表中看到的，自身免疫疾病的症状十分多样化。但是大多数自身免疫疾病的症状，都和患者感到疲劳甚至像得了流感，精力不振并且身体疼痛相关联。

利拉是一个疲倦、悲伤但是有动力的女性，她来到我的诊室是受到一个自身免疫疾病教育会议的启发。像很多患有自身免疫疾病的患者一样，利拉的疾病始于严重的身体压力。她形容自己是一个"优等生"类型的人，一个成功的女商人。在25年前她被严重的细菌性脑膜炎击倒之前，一切都很好。后来她从脑膜炎中康复了，但是开始遭遇红斑狼疮的漫长的困扰。利拉在被诊断出来患红斑狼疮的时候孩子还小，她与情绪失控的酒鬼丈夫在一起生活。是的，这些都加剧了她的症状。

利拉曾在一些世界上最好的医疗机构就诊治疗，但是尽管治疗了很多次，她还是由于狼疮、慢性疲劳、失眠症、慢性偏头痛以及持续的胃气胀和便秘的综合征而在90%的时间都卧床不起。她的母亲和女儿都在随后诊断出了狼疮，并且她的女儿还有其他的自身免疫疾病。利拉还忍受着尘螨、树木和草的过敏症状。她是一个免疫系统着火的典型案例。

在过去的几个月中，利拉停止了食用麸质和乳制食物，只吃有机食物和非转基因食物。她还开始服用很多的补充剂，包括维生素D_3、镁、复合维生素B、锌、鱼油、维生素B_{12}以及谷胱甘肽。当我第一次在诊室看到她的时候，我特别关心她的营养问题。利拉当时在服用29种药物，包括用于自身免疫疾病的化疗药物，以及很多已知会降低身体内维生素B和镁水平的药物。我开处了综合粪便检查来检测她的血糖生成指数、植物、食物过敏和食物敏感测试，并且进行了深度的营养学测试。

此外，利拉还遭受着失眠之苦。多年之前她曾被诊断为阻塞性睡眠呼吸暂停症，但她没有使用她的持续正压通气设备，因为那会使她晚上嘴巴干燥。持续正压通气设备（CPAP）是睡眠呼吸暂停症患者佩戴的一种面罩，能够打开气道，这样睡眠者在晚上可以很好地呼吸。我鼓励她去找一个更适合她的CPAP面罩，因为改善睡眠对治疗她的自身免疫状况非常重要。

在她复诊的时候，她还告诉我她有严重的平衡问题，以及在短期记忆上的重大问题。实验室血液检测表明她并没有食物过敏，只是对香蕉有轻微的食物敏感性。由于她持续地感到疲劳，我还检测了她的 MTHFR 基因特征（我们在第6章提到过的），她有一半的基因是反常的。基于此，我们让她开始服用活性甲基叶酸、B_{12}、B_6和镁，来改善能量和 MTHFR 的缺陷。营养测试表明，她在功能上缺乏所有的B族维生素及所有的脂溶性维生素。她还显示身体存在过度氧化（由炎症引起的），并且用于平衡的抗氧化剂（维生素A、E、K、C）不足。她的粪便检测显示她的脂肪消化能力很弱，这会破坏维生素A、D、E、K的吸收，这些都是重要的抗氧化剂。她还缺乏至关重要的抗氧化剂、排毒剂，谷胱甘肽。谷胱甘肽是身体最有效的抗氧化剂，并且对很多的功能都很有必要，包括适当地解毒在内。利拉的检测显示有解毒功能弱的迹象。在所有这些问题之下，难怪她会感到如此病重。

利拉那时已经在服用谷胱甘肽补充剂（在参与了自身免疫疾病峰会之后），但是我们将她的剂量提高到之前的3倍。我们加入了抗氧化补充剂，以及含有欧米伽6（Omega-6）和Γ-亚麻酸（GLA）的更高品质的鱼油。给她补充Γ-亚麻酸，增加了亚麻酸的转化来帮助控制炎症。我发现，在欧米伽3中增加Γ-亚麻酸对我很多炎性疾病的患者都很有帮助，比如湿疹甚至是红斑痤疮患者。Γ-亚麻酸的常见来源是月见草、紫草或者黑加仑籽油。

粪便检测还显示，她的有害细菌过度生长，健康的细菌不足。我们开始让她在餐前服用消化酶来辅助她的脂肪消化功能。我们通过广谱抗菌草药补充剂来治疗她过度生长的有害细菌，随后几个月用强效益生菌补充。由于她对香蕉的轻微反应，我们让她在治疗的几个月内都不要食用香蕉。

当我们下次见面时，利拉已经在使用她的CPAP面罩，并且觉得没那么累了。她还在继续服用大多数补充剂，并感觉自己的狼疮症状有了缓慢的改善。在服用了抑制细菌过度增长的草药后，她的腹胀和胀气都明显减少了很多。她的精力更多了，头痛更少了。当我在四个月后再见到利拉时，我几乎认不出她来了。她的狼疮症状和慢性疲劳几乎奇迹般地康复了，而且在一天内的大部分时间内她都很活跃。她已经感觉好到可以带着孩子们在全美自驾游了，这是数十年来的第一次。不过，她的病毒性疾病和疲劳加重确实还有点儿小反复。但在几周后，她又回到了更佳的能量水平上，偏头痛的问题基本上没有了。

利拉的治疗可能看上去复杂，因为她的疾病很复杂。但是，帮助利拉所采取的步骤和我用在所有严重过敏和自身免疫疾病患者身上的是一样的。它们是：

（1）减轻压力，维持正常的肾上腺功能。

（2）通过食物和补充剂减轻身体炎症。

（3）辨别可能的过敏反应。

（4）学着避开使你过敏的东西。

（5）检查肠道功能和粪便细菌。

（6）在需要药物的时候使用药物。

减轻压力，维持正常的肾上腺功能

就像前面提到的梅根或利拉一样，大多数自身免疫疾病的患者在讲起他们的首发症状时，都会谈到伴随症状发生的疾病，以及让他们感受极端压力或损失的事情。持续的压力对免疫功能有很大的影响，并且导致了过敏和自身免疫反应的爆发。此外，压力增加会加重已经在控制之内的自身免疫失调症。

在一项很吸引人的研究中，哮喘和类风湿性关节炎患者被要求在日志中写下他们生活中的压力体验。写了四个月后，患者们的哮喘和类风湿性关节炎两种症状都有了大幅度、可测量的改观。[1]可以这么说，简单地写下你的生活压力能够让它出来"到纸上"，而不是让它留在你的身体内部刺激免疫系统。

压力会导致过敏和自身免疫症状，而减轻压力就能减轻这些症状。就像我们在上一章中讨论过的，冥想及祈祷活动都能大幅度降低应激指标。温和的运动也会很有帮助，尤其是瑜伽、太极或气功。自身免疫疾病患者还经常会有慢性疼痛，运动对控制疼痛来说是非常重要的。我们在第3章中讨论过加强肾上腺功能，可以根据你的需要，减少咖啡因摄入和服用B族维生素。还要记住，深度睡眠是我们受益最多的抗炎行为。因此，获得足够的睡眠时间并确保高质量的睡眠（就像利拉戴CPAP面罩一样）是非常重要的。

减轻身体炎症

在过敏和自身免疫疾病中，炎症是由过度活跃的免疫反应造成的。我们可以通过抗炎性饮食，即颜色鲜艳的水果、蔬菜、坚果和鱼来抵消免疫系统造成的伤害。此外，还可服用抗炎性的补充剂，比如姜黄素、绿茶、生姜、菠萝蛋白酶、乳香提取物、维生素D等。市面上有各种各样把这些强大的抗炎性物质结合在一起的补充剂。这些对关节炎及炎症性肠病患者格外有效，也可以用于不同的过敏或者自身免疫反应疾病中。我还会推荐含有至少1500毫克EPA、500毫克的DHA的高质量鱼油欧米伽3补充剂。此外，我还见过把600毫克欧米伽6、Γ-亚麻酸加入欧米伽3疗法中，并取得很好的效果的例子。Γ-亚麻酸（GLA）通过一条不同的酶链发挥作用，能够使二十碳三烯酸（DGLA）这种具有抗炎作用的亚麻酸数量增加。对严重风媒过敏，有流鼻涕、打喷嚏症状的人，使用抗炎性产品异槲皮素（isoquercitrin）会取得很好的疗效。它是槲皮素（quercetin）的有效形式。槲皮素是一种类黄酮，可从红色水果色素如苹果或浆果中提取，具有抗炎性，也有抗组织氨的特性。在推荐使用剂量下一日两次服用，减轻眼睛发痒和流鼻涕，很像是处方抗组织胺药，但副作用更小（不会嘴干，可降低心血管病风险，改善免疫功能）。

辨别可能有的过敏反应

辨别出免疫反应来源，能够让我们避免接触到这种物质。对身体来说，避免接触要比用免疫抑制剂（比如类固醇）来治疗症状容易得多。

如果对环境过敏，你可以做一个血液（免疫球蛋白E，即IgE）或皮肤过敏检测。皮肤过敏检测对风媒过敏原（花粉、动物、尘螨、霉菌）的确定更加准确。食物过敏还可以通过在变态反应症专科医师诊室中的皮肤点刺试验来诊断。不过，食物过敏（food allergy）检测并不是完全准确的，食物敏感（food sensitivity）检测甚至更甚！这就是为什么通常的内科医生很少采用食物敏感检测的原因。对于选择食物敏感测试的实验室，我很挑剔，因为有一些实验室对看上去无关的和不过敏的食物给了阳性结果，这根本无法在临床上使用。

当确实发现对某类型食物敏感后，比如在8个类别的牛乳制品中找到8个有高度阳性免疫球蛋白G反应，我们可以在自身上检测这个结果。也就是说，把这些食物切断一段时间，比如两周，看看感觉如何。皮疹有所改观吗？流鼻涕呢？关节疼痛呢？消化呢？然后，我们再重新加入这种食物，观察反应如何，有什么变化。这是一种经典的饮食排除法和激发试验。

实际上，食物敏感甚至是食物过敏的黄金标准就是饮食排除和激发。在它的经典形式中，你会在两周的时间去除五种最具过敏性的食物：牛乳制品、大豆、鸡蛋、花生以及麸质，然后你再分别重新加入它们三天，然后再次去除，注意症状的所有变化。这是非常有价值的实践，但是需要遵循一些重要的原则！如果你像前面提过的梅根一样，对那些不包含在食物组合中的某些食物过敏（对她来说是柑橘），你就没法找出它来。如果是这样，我便会采用检测来测试食物过敏和敏感的主要原因。这样我可以针对患者的身体对什么起反应，来做一些更加集中的检查。

那么，一个人会不会对食物过敏和敏感测试都是阴性，但仍旧对食物起反应呢？会！这就真的需要你使用自己的身体智慧来聆听了，去辨别什么对你的身体好，什么对你的身体不好。我发现，患者们在辨别他们认为自己起反应的东西，与他们实际上起反应的东西上，通常都格外地准确。结果可能你不会总是喜欢，尤其是当它意味着要放弃你爱吃的东西时。不过，当你真正地注意你在吃的东西和身体的反应时，你会很惊讶地发现自己竟能够如此快速地辨别触发你敏感的食物。如果你知道吃茄子会让你感觉不舒服，那么就别吃了！你的身体测试比你的血液测试更加精准。

如果有严重的自身免疫系统疾病且没有得到改善，你或许可以考虑尝试自身免疫饮食，也就是尽量避开那些通常对免疫系统而言最易致炎性的食物。这些食物包括：所有的乳制品、所有的麸质，以及大豆、鸡蛋、花生、豆质类、木本坚果和所有的谷物。你一定会问，"那我到底还能吃啥？"我的答案是，肉、鱼、蔬菜、水果，以及藜麦、菰米、苋菜籽（不是真正的谷物）。这就是自身免疫饮食。如果病情通过这种饮食改善很快，且在你的肠道及免疫反应恢复了正常的时候，你便可以慢慢加入之前排除掉的那些食物。

由于"无麸质"的狂热，我想在这里特别为麸质做一个详细说明。麸质是一些谷物内的蛋白质：小麦〔包括斯佩尔特小麦（Spelt）、法老小麦（farro）、粗粒小麦粉、卡姆小麦以及其他〕、黑麦、大麦以及小黑麦。严重的麸质过敏会导致严重的疾病，称作为口炎性腹泻。常规的实验室血液检测也能够诊断出这种疾病，而且相当准确，不过偶尔也会漏诊。此外，还可以通过肠道的活组织检查来进行诊断，因为麸质过敏会对肠道内排列的内皮细胞造成相当大的伤害。口炎性腹泻是很严重的，有这种情况的患者需要十分认真地避开所有形式的麸质。

还有一些人是麸质敏感，就像我那个通过切断麸质而治好了三十年的慢性偏头痛的患者一样。怎么能知道你是不是对麸质敏感呢？最好的方式就是在两到四周的饮食内切断麸质，然后再加进来。看看你感觉如何？麸质敏感的人在吃含麸质的食品时会有皮疹加重或过敏、腹痛、腹泻、便秘或疲劳等症状。就像对很多食物一样，有些人可以吃一点儿麸质，不会有问题。但是一条法式面包，再加上白汁意大利面及带有面筋（小麦麸质）的肉丸，将会把他们推向麸质过敏的悬崖边缘。

有一种状况，会促使我去让患者试着切断一段时间的麸质，而不管他们的检测结果如何，那就是桥本氏甲状腺功能减退，这种病显然会产生与麸质重合的抗体。我曾经在患者们切断麸质后而不得不重新调整他们的甲状腺药物治疗，因为自身免疫系统的攻击减弱了一些，甲状腺就"苏醒"并且开始重新发挥功能了。

总结一下，我并不认为麸质是邪恶的，或者切断麸质是包治百病的万灵药。我的确认为，大多数人进化到现在是能够吃各种各样食物的，包括小麦。我还认为，在美国我们对小麦谷物已经做了一些荒唐事。我不断听到我的美国麸质敏感患者告诉我他们是怎样没有顾忌地享用欧洲面包的，一点儿问题都没有。确实有一些小麦可能比其他的要更加容易引起过敏反应。

如果你有麸质过敏症，那无论如何都要避免食用麸质。如果你是麸质敏感，留心你的身体，如果麸质让你的症状加重那就避开它。如果在你的饮食中切断麸质几周后再加入，你感觉没什么不同，那吃麸质饮食是没问题的。实际上，麸质比起它的通常替代者——大米来说，是含蛋白质更高的谷物。停止麸质饮食然后吃更多的米饭会使你摄入更多的碳水化合物、更少的蛋白质和维生素，因为大米并不是一种很有营养的谷物。其他的小麦替代者，比如藜麦、苋菜籽或者小米，比起大米而言是更好的选择。

通过治疗症状的来源——过敏原自身来辨别出各种各样的过敏和敏感症，对改善过敏和自身免疫疾病是必不可少的。我们接下来讨论限制接触过敏原。

学着避开让你过敏的东西

从你的生活中移除自身免疫或过敏的触发器可能是个挑战，但我向你保证，当患者们能够避开过敏原时，我见证到他们身体症状"奇迹般的"改善。当身体不再处于慢性免疫反应之中，你能够获得的健康和活力将是非常令人瞩目的。你能够从疼痛和类似流感的症状中，重新找回真正做自己的感觉。

避开你真正过敏的食物，或者有强烈负面反应的食物，是非常重要但是通常需要意志力的。我发现，我的大多数患者们在他们开始无麸质饮食大约一个月后，才找到了他们的"最佳状态"——这过程中需要花时间来形成购物和烹饪的新模式。注意如果你只是对食物敏感，而不是过敏，你可能会在一段时间的肠道治愈养生（后面将会提到）之后可以再吃某种食物。

对风媒过敏者来说，还有其他的策略。如果你的问题是尘螨过敏，你可能会需要给自己的枕头和床垫装上防尘罩，在网上及卖卧室用品的商店都能买到。有一种室内高效空气过滤器（HEPA）以及高效空气过滤器真空清洁器，可以减轻风媒过敏原，比如花粉以及动物的皮屑。如果你有严重过敏或哮喘，且怀疑自己家里有霉菌，那可能值得投资做一个专门针对霉菌孢子的驱逐和检测。还有便宜的霉菌培养设备，你可以在网上订购，自己来检测。你可以在附录1（p.323）中查看避免尘螨和其他过敏原的指南。有一种更加艰难的情况，就是过敏患者对他们心爱的狗或猫过敏。通常我会把我家的狗狗安排在卧室之外的地方。卧室是你在家待的时间最多的地方，在这里使用高效空气过滤器。

检查肠道功能和粪便细菌

平衡肠道是治愈过敏和自身免疫疾病的基石。找一位能够进行粪便检测的医师，检测粪便功能，并详细识别粪便细菌种群。这通常需要是一位综合医疗从业者〔医学博士（MD），骨科医师（DO），有执照的自然疗法医师（ND）〕。附录2列出了在美国寻找医师的信息资源。如果无法找到一位整合从业医师做粪便测试，那么通过吃很多水果和蔬菜、吃发酵食品（酸奶、豆豉、泡菜、康普茶、味噌等）和服用最好是高效能的益生菌来保持你的肠道健康也是很有帮助的。在附录1（p.326）中，我会详细讨论如何选择益生菌。

在你需要的时候使用药物

前面疗愈过敏和自身免疫疾病的六个步骤的重点，是使你不需要再服用药物，或者是帮助减少你不得不服用的毒性药物。然而，药物在过敏和自身免疫疾病的治疗中也依然发挥着它的作用。当经历季节性变态反应的患者处在眼睛发痒和流鼻涕的痛苦中时，我会鼓励他们使用类固醇鼻喷雾。它相对来说是良性的，不会让鼻子流血，会很大程度地帮助改善症状。抗组织胺药，比如氯雷他定、非索非那定或西替利嗪也同样有效，过敏眼药水也是一样。对于有严重风媒过敏症的人，有的时候过敏疫苗注射，通过随着时间的小剂量过敏原注射能够降低免疫反应，会对症状相当有效。

哮喘用药需要单独讨论，因为有时候药物能拯救生命，有时则不然。对于哮喘患者，我会用以上的干预方式来试着减轻他们对药物的依赖，但是如果有常规哮喘症状的患者，我第一个鼓励她日常使用类固醇吸入器。

对有些患者，像梅根，我能够通过天然的方式控制住他们的症状，他们可以不用使用类固醇吸入器；然而对另外一些患者，就像前面提到的小男孩特雷弗，再次开始使用类固醇吸入器可以有效地预防哮喘恶化。如果哮喘症状一直持续的话，可以常规地使用它。以上提到的天然干预方式都不会对哮喘控制有负面影响，不过我也强烈建议你与自己的医师充分讨论哮喘药物可能带来的改变。

如果有自身免疫疾病，药物治疗将会很复杂。部分原因在于，现在用来改变和镇定免疫反应的药物有大范围的副作用及长期风险。然而，在某些情况下，去承担这些风险是值得的，因为这些药物稳定了一种几乎致命的疾病，比如严重活跃的炎症性肠病，严重使人虚弱的系统性关节炎，或者狼疮。如果在长期使用疾病调节药物，你想要做出任何改变之前，应充分和你的医师探讨。事实上，你的整合医师和你的专科医生都有同样的目标——就是使你的疾病得到控制并且避免任何对你的关节和器官的永久性伤害。通常，我都会与患者们的专科医生一起合作。在用于监测疾病的实验室数据以及体征显示有改善之前，我们是不会减少或者改变用药的。

过敏和自身免疫健康检查

- 对环境过敏导致的打喷嚏、鼻塞、眼睛痒、哮喘等，最理想的是找一位变态反应症专科医师，去做一个针对你所在地区的植物、动物、霉菌以及尘螨或其他昆虫的皮肤测试。免疫球蛋白 E 血液测试在所有检测室都能做，不过这是个第二选项——它没那么准确，但是比不测要好。

- 对于食物过敏，皮肤检测（确保所有相关的食物都包含在内）和血液检测（IgE）都同等有效，但结果同样不能完全依赖。不过，它们可能会给我们指出正确的方向。

- 如果上述所有的检测都是阴性，那么做个食物敏感性测试可能会有帮助。它比起食物过敏测试来说更加不值得信赖，所以，我把它作为一个指引方向，用在最好的食物测试——排除饮食法（详见 28 天计划）之中。我会推荐在美国生物科技研究室（U.S. Biotek）进行食物敏感性测试。
- C 反应蛋白 (CRP)，用于检查慢性炎症，慢性炎症可能说明有潜在的医学紊乱，包括活跃的自身免疫疾病。
- 关节炎影像学检查（如果有严重的炎症性关节疼痛），检查类风湿因子（RF）和核抗原（ANA）。如果这其中有数值升高，你的执业医师或风湿病专家应会给你做另外的检测来进一步说明情况。
- 检测甲状腺功能（甲状腺功能不全会逐渐破坏免疫功能）：促甲状腺激素、游离 T3、游离 T4，以及抗 TPO 抗体（对桥本氏甲状腺功能减退的抗体检测）检测。
- 检测 25- 羟基维生素 D，维生素 D 水平低会使自身免疫疾病的风险加倍，对于一个自身免疫疾病的患者，它应高于 40 毫微克每毫升。
- 检测唾液肾上腺，如果有疲劳问题的话。一般由综合医师、自然疗法医师或针灸医师来实施，或者可以通过网上在线实验室来进行。
- 综合粪便检测，这个无法在常规实验室实施，因为他们不做肠道正常菌种的检测。我会强烈推荐来自热那亚诊断室（Genova Diagnostics）的升糖指数（GI）效果检测。你需要一个有执照的从业医师来给你申请，然后帮助你重建肠道平衡。医生的数据实验室（Doctor's Data）也同样可以做相当好的综合粪便分析。

配合运用身体智慧原则，在帮助过敏和自身免疫疾病患者们改善症状上我们取得了显著的成功。当症状和免疫反应改善后，他们恢复了信心，在生活中充满活力。此外，这样还能够减少或避免他们使用风险药物。身体就是这样开始逐渐增长智慧的。

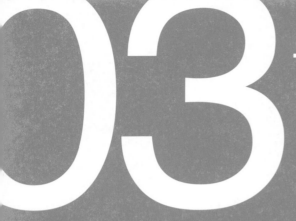

03

与身体对话，
治愈你的
生活

Using Your Body Wisdom
To Heal Your Life

88%需要求助医生的疾病，都是由我们自己选择的生活方式造成的。如何饮食、睡眠、运动、与别人相处，还有找到生活的方向，决定了我们大多数人的健康水平。这意味着，与身体对话，使行为符合自己的直觉和健康，能够消灭掉大多数病因，进而让疾病得到预防和治愈。

尽管每个人的身体状况是不同的，但是有一些基本原则是所有人都需要的——即使是那些爱辩论的专家们都同意。无论性别、种族、阶级、国籍，每个人都需要有营养的食品、获得充分休息的睡眠、保持健康和强壮的运动、让人愉悦的社会关系，以及明确的生活目标。这些是治愈慢性身体损耗的根本。

在这一部分中，你将了解到如何构建这些根本，以满足你个性化的需求。这些将支持你去过一个自己身体喜爱的生活。

第 8 章

——

饮食：让身体真正快乐的多样食物
Eat: Weight Gain, Weight Loss, and Nourishing Your Body

我的一位患者拉克希米，55岁，体重86千克，身高162厘米。她每周骑车三次，每次骑30～60千米，做瑜伽，并且饮食健康。

我的另一位患者凯蒂，30岁，体重57千克，身高175厘米。她每天运动60分钟，上有氧健身课或跑6千米。她是素食者且饮食无麸质。

拉克希米有着非常正常的血压和胆固醇，美好的婚姻和性生活，以及几乎完美的深度营养鉴定。拉克希米在减轻体重之中挣扎着，她像她的母亲一样在更年期之后做了很多努力。不过，在其他方面她与自己的身体相处得还是很不错的。

凯蒂的血压和血糖都很低。她的胆固醇太低，根据深度测试，她有严重的营养不足。凯蒂抱怨自己低力比多、疲劳和关节痛。凯蒂一直在与厌食症做斗争，她讨厌自己的身体。

这两位患者都需要我的帮助。尽管拉克希米根据国际标准严重超重，但她从身体、思想到心灵都非常健康。她是一位具备身体智慧的女性，只是单纯地在减重方面遇到了难题，这需要有策略的温和引导。从另一方面来说，凯蒂可能是苗条的，但实际上她是与身体智慧对立的。她无法感觉到身体发出的饥饿信号，忍受着焦虑和抑郁，而她的高强度运动项目更进一步恶化了肾上腺机能失调。她有着长期的疲劳症状，但是由于持续对自己施压而忽略了这个信号，这导致了进一步的伤害和疾病。她甚至改变了对自己身体的视觉感知——她看到镜子里的自己是个胖子，而其实她看上去更像是饥饿的难民。凯蒂用嘲笑和掠夺的态度支配着自己的身体。如果没有身体智慧的帮助，不理会身体对她的尖叫——让她去休息、去睡觉、去吃饭，这真的会害死她自己。

如今的主流审美执着于女性的外表，而忽略她们的内心。在这种影响下，拉克希米和凯蒂都挣扎着要成为所谓"完美体型"的女性。在现代文化中，每天做多次要吃什么的决定是件很棘手的事情。一位拥有身体智慧的女性，在任何时候都会聆听她的身体真正需要什么，以此来选择如何补充营养。所有的女性都是不同的，我们所有人在不同的生命阶段都有不同的营养需求。

在这30余年中，我曾经是素食者、严格素食者、鱼素者（吃素+鱼）。众所周知，怀孕的女性都会非常渴望食物。通常这就是她们的身体在告诉她们究竟需要什么。怀着儿子的时候我将近30岁，记得那时我开车路过茹丝葵牛排（Ruth's Chris Steak House）的广告牌，上面有一块巨大的、热气腾腾又多汁的牛排。一点儿都不夸张，我降低了车速眼巴巴地盯着它，心想："天呐，它看起来实在太棒了！"我的身体在清楚地告诉我它想要什么，需要什么——更多的蛋白质和铁！我会尽自己最大的努力去聆听。

如今满世界都是让人眼花缭乱的食物广告，对我们健康不利的食物密密麻麻，所以，能够感受自己的直觉并非易事。此外，还有食物具有强烈致瘾的特质——尤其是糖和加工食品。如此一来学会聆听身体真正想要什么是一件很有挑战的事。在选择食物上，培养身体智慧的第一步，就是尊重自己的直觉。让直觉的声音盖过一切外部声音——也包括我的声音。

你可以运用下面的方法来帮助自己辨别身体真正需要和想要什么，什么又是习惯性的、情绪性的、上瘾性的食物。对某些女性来说，首要挑战就是真正地感觉和辨别饥饿，此外，辨别和体验"饱了"的能力也是同样重要的。

告诉你一个运用身体智慧来为自己排忧解难的方法。下次你准备进食之前，先做几次腹式呼吸，然后闭上眼睛，将注意力沉入到身体内部，用前面学习到的练习5来帮助自己定位饥饿感在哪里，感觉是怎样的。当你轻柔地细想饥饿的感觉时，有没有什么情绪产生？如果这种情绪是"要命，我头昏眼花得再不吃点儿零食就要昏倒了"，那可能就是该吃点儿零食的时间到了；如果这种情绪是"我厌倦、生气、悲伤、害怕、焦虑……"，你可能需要花几分钟考虑一下自己的食物选择。记住，情绪性的或上瘾性的进食会让你立即去吃你渴望的东西。只是花一点儿时间去与你的身体对话，了解它到底在说什么，就能把你从一盒哈根达斯中解救出来。

当真正停下来，去跟随身体给的线索时，你可能会发现其实你根本不是真饿。大多数人，包括我在内，时不时地把食物当作是一种奖励。我们在心情不好、沮丧、厌倦等并不是真正饥饿时也会想吃东西。等到你真正饿的时候再去吃东西，是非常有技术含量的，也是真正身体智慧的体现。

把你的习惯从吃东西转移到其他能够让你充实的体验上的第一步，就是能够意识到促使你去拿零食的不同的诱因。我们偶尔都需要"感觉不错"的奖励。这不过是人的本性。在我试图帮助患者戒烟、戒酒或戒过度饮食时，我通常帮助他们设定不会那么有破坏性的、新的"好处"。非食物的好处可以包括：洗个热水澡、到户外散步或跑步、大声放一段你爱的音乐并随之起舞、打电话给你最好的朋友、读一本书、看一场你爱的表演或来一段美妙的性爱。全都非常健康。有很多的可能性。当你在跳舞、散步、谈话、沐浴、性生活后，真正感到饥饿的时候，你可以吃一些东西。

有一些对食物的渴望是生理性的。比如，当缺乏睡眠的时候（作为一个医生和双胞胎的母亲，我曾经有过很多这样的经历），我渴望糖。必须得承认，这个对我来说是不正常的。但是我理解到的是，劳累的身体在告诉我："给我一些快速的能量，我快不行了……"其实我真正需要的是小睡一会儿。有的时候，我真的很想吃羽衣甘蓝，特别是工作了一天非常需要补充能量的时候。我的身体告诉我，它想要的就是那些维生素和矿物质。

对食物上瘾是件大事，尤其是对那些加工零食、快餐、高糖食物。它们在你的大脑中建立了一种多巴胺反应，当不吃它们的时候，你会深刻感受到放弃它们的痛苦——易怒、焦虑、强烈的渴望。如果这些感受你很熟悉的话……那说明你真的需要戒掉这种上瘾的食物了。1～2周内会很难受。接下来……你基本上就可以真正地摆脱那种渴望了。把那些垃圾食品从你家中请出去。告诉每个人你在做什么，得到他们的支持。

有的时候，我们需要上瘾食物的替代物。如果真的要戒掉乐事薯片，你可能需要一个替代物。对于初始者最好的办法，就是不要把上瘾的食物放到家里。这并不是说不让你再吃零食了，然而是找到一种健康的替代品——在不让你的卡路里和营养崩盘的情况下，找到能够满足你渴望的食物。

如果你喜欢脆脆的或咸味的东西，可以考虑用芝麻油和盐烤的海苔海藻（我承认自己彻底对这个上瘾了）、羽衣甘蓝片，或者爆米花——只是不要吃500克的量。如果你喜欢甜食，可以考虑加了健康的甜料和水果的全脂原味酸奶（后面你将看到哪些是健康的甜料。）你还可以在全脂原味的希腊酸奶中添加无糖可可粉，这样吃起来很像布丁。还有，把牛油果打成泥，与可可粉及甜料一起混合起来吃也真的很像巧克力布丁！我发誓。

如果你不喜欢巧克力，那可以考虑添加香草的原味鲜奶油——前提是你胆固醇水平很好。虽然它热量不低，但如果用有机奶油且你不用使用甜料或者用低卡路里甜料的话，那它对你没什么伤害。当然，你也可以在里面添加巧克力。附录1（p.327）中提到的那些生可可巧克力球——卡路里不是特别低，但是对你非常好。

最重要的是，要对你自己好。如果你已经发誓不再吃薯片，然后你在制作羽衣甘蓝片的时候，把它们烧焦了，然后在气急败坏中去楼下的7-11便利店买了袋薯片。也请放松，深呼吸。我们是人类，我们会犯错，犯很多错。咱们要振作起来继续前进，每次少吃一点儿薯片。

在诊疗中我听说过太多的流行食谱，限制这个限制那个，有时候让我也很茫然。

"瑞秋医生，我是无麸质素食主义者。"

"瑞秋医生，我采用区域减肥法饮食，再加上旧石器时代饮食。"

"我在采取低血糖、素食再加上野味饮食。"

…………

实际上，有时候问患者吃什么要比问她们不吃什么容易，就像我有患者只吃西葫芦和火鸡——不过那又是一个新故事了。每个人都需要一些不同的东西，在人生的不同阶段所需要的东西也不同。并不存在适用于每个人的完美、恒久的饮食计划。不过，聪明的营养学专家们对他们推荐的90%的食物是持一致意见的。

根据我们从现代营养学和进化医学所得知的，理想中我们应该吃：

身体智慧饮食
• 培育和生长的过程中没有使用农药、激素或抗生素的食物
• 大量的水果和蔬菜
• 豆类、荚类、坚果、种子（蛋白质来源）
• 好的脂肪像橄榄和橄榄油、坚果和种子、牛油果和椰子
• 深海鱼（含汞量低、可持续的）及一些瘦肉（最好是有机以及草饲的）
• 全谷物，如果你的身体能接受的话
• 有机乳制品，如果你的身体能接受的话
• 少量的天然糖类或甜味剂

以这种方式饮食，会大幅降低我们罹患心脏病、中风、癌症、糖尿病、自身免疫性疾病、抑郁以及肥胖的风险——这几乎是所有击垮我们健康的事了。

就食物的所有内涵来说，食物是爱、食物是慰藉、食物是快乐、奖励和庆祝，但究其真正意义，是药物——你放进嘴里的每样东西都对身体传递着复杂的生物化学信息。所以，我们才能够通过所吃的东西来治愈自己。关于你到底想要吃什么，身体智慧是可以帮忙的。

想要在令人目眩的食物中找到方向，考虑一下在我们过去一万年进化中人类的身体到底适应吃什么是很有帮助的。远古时期要得到食物很难，需要人类努力去打猎或收集才能获得。我们的身体被磨炼得吃得更少，而且努力劳动去获得食物。有一些营养对于我们的生理机能来说是必不可少的，但是却不容易从大自然获取，比如高浓度的糖、盐以及脂肪。在遗传基因的作用下，我们进化得渴望糖、盐、脂肪。在大多数的文化中，肉类都是稀有的，但却是食物供应中非常有价值的一部分。而且，如今这个世界上绝大部分人类是瘦弱的，与发达国家的人相比，他们摄入的卡路里很低很低。

对比来看，现在我们的食物体系却是被极少数几家跨国公司控制了。在美国，最常吃的食物是小麦粉、乳制品和土豆。不幸的是，大多数土豆都是以炸薯条的形式被消耗的。四分之一的美国人每天都会光顾快餐店。[1]在过去50年中，我们消耗的食物总量已经大幅度上涨。这也是为什么我们这代人正处在人类历史上肥胖率最高的原因之一——超过三分之一的美国成年人是超重的。[2]在2000年出生的人中，有三分之一会发展成糖尿病，这在很大程度上是超重的结果。当前这代人将会是第一代比他们父母寿命短的人。对于我们的价值观而言，这确实是个悲伤的论调。

我们所吃的食物类别也有很大的损失。在美国，很大一部分的饮食都是以加工食品为基础，它们将盐、糖和脂肪经过精密计算后平衡在一起来吸引人的味蕾，制造让人上瘾的生理渴望。70%的加工食品是转基因的。在美国，有机食品运动日益发展，但事实上，食品生产的主流仍然是种植业使用杀虫剂，畜牧业使用激素，动物饲料使用抗生素来增加动物脂肪积蓄。大量使用抗生素的影响是非常可怕的。在我们的世界中，抗生素的广泛使用导致"超级漏洞"正在以闪电速度生成———种对任何现存抗生素治疗都有抗力的细菌。正如之前讨论过的，食物供应中的抗生素正在进一步破坏对我们非常重要的肠道微生物。

美国最近的一份脐带血取样显示，其中平均有超过200种化学物质的存在。在检测到的287种化学物质中，有180种可以导致人体或动物的癌症，217种对大脑和神经系统有害，208种导致出生缺陷或者动物试验中的非正常发育。[3]想知道为什么我们的孩子在注意力缺失症和学习障碍症中的比率突飞猛涨？因为我们正在经历一个人类历史上最大规模的工业食品及有毒物质接触实验。

那么，我们能做什么？这里有一些好的消息。和传统饮食相比，采用有机饮食一周的时间就能够使农药接触大幅降低89%。[4]那些以受到农药污染的谷物为食的动物所产出的肉和奶，可能是我们接触到的农药最主要的来源。农药是脂溶性的，因此会残留在动物的脂肪和肉之中，直到它们被屠杀为食物，或者是农药释放在它们提供的奶之中。因此，简单地购买有机牛奶和肉，或者限制肉的摄入，就能给我们对农药的接触带来很大的改变。尽管现在比起过去的25年来说，有机牛奶和肉已经更加普遍可得了，但它仍然很贵。如果你正在决定如何投资你的食品预算，那就别把它挥霍在有机苹果、有机肉、有机牛奶上，买普通的牛油果和玉米。通过限制肉的摄入来弥补你的食品账单差额，来选择健康的、更支付得起的蛋白质来源，如豆子、谷物和坚果。你整体上会更加健康，还会大幅降低你接触农药的概率。下面这份来自环境工作小组（Environmental Working Group）的清单，一直以来对我和我的患者们都非常有用。[5]

含农药最高的目录 （列表由最差到最好）	含农药最低的目录 （列表由最好到最差）
苹果	牛油果
桃子	甜玉米
油桃	菠萝
草莓	卷心菜
葡萄	香豌豆（冷冻）
芹菜	洋葱
菠菜	芦笋
甜椒	杧果
黄瓜	木瓜
圣女果	奇异果
甜荷兰豆	茄子
土豆	葡萄柚
小辣椒	哈密瓜
羽衣甘蓝 / 芥蓝叶	菜花
	番薯

注：环境工作小组关于农产品农药的购物者指南，在2013年统计了美国农业部的检测，发现数千种水果和蔬菜样本检查中共有165种不同的农药。

在花费很多年研究各种食物战争的是非曲直后，食品记者迈克尔·波伦（Michael Pollan）总结出了我最喜欢的饮食建议，"吃真正的食物，美味不可多得，以植物为主"。就像迈克尔指出的（也是所有食品专家都会同意的），标准的西方饮食对我们的健康是非常有害的。[6]迈克尔说的"真正的食物"，是指那些被认可的、源自于生活之中的食物。他的小书《饮食规则》（*Food Rules*）是关于食品智慧很好的参考。其中提到，"不要吃任何你的曾祖母认为不是食物的东西"。如果你能避开大部分这类食物，恭喜你——你已经从炎性致病饮食转向了抗炎且有益健康的饮食，并已经取得了很大进展。

到底该吃什么呢

好了，关于不该吃什么已经说了很多了。对你而言，更重要的是你该吃什么，没有什么能比具有抗炎性、富含营养的饮食能更快、更彻底地治愈你了。

去吃彩虹

如果食物是深红、紫色、蓝色、绿色、橘色或者深棕色（想想浆果、葡萄和红酒、紫甘蓝、羽衣甘蓝、红薯、姜黄、巧克力、咖啡和茶），那它基本上是对你是有益的。黄酮类是一组能够发挥抗氧化活性的植物色素。黄酮类给植物性食物增添了颜色，同时也包含抗炎、抗过敏、抗病毒和抗癌等特性。

吃黄豆和扁豆

我很乐意让人们迷上黄豆和扁豆，因为它们既便宜又富含营养。它们是抗炎性的，而且蛋白质高、纤维高（能够降低胆固醇和降低血糖），并且富含叶酸、维生素B_6和镁。转基因大豆的名声不好，它种植广泛，被加入到了很多"人造食物"中来以增加蛋白质含量。在对传统形式的有机大豆效果研究中，豆腐、豆豉、味噌、毛豆——对降低胆固醇和各种癌症的效果几乎是无异议的。而且，它们都是极好、极便宜的蛋白质来源。我一向主张从健康的蔬菜来源中获得大部分的蛋白质需求——主要是豆子和坚果。但对大部分人来说，在饮食中吃一些肉、蛋和乳制品也是可以的。这就是要用到身体智慧的地方。在我的诊疗经验中，有人对以素食为主的饮食感觉更好，有人把肉食作为饮食中更常规的部分会更适应。你需要细心观察，怎样做才能让你的身体反馈出快乐健康的信号。

吃十字花科蔬菜

什么是十字花科蔬菜？它们也被称作芸薹属植物，包括花椰菜（菜花）、卷心菜、西蓝花、抱子甘蓝、羽衣甘蓝、芥蓝、芜菁甘蓝（大头菜）、小萝卜和芝麻菜等。它们在烹饪的时候闻起来都有点儿硫黄味（类似鸡蛋的味道），所以它们是人体中帮助解毒的硫化物的绝佳来源。它们中所含的植化素降低了结肠、前列腺、肺部及乳腺患癌的比率。

吃洋葱、大蒜和蘑菇

法国人多年来一直使用洋葱、大蒜和蘑菇作为他们烹饪的基础。难怪他们如此长寿。洋葱和大蒜含有槲皮黄酮，这是一种天然的抗氧化剂，还能够温和地稀释血液，预防心脏疾病。槲皮黄酮还能促进解毒和预防癌症。蘑菇富含 β-葡聚糖多糖，能够降低胆固醇和血糖。它们还能够激发细胞免疫系统，以预防甚至治疗癌症而闻名。这三者组合在一起，堪称保护心脏健康的美味三重奏。

吃酿造食品

酿造食品能够提供几乎所有的健康肠道细菌，我们在第7章中讨论过——酸奶、开菲尔酸乳酒、泡菜、味噌、豆豉、酸面包、醋、发酵茶、啤酒酵母等。啤酒酵母，也被称作营养酵母，是一种调味料形式的营养动力源。它吃起来有点儿像奶酪，呈黄色片状，可以撒到鸡蛋、蔬菜、沙拉以及爆米花上。它能够提供高质量的植物蛋白，是饮食中最充足的维生素B族、矿物质、硒和铬的来源。它能够降低甘油三酸酯，提高高密度脂蛋白（HDL），增加"好的"胆固醇，帮助控制血糖和清理痤疮。不过它的味道不是每个人都喜欢，但如果你喜欢的话，可以经常享用。

吃健康的脂肪

20世纪末，对"零脂肪"的狂热减少了对我们健康而言必不可少的脂肪。脂肪能够减缓消化速度，延长饱腹感。它的卡路里确实很高，但是大多数人都发现，当他们在饮食中加入更多的健康脂肪的时候，其实他们吃得更少。用健康脂肪来取代无意义的碳水化合物（白面和糖）实际上对大多数人来说是前进了一步。

对每个人来说，橄榄油、牛油果、坚果和种子、多脂鱼（像沙丁鱼或野生太平洋三文鱼）中的健康脂肪都是很好的选择。这些油脂中都含有大量欧米伽3脂肪酸,是天然的抗炎药。通过食物,或者在需要时通过营养补充剂摄入欧米伽3对大多数人都是有益的。研究结论得出,最好的欧米伽3补充剂来源是鱼油,因为它能够提供长链欧米伽3、二十碳五烯酸(EPA)和二十二碳六烯酸(DHA)。这些都具有抗炎性(对一切都好,从心脏病到关节炎),还会有助于让头发和指甲焕发光泽。

亚麻籽和奇亚籽也是欧米伽3的很好来源,但是它们在某些程度上都不如鱼油中的欧米伽3有效。如果你特别想从欧米伽3中获益,记住,这些油脂是"爆炸性的",不是说它们会爆炸着火,而是在任何的光或热的作用下,欧米伽3都会分解。想要从欧米伽3中获益,这些种子都不能被烹饪,新鲜研磨的亚麻籽可以获得最好的吸收。新鲜研磨的种子接着可以撒到沙拉、酸奶或蔬菜中,或者加入奶昔中,完整的奇亚籽也可以这样食用。如果你想使用亚麻籽油或奇亚籽油,记得把它们保存在深色瓶子内冷藏。我喜欢把它们加到橄榄油中作为我的沙拉调味料或者磨碎撒在蔬菜上。

橄榄油、牛油果、坚果、种子和多脂鱼能够降低我们的胆固醇水平,还能减轻炎症,在对抗心脏病方面能够起到很好的保护作用,使得它们成为理想的日常消耗食物。

另外值得一提的是椰子油。它是一种饱和脂肪,因此在室温下是固态的(除非你的室温很暖和!)。椰子油的味道很好,并且有案例显示它能够中和胆固醇。此外,它还富含中链甘油三酸酯(MCTs),比起长链甘油三酸酯来,它使身体更容易燃烧脂肪,更难转化为存储脂肪。这些中链甘油三酸酯有50%是月桂酸,它们在身体中转化为蔷薇色酸,有很重要的抗病毒和抗真菌特性。椰子油似乎还能改进糖尿病中的胰岛素敏感度,帮助控制血糖。它含有的酚类化合物有抗氧化作用。不过在椰子油中具有决定性作用的是中链甘油三酸酯，它们在治疗阿兹海默症中具有疗效。[7, 8]我推荐椰子油作为患者们烹饪用油之一，而富含椰子油的椰奶，也是一种很好的烹饪用料。

为了感觉更好及长寿，你要限制使用不健康的油，包括氢化油，我最不喜欢的类食物物质。植物性白油就是其中一种，它们出现在曲奇、饼干、微波爆米花、花生酱、人造黄油以及煎炸食品中。由于含有反式脂肪酸，它们几乎是我们食物中最易致炎性、最损害身体健康的东西。过多的玉米油和大豆油对你来说不那么健康，因为它们提供更多致炎性的欧米伽6。但是吃一些肉、蛋、黄油和乳制品脂肪对正常或低胆固醇的人来说是没问题的。如果过了40岁，去检测一下你的胆固醇水平，如果高的话搞清楚是饮食引起的还是遗传得来的。我们中有些人是由于遗传因素吸收和产生了过多的胆固醇，吃更多胆固醇会提高我们的坏胆固醇水平（即低密度脂蛋白，LDL）。如果你是这种情况，最好是远离红肉和乳制品脂肪。

吃全谷物

细粮，如白面做的面包、意大利面、白米饭，所含营养物质很少，所以消化得很快，直接转换成了糖。但是全谷物，如全麦、黑麦、法老小麦、斯佩尔特小麦，以及非小麦全谷物，如小米、玉米、糙米，可以提供很多营养，它们富含纤维、维生素B族以及矿物质。有一点值得引起你的注意，大多数面包房所谓的"全麦面包"只是含有一些全麦面粉，但仍旧含有白面。要记得看一下配方表，如果含有任何的"强化面粉"，那么它就不是全麦。你要找以"全麦面粉"或"裸麦粉"作为主要配料的。如果是天然酵母面包，意思是糖被微生物分解了，它甚至比普通的面包含有的碳水化合物要更少，并且味道也是极好的。尽管我热爱米饭，但它可能是我们获取到的营养物质最少的谷物，而且碳水化合物含量非常高。白米，当然是最差的，但即使是糙米也会将血糖升高至你的期望值以上。

我出生于沉迷于爆米花的美国，而且是中西部人，所以我感觉自己理所应当要分享的是——爆米花，用油来爆开的那种，它含有和新鲜水果同等水平的抗氧化物，并能给饮食中加入大量的纤维。而不幸的是，微波爆米花在所有食物中所含反式脂肪最高，应该百分百避开。其实用炉子或爆米花机做爆米花更容易。我尤其喜欢用椰子油做爆米花，因为它能在不分解成反式脂肪的情况下承受更高温度的烹饪。而且它的味道好极了。

同样在有营养的"假谷物"名单上的还有糙米、藜麦、荞麦和苋菜籽——它们实际上是种子。正因为是种子，它们才含有高蛋白质，更多纤维和营养。

吃鱼（谨慎点）

一周吃两次鱼显然在很多方面都是有益的——能够预防心脏疾病，为饮食提供丰富的欧米伽3来源。尤其是吃大马哈鱼、沙丁鱼、凤尾鱼以及鲭鱼——多脂鱼更是如此。不过从很多方面来说这也是有问题的。

首先，我们正在以惊人的速度消耗世界范围内的鱼类存储。我们并不想为了健康而把像鱼类这样重要的自然资源赶尽杀绝。SeafoodWatch.org在吃哪些鱼不伤害我们的鱼类供应上提供了很好的指导。

其次，大鱼吃小鱼，小鱼吃更小的鱼，更小的鱼吃天然存在汞的植物，所以大型鱼体内会囤积达到致毒量的汞（以及其他的污染物）。总的来说，如果整条鱼的尺寸不大于你盘子的尺寸，就不会含有大量的汞。

我们市面上含汞最多的鱼是金枪鱼和剑鱼。不过这跟鱼是在哪里捕获的有关，并不是所有的金枪鱼都含汞量高，但是大多数是这样的。Foodwise.org 是一个很好的信息来源，可以查看你所在地区哪些鱼的含汞量低。

再次，现在大多数海鲜是水产养殖得来的。很多养殖的鱼并不吃常规的东西，因此失去了很多使它们成为健康食品的重要营养物质。此外，为了防止疾病，养殖鱼还被打了抗生素，我们之前也讨论过，抗生素对我们以及环境都是有害的。大西洋养殖大马哈鱼将疾病传染给野生大马哈鱼。此外，养殖大马哈鱼还被人工染成了粉色，这样它们看上去就像野生大马哈鱼了——这可不是我理想的健康饮食。不过，也并非所有的养殖鱼都有问题，有一些陆地基地的养鱼厂既干净又环保。

好吧，那在这个世界上我们能吃什么呢？！可以参考下面的清单。另外，在Fishwise.org上也可以找到既含汞量低也可持续捕获的水产品清单。

污染物含量低、可持续捕获的水产品

- 鲈鱼：有条纹的，美国养殖的
- 鲶鱼：美国养殖的
- 北极红点鲑（arctic char）：养殖的
- 蛤蜊类：养殖的、野生的
- 邓杰内斯蟹（北美洲太平洋沿岸的大型可食蟹）：野生的
- 黑线鳕（北大西洋的食用鱼）：美国、冰岛野生的
- 蚌类：养殖的
- 牡蛎：养殖的、野生的
- 银鲑（coho salmon）：美国、加拿大野生的
- 王鲑（king salmon）：美国、加拿大野生的

- 红鲑（sockeye salmon）：美国、加拿大野生的
- 扇贝：养殖的、野生的
- 鱿鱼：野生的
- 鳟鱼（trout）：美国养殖的

喝茶、咖啡、红酒，和巧克力一起

好消息来了！传达好消息总是让我很开心。就像之前说过的，如果一种食物的颜色很深，那它通常就是富含类黄酮的，而且具备抗炎性和抗氧化性。

绿茶能够帮助减肥，预防所有类型的癌症，并且提供茶氨酸，我们在第6章讨论过它。它还能减轻焦虑，既有助于睡眠又能清醒头脑。红茶也有益处，尽管稍微不如氧化程度低的绿茶。红茶和绿茶都能减缓认知退化并且降低C反应蛋白（这是一种能够反映系统性炎症的血液检测指标）。

在美国人的饮食中，抗氧化剂来源排名第一的是咖啡——关于美国饮食这是个可悲的论述，但是咖啡的确含有很多抗氧化剂。部分归因于此，咖啡的消耗降低了2型糖尿病、中风、帕金森病、痴呆症的风险，并且减少肝癌和肝硬化的概率。咖啡的缺点主要是由于人们饮用不当造成的。很多人喝咖啡是为了让自己继续前进，但其实那时候我们真正需要的是打个盹——更好的日常睡眠。还有一个事实，喝大量的咖啡，一天多于8盎司的量，会对胃产生伤害，并带来胃部灼热的风险，还会提高血压和心率。对于休息得很好的女性，日常喝1~2杯的咖啡可能是没问题的。

红酒也富含类黄酮，此外它还含有一种特殊的抗氧化剂——白藜芦醇。目前已知它能够防止动脉粥样硬化，可以强健动脉，防止癌症。有趣的是，其他类型的酒，在饮用节制的情况下似乎能够增加寿命。我们还不能完全确定原因是什么，但是我怀疑可能是少量的饮酒所带来的放松反应可以平复肾上腺应激反应的效果。对女性有益的饮酒量是，一小杯烈酒，或一杯6盎司的红酒，或是一杯啤酒。喝得比这个多就不再对你的健康有益了。如果你患有糖尿病或有糖尿病先兆，你一定要知道，酒精在身体里会直接转化成糖，喝酒和吃巧克力蛋糕一样。也正因如此，经常饮酒会导致摄入额外的糖及卡路里，也会造成体重增加。

　　就像很多事情一样，自我节制是关键。还有一点温馨提示，如果你持续地用酒精来放松，那你的需求很容易逐步升级，使得酒精依赖变成习惯性。当你高兴的时候，和家人、朋友们在一起的时候，酒是好东西，大体上是健康的。当你"利用"它来减轻压力或阴暗的精神痛苦时，它可能是危险的。要小心。

　　在过去的十年里，我最喜爱的健康信息就是吃巧克力的习惯是健康的。巧克力富含很多类黄酮，还含有非常重要的镁和精氨酸。这就是为什么日常吃少量的黑巧克力（想想长条形巧克力的一块）能够降低血压的原因了。巧克力还能抑制血小板聚集，意味着能够预防血液凝结或心脏病发作。它富含植物固醇，有抑制胆固醇吸收的作用。大部分巧克力是以块状或以热巧克力饮料的形式消耗的，它们都是和糖及牛奶混合在一起以优化口感的。糖，当然对我们而言就没那么好了。所以最有帮助的巧克力是那种跟其他配料相比，可可（cacao）含量比率最高的那种——其中的代表就是黑巧克力了。可可含量比率越高，健康的疗效就越好。如果你想让你的巧克力疗法最大化，可以选择生可可粉，它没有被加热，因此所有疗愈成分的效力都被保留了，在大多数健康食品商店都能买到。它能够做成生巧克力球甜点（在附录1中你会看到这个我最爱的食谱）。不过要提醒一句：它们实在太美味！我第一次做生巧克力球的时候，在睡前忍不住吃了几个，结果直到深夜三点才睡着。巧克力，尤其是浓缩巧克力，里面含有咖啡因，如果你对咖啡因敏感，在晚上吃它的话一定要小心。

加点儿香料吧

在烹饪中用到的很多香料都有着非常重要的疗愈特质。前面已经讨论过姜黄，它具有强大的抗炎性和预防癌症的特性。同样有着有益疗效的香料还有红椒、生姜、牛至、迷迭香、肉桂、辣椒等。味道越刺激效果越好。

如何让生活甜蜜蜜

我有很多患者都在与减轻体重、糖尿病做斗争，因此我想提供一些关于甜味剂的建议。

从"糖果列车"上下来，确实在某种程度上意味着停止吃糖，学着热爱没那么甜的东西——没有额外甜味剂的东西。但有时候，我们确实只是想要一点点的甜，那么最好的方式是什么呢？

首先，蔗糖本身并不是最坏的甜味剂，高果糖的玉米糖浆才是！它有抗胰岛素的效果，所以它会引发糖尿病。在我看来，和糖一样坏的是人造甜味剂——糖精、阿斯巴甜、三氯蔗糖。关于这三样甜味剂的安全性，特别是三氯蔗糖对健康肠道细菌的减少作用，都曾被广泛研究并引起争议。然而，我主要关心的是，它们是无热量且不会升高血糖的，但是我们的身体对它们的反应是胰岛素水平升高——就和我们吃了糖一样。所以，当你在一天中开始喝第四杯无糖汽水时，你要了解的一个事实是，即使是在没有吃糖的情况下，你也将自己置于患糖尿病的风险中。

所以，当一个女孩想要甜食的时候她该怎么办？嗯……我会主张食用少量的糖、蜂蜜、枫糖浆、糖蜜，这对大多数人来说都是可以的。如果你努力地与糖尿病做斗争，那么龙舌兰蜜是一个选择。它是一种含卡路里的甜味剂，它的糖分子吸收速度要比前面列出的那些慢一点儿。如果你需要不含卡路里的甜味剂，甜菊糖苷是一个健康的替代品。甜叶菊是一种热带雨林植物（你也可以在你的花园里种植），它非常甜，但是还留有一种苦的回味。甜叶菊实际上能够改进抗胰岛素性，降低你的糖尿病风险。但是苦的回味是一种障碍，所以有时候把它和其他健康的无热量的或低热量的甜味剂（比如某种糖醇）混合起来使用会有帮助。你可能对在无糖口香糖或薄荷糖中作为甜味剂的糖醇最为熟悉了。它们使得无糖口香糖能以减少蛀牙而闻名——它们确实有这种功效。其中有无热量的（赤藻糖醇），有低热量的（山梨醇），还有比糖卡路里低一点点的（麦芽糖醇）。它们有一种温和的甜味。它们无法被吸收，因此会直接穿过肠道并会引起腹泻。有些人对它们格外敏感，所以，你在尝试的时候要谨慎一些。甜菊糖苷在大多数的健康食品商店里可以买到，有粉末以及液体的形态。糖醇也有粉末形态，尤其是无热量的赤藻糖醇，在健康食品商店里也可以买到。

要避免的甜味剂	有卡路里且比较 健康的甜味剂	低卡路里或无卡路里的 健康甜味剂
果葡糖浆	龙舌兰蜜	甜菊糖苷
糖精	蜂蜜	赤藻糖醇
阿斯巴甜	枫糖浆	木糖醇
三氯蔗糖	糖蜜	
乙酰氨基磺酸钾	枣子	
纽甜	蔗糖	

食物是我们的文化、家庭以及生活庆祝必不可少的一部分。饮食自然是一种乐趣。当与我们爱的人在一起庆祝的时候，吃东西真正成了它本应是的那种乐事。当选择能让我们获得营养，能让身体快乐的食物时，我们会感到舒服，还可以保持健康。在家乐氏谷物圈早餐麦片（Froot Loops）和多力多滋中长大的我，原来无法相信新鲜的、有机的食物味道会好那么多，我觉得十分惊讶。如果资金限制了你的食物选择，那么先从便宜且有营养的食物开始——烹饪一锅豆子，并使用香料；自己种植蔬菜（可能对有些人比较难）；自己做酸奶。简单的食物烹饪起来既美味又方便。

我不是个食物极端分子，以上这些只是供你参考。我认为任何人都应该偶尔享用一点儿甜点。很显然，任何人的饮食都需要一点不同的调和才能感觉最好。记住，听从并跟随你的身体智慧，看看它将你引导向何方。祝你好胃口！

———

第 9 章

睡眠：保卫你的正常睡眠
Sleep: Rest and Repletion for Your Body and Mind

　　如果说疲劳是来找我问诊的女性们抱怨得最多的问题，那么，睡眠问题绝对可以排第二。对男性来说也不例外。

　　失眠症和缺觉会让一个人感觉（或呈现出）出疯狂的一面——易怒、脾气暴躁、健忘、沮丧，甚至严重的时候会出现偏执或精神病。现代社会中我们处在一种缺觉流行症之中。为什么我们很多人都难以入睡或保持熟睡状态？原因通常是生活因素和生理因素的结合，解决的方法就是学习如何选择和你身体的需求相一致的生活方式。

　　加布里埃拉现年50岁，离异，穿着考究，是一位非常成功的高科技顾问，她还有两个十几岁的男孩。在我第一次见到她的时候，她向我抱怨失眠症——主要是在半夜会醒来然后无法再度入睡。我一度认为这可能与她压力太大，以及正经历绝经期有关。但有趣的是，加布里埃拉并没有处在绝经期，且肾上腺检测显示她的压力水平非常正常。实际上加布里埃拉在她忙碌、高要求的工作以及单身母亲的生活状态中生机勃勃。

加布里埃拉原来一直睡得很好。她曾经是个热爱各种运动的女性，直到她开始出现睡眠问题。然而，由于要照顾上了年纪的父母，而且工作安排也日益繁重，她开始变得不太活跃了。目前，她开始了和一个很棒的男人约会——这是她生活中一个非常好的发展。那个男人恰好还是个红酒鉴赏家，所以她现在每晚都要喝上一到两杯的红酒。

　　红酒就像阿普唑仑（Xanax），它让你放松，但这种感觉在3～4个小时后会逐渐消失，通常导致你在深夜两三点钟还很不愉快地清醒着。当她住在新男友家的时候，她养成了用手机作闹钟的习惯——并且在睡前忙里偷闲地处理几封邮件和短信。

　　当加布里埃拉意识到原来是生活方式造成了失眠之后，她开始做出改变，恢复天然的睡眠模式。她抽空去跑步或去健身房，一周三次。她很不情愿地减少了红酒饮用量，然后非常惊讶地发现自己睡得比之前好多了。她现在每周只会在晚餐时候喝几次红酒。另外，她还把手机从卧室中赶了出去。我常说，床和卧室（除非你住在工作室里）是用来睡觉和做爱的。禁止工作，也禁止与工作相关的东西（电脑、电话等）。我还建议把电子设备，包括电视，都从卧室中移出去。加布里埃拉现在做得很好，如今她大多数时间都睡得很香。

　　美国国家睡眠基金会建议，一位成年人需要7～9小时睡眠才能得到充分休息。青少年需要更多——8～10小时。但是在2000年的时候，美国人每晚平均睡眠时间只有6.5小时！而美国并不是个例。缺乏睡眠已经是一个跨越现代社会的流行难题。

　　不幸的是，现代文明的很多特质会让睡眠变得困难。过多的市内和户外的照明，包括在睡前看"屏幕"，都会降低我们褪黑素的水平，使得睡眠更加困难。日常久坐和摄入过多的咖啡因也降低了深度睡眠对人体的疗愈效果。

难以获得充足睡眠，一部分原因是我们现在比历史上任何时候都工作得更多。在过去20年中，我们的年度工作及通勤时间共增加了158小时。从1969年以来，有孩子的职业母亲的工作及通勤时间已经增加了241小时。而且，放弃睡眠去工作被看作是"敬业或奉献"，反之睡得多，或者至少睡得充足得到休息，被认为是"懒惰或放纵"。理念先进的公司已经开始意识到，其实休息得好的员工工作效率更高，并开始在办公场所设置休息室等空间。但是，我们大多数人还生活在对睡眠不友好的环境中。

拥有身体智慧，意味着当你劳累时，你就会去睡觉。很疯狂是吗？我知道。当然，所有人都有真正值得牺牲睡眠的时刻——比如，照顾一个刚出生的婴儿，或者赶一个对于你职业生涯很重要的项目。不过记住，要让这些情况成为例外，而不是变成规则。你的默认设置应当是每天保证好的睡眠。当你不得不牺牲睡眠去做别的事情之后，要优先考虑还上睡眠债。这很重要。

获得正常的睡眠

把自己弄到床上和腾出时间来睡觉或许是个挑战，但是，当你睡不着或不能保持熟睡状态的时候，挑战性就更大了。这里有一些有利于打造睡眠友好环境的基本原则：

会干扰睡眠的药物

- 控制血压的药物：

   *β 受体阻滞药：普萘洛尔、美托洛尔、阿替洛尔、奈必洛尔、纳多洛尔等

   *α 受体阻滞药：哌唑嗪、多沙唑嗪、特拉唑嗪等

- 治疗哮喘的药物：

   *β 受体激动剂（beta agonists）：沙丁胺醇、奥西那林（metaproterenol）、吡布特罗（Pirbuterol）、特布他林、新异丙肾上腺素（isoetharine）、左旋沙丁胺醇（levalbuterol）、沙美特罗（salmeterol）

   * 茶碱

- 治疗咳嗽、感冒的药物及抗过敏药物：伪麻黄碱、苯肾上腺素（phenylephrine）、羟甲唑啉（oxymetazoline）鼻喷雾剂

- 抗抑郁药：西酞普兰、艾司西酞普兰、氟西汀、氟伏沙明、帕罗西汀、舍曲林、文拉法辛、安非他酮

- 皮质类固醇：可的松（cortisone）、甲泼尼龙（methylprednisolone）、强的松（prednisone）、去炎松（triamcinolone）

- 治疗注意力不集中的药物

- 调节甲状腺的药物：左旋甲状腺素、碘塞罗宁、干燥甲状腺剂（dessicated thyroid）

- 治疗心脏病及抗心律失常的药物：胺碘酮

- 治疗阿兹海默症的药物：多奈哌齐、加兰他敏、利伐斯的明（rivastigmine）

- 治疗帕金森的药物：左旋多巴、恩他卡朋、金刚烷胺（Amantadine）

- 治疗偏头痛且含有咖啡因的非处方药物

- 治疗癌症的药物：赫赛汀、他莫昔芬（tamoxifen）

- 补充剂：S- 腺苷甲硫氨酸（SAM-e）、人参、麻黄属植物、脱氢表雄酮（DHEA）、肾上腺或甲状腺补充剂、含有刺激物或咖啡因的减肥补充剂、瓜拿纳、马黛茶（Yerba mate）、圣约翰草、育亨宾（yohimbe）、B 族维生素

避开咖啡因、限制酒精。 我发现患者们的咖啡因敏感性有着惊人的差异，从"什么咖啡都不敢喝否则就睡不着觉"到"在睡前喝双份的浓咖啡

还能睡得像个婴儿一样"。从基因上说，不同人的咖啡因代谢速度有快有慢，因此其刺激所带来的影响也有快有慢。你要知道自己是什么情况。我们大多数人在下午3点以后都需要避免咖啡因才能睡得好。限制酒精，至少在睡前3小时内不要饮用，这能够防止你在夜间醒来。

避开会干扰睡眠的药物。 不少常见药物会干扰某些个体的睡眠，但不会对每个人的睡眠都有影响。如果你正在服用上面列表中的药物，那么尽量在早晨服用，避开晚上。最好与给你开药的医师商量一下，如果可能的话换成另外一种药物。请运用你的身体智慧来感觉某种药物是否可能成为你的问题。

在白天活跃起来。 任何形式的运动都会使你更容易入睡，并提高睡眠质量。简单散个步，或是剧烈一点的运动都可以。晨练及户外运动最有益，因为日光能使你的生物钟保持规律——在白天清醒和活跃，在晚上困倦。晚上运动对有的人来说没问题，但如果太接近睡觉时间可能会有刺激作用。要注意什么对你的身体奏效。对我们某些人来说，睡前做温和的运动（散步、瑜伽、太极、气功）也能让人休息好。

在睡觉前一到两小时把家中的灯光调暗、声音调低。 光污染是影响我们睡眠质量的重要原因之一。想想大城市日落后的灯火通明，还有你自己家里那些明晃晃的灯光。这些现代社会的产物改变了我们的生理节奏——天黑的时候生物钟会告诉我们该休息了。在过去的数十年中，家庭照明污染变得更严重了。智能手机和平板电脑通常是靠发光二极管或LED来照明的，比起传统的白炽灯泡、蜡烛、火光，它们会发射出更多的蓝光。我们很多人都把家里的灯泡换成了新型节能的LED灯泡，它们同样含有更多的蓝光。所有在晚上接触的光源都会扰乱我们的生理节奏，把你的生物钟从

"现在是晚上"改成了"我不确定"。光对你眼睛中的光受体产生刺激效应——接着就会给松果腺发送信号，其产生的褪黑素就会减少。褪黑素是你的生物钟发出的睡觉和"现在是晚上"的激素信号。然而，强烈的蓝光比起颜色更黄、波长更长的光而言，双倍地抑制了褪黑素的产生。[1]因此，现在我们经常接触的蓝光，比起以前的室内照明光来说，有两倍的负面作用。

一项发表在《英国医学杂志》的研究显示，青少年在屏幕前花的时间越多，他们入睡所需的时间就越长。如果青少年一天对着屏幕超过4个小时，晚间睡觉时间少于5小时的可能性是平常的3.5倍。他们还有49%的人可能入睡时长会超过60分钟。[2]最近一个针对青少年男孩的对照研究显示，睡前佩戴琥珀色眼镜（作用是阻挡蓝光）能够防止褪黑素水平下降，增加睡意。[3]

所以，针对现状我们应该怎么保卫睡眠呢？

首先，在睡前2～3小时内完全避免接触屏幕是最理想的。然后，在睡前几小时内调暗你家中的灯光。你在一天的不同时段可能需要使用不同的灯光——白天使用接近全波段光谱的灯光，晚上使用白炽光或其他没有蓝光的电灯泡。当然，烛光和火光是非常有利于睡眠的。如果你十分依赖于电脑和电视作为晚间娱乐，那就认真考虑一下买一个琥珀色眼镜，或者在电脑或iPad屏幕上装个琥珀色的过滤器。这里有一个免费便捷的应用程序（https://justgetflux.com），可以缓慢地减少你电脑发射出的蓝光，在接近晚上的时候会增加黄光。

这些改变对你来说非常重要，对孩子和青少年们更为重要。扰乱生理节奏不仅影响睡眠和心情，它还会让我们容易得癌症。接触健康的光线，模仿我们生来就该体验的光线——白天是全波段光谱，晚上是有限的琥珀色光，睡觉的时候是完全的黑暗，能够让我们保持健康、快乐、精力充沛。

睡前的零食。在接近睡觉的时候来顿大餐实在不算是个好主意。不过，睡前几小时内吃一点儿小零食对某些人来说可能是有益的。火鸡富含色氨酸（一种氨基酸），可以帮助睡眠；牛奶中的酪蛋白（一种蛋白质）也有催眠作用。所以，睡前来一杯热牛奶助眠的说法确实是有科学根据的！一小片火鸡肉再配上一块抹了奶酪的全麦饼干或一片苹果，就是个很不错的套餐。更重要的是，在睡前要避开单一碳水化合物（像糖、白面、白米饭），因为它们会在你睡觉的时候让你的血糖急剧升高再降低——有可能会把你弄醒。然而，健康的复合碳水化合物——像一小片水果或全谷物面包，能够帮助色氨酸穿过血脑屏障，让你忙碌的大脑平静下来进入休息状态。其他的富含色氨酸的食物还包括大豆、螺旋藻、鸡蛋、鱼和贝类、芝麻、菠菜——所以每个人都能找到适合的催眠食物。

值得一提的是，我的很多患者都会有起夜的困扰，尤其在岁数变大以后这更加成为一个问题（特别是对男性来说）。热牛奶可能是个舒适的夜间助眠饮品，但是总的来说，要在临近睡眠的时候避免太多的液体摄入，这样才能降低在夜间小便的概率。而且，大多数患者认为自己不得不在晚上起床小便，实际上他们是因为其他原因醒来的，然后才觉得自己得去小便了。如果你在晚上睡得很香，你可能会发现自己根本不需要起来去厕所！

睡前洗个热水澡。这会让人放松，并且会提高身体的温度。随着身体温度降低，整个身体自然就变得困倦了。大多数人在稍微凉一点儿的房间里睡得更好，所以，尽可能地根据自己的需求让睡觉的地方凉爽一点儿。睡觉的最佳温度是在 15～20 摄氏度之间。在季节炎热或经历潮热时，使用简易风扇不仅能降温，还可以制造出白噪声，白噪声能帮助一些人睡得更好。还有，尽管保持屋内凉爽能够帮助睡眠，同时保持脚的温暖也能帮助睡眠。睡觉的时候穿上袜子，或者以其他方式确保脚是温暖的能够减少半夜醒来的概率。

选择舒适的寝具。如果你的床垫不太舒服，它可能会干扰到你的睡眠。如果早晨醒来时候比你睡之前感受到更多疼痛，你可能需要考虑换个床垫了。还有，不少床垫都释放有毒化学物质，尤其是新床垫，所以要选择一个更加环保的。市场上的床垫多含有聚氨酯泡沫、甲醛、硼酸、锑（一种类似砒霜的重金属），其中最糟糕的是含有多溴联苯醚（PBDEs）的（也被称作是阻燃剂）。这些都会影响你的免疫系统功能，有引发癌症的风险。最好使用更加天然的床垫，比如用棉花、羊毛或乳胶制成的。买床垫就是一个考验你身体智慧的绝佳机会。每个人对床垫质量的需求都有些许的不同，所以，如果你没有真正躺在上面的话是无法做出选择的。去选择一个会让你的身体哈哈大笑的床垫吧。

试着在晚上10点去睡觉。在阿育吠陀（印度草药按摩）传统疗愈中，能让人获得充分休息的睡眠时间是在午夜前的几个小时。记住，我们的身体习惯于日出而作日落而息，所以，与这种古老的生物钟越同步，我们休息得就越充分。现在有个毋庸置疑的事实——有些人是"夜猫子"，他们的生物钟改变了，使得他们在午夜之后才想睡觉，然后在上午10点到中午之间才能起床。这些人往往是自由职业者或者是上晚班，所以在上午8点开始"正常工作"对他们来说是十分痛苦的。多年以来，我一直都在帮助我的"夜猫子"患者们慢慢地改变他们的就寝时间——每周提前15分钟，直到达到他们的睡眠目标为止。这个可以通过日常的实践和坚持来完成，但是在假期，夜猫子一般会……再度回归到夜猫子。然后又得再度把自己调整到之前的目标作息。只要你的睡眠时间足够长，改变睡眠生物钟并没有什么本质的错误。只是这样对很多人来说都不方便，尤其是那些和早鸟型的人打交道，他们是一旦太阳越过地平线就会起床的。如果你是个早鸟型的人，那对你来说重要的是你要早早睡觉，这样即使你起得早，你也能得到足够的睡眠。

让卧室成为你的睡眠圣地。卧室应该是黑暗、安静、凉爽并且没有电子设备的（尤其是电视机），当然也包括你的手机，因为它在你睡觉的时候还在持续地传送信号。几乎我认识的所有人都不只用手机来打电话——手机已经变成工作用具之一了。在睡觉的时候把你的手机放在旁边，就类似于把工作用的电脑开着放在床头柜上一样——所有你没回复的信息和邮件都在向你招手。它使你的精神保持在紧张状态——这和深度休息是水火不容的。于是，当你晚上醒着的时候就会有一个邪恶的诱惑让你去发短信、回邮件——这抑制了你的褪黑素生成，并且延长你失眠的时间。我对把你的手机放在头部附近这事儿格外忧心，因为研究表明，高频率使用手机的人患脑部肿瘤的比率会上升。

对某些人来说，无论是发光的还是不发光的电子设备，都会干扰生理节奏，因为它们会发射电磁场。并非每个人都会如此，但如果你发现自己用尽了各种努力还是躺在床上无法入睡，你可以考虑把闹钟及其他所有电子设备都从床边拿走——距离床至少1米。如果不确定你的电子设备是否是个隐患，你可以用高斯计来检测一下它们的电场强度，高斯计在网上就可以买到。要确保你的所有电子设备产生的电场没有超出专家们建议的范围。

耳塞对减轻环境噪音非常有帮助——包括人类或动物制造的打鼾声或其他声音。当我的双胞胎刚会走路时，夜晚需要我和我丈夫轮班看护。我们都对耳塞给"不当班"那一方带来的隔音效果堪称崇拜。耳塞有各种材料制成的，从简单的泡沫到硅酮到定制耳塞（就是专门根据耳道的形状来造型的那种）。每个人的喜好不同，所以我建议你自己来发掘你喜欢的类别。我个人最喜欢的是硅酮耳塞，不管是从价格还是从方便程度上来说都无可挑剔。不过我必须承认在戴着它们睡觉的时候曾经错过了一次火警。如果你是那种无法忍受在耳朵里放东西的人，还有挂耳式降音设备也相当好用，网上可以买到（检索hibermate.com）。如果因为要照顾小孩子而无法降低噪音的话，那尽可能降低卧室中让你分心的噪音，帮助你的伴侣解决打鼾问题或者考虑白噪音机器。

把猫咪或狗狗请出卧室。除非你绝对确信宠物的拥抱、移动或叫声不会把你弄醒，否则就该为毛茸茸的小伙伴另找一处睡觉的地方。如果你能休息得好，你将会成为一个更好的宠物主人。如果你和孩子一起睡的话，他们可能也会干扰你的睡眠。每个人都要自己决定是否和婴儿以及幼童一起睡觉——这里并没有正确答案。但如果你的孩子严重影响了你的睡眠，在早晨你会成为一个耐心少得可怜的妈妈。如果你需要晚上哺乳的话，实际上和婴儿一起睡会更容易些。但当他们长大一些后，孩子们可能会成为夜间睡眠的巨大破坏者。帮你自己一个忙，把你珍爱的宝贝放到一个安全舒适、属于他自己的地方睡觉。过渡时期可能会比较难捱，但换来的是对长期而言优质的睡眠，这通常还是值得的。我的建议是，如果在可预见的未来里，你和你的家人们会睡在一个屋里，那么弄一个你能弄到的最大的床（或者是拼起来的床）是比较好的选择。

考虑薰衣草或香蜂草（Lemon balm）精油。 你可以在洗澡时使用它们，以乳液或油的形式涂在皮肤上，或者是滴在枕头上面。它们有催眠的作用。

不要在床上做任何除了睡觉和做爱以外的事情。 如果你没有失眠的问题，你可以在床上看点儿书，只要不是和你工作相关的就可以。如果你确实有失眠症，最好是在卧室外的椅子上读书，然后在昏昏欲睡的时候再去上床睡觉。永远不要在床上工作、做作业或者付账单。

在床上回复邮件或者短信对你的睡眠尤其有害，首先它们会把你弄得清醒，其次在你试图睡觉的时候，电子屏幕发出的蓝光会照到你的眼睛里，这会减少你的褪黑素。如果你醒来以后在15分钟内无法再度入睡，起床做点儿别的事情放松一下。把你的身体训练成在床上只能睡觉——或者性爱。尤其是因为性能很好地催眠。理想的状态是，你应该至少在睡前的一小时内不要再工作或做其他任何有压力的事情。留两个小时来放松，做一些简单的家务，或和你爱的人在一起是最好的。

还是无法入睡

上面提到的这些建议对我所有睡眠失调的患者们都有用。但尽管如此，很多女性还是在失眠的边缘挣扎。如果你的问题是睡觉时头脑清醒且无法停止思考，下面这些有效的治疗方法可供你选择。

首先，运动及某些类型的冥想（坐式或散步式冥想、瑜伽、太极、气功等）在训练思想平静方面有奇效。简单的腹式呼吸（练习2）也对此非常有帮助。你还可以运用练习5来查看身体的感受，到底是哪些部位紧张，无法"允许"你入睡？你能深呼吸至身体的每个部位，并保证在第二天早晨醒来的时候处理掉它们的恐惧吗？想象一下，当你吸气进入紧张的颈部或忙碌的大脑时，所有的想法、恐惧、焦虑都在随着你的呼气离开你的身体。

每个人都会有难以平复他们的大脑的时候，尤其是在承受着巨大的压力、混乱和悲伤时。我有一些患者总是被狂乱、喋喋不休的大脑折磨着。在这些情况下我信赖的疗法有下面这些。记住几乎所有的睡眠草药和补充剂都会增强其他的睡眠或焦虑药物或酒精或处方麻醉剂的疗效。在尝试这些之前，如果你在服用任何其他药物的话，请一定咨询你的医生。

有助于睡眠的草药和补充剂

缬草根：睡眠草药中当之无愧的皇后。强有力的研究显示，缬草根在帮助入睡，以及在改善和扩展深度睡眠上发挥着卓著功效，还有利于形成健康的睡眠周期。缬草根使用的剂量范围很广，从20毫克（在大多数的缬草根睡眠茶中）到600毫克（在补充剂中），在睡前45分钟服用。它的副作用是早晨有宿醉效应，对大多数女性来说不会有，但是有一些会。其他的常见副作用是某些人会多梦，这可能没什么，也可能是个问题——如果梦是噩梦的话。就像对待所有物质一样，我的建议是从小剂量开始再根据需求增加。缬草根如果能够常规服用的话，其实效果是最好的。

西番莲：它的果实又称百香果，这种植物除了很漂亮之外，它还可以有效、温和地治疗焦虑和失眠。它的副作用很少，且对那些使用缬草根无效的人来说会有用。它可以以茶的形式服用（泡一茶匙的量，约10～15分钟），或者是以胶囊或酊剂的形式服用。通常还把它与其他的草药结合起来用于睡眠治疗。

镁：我们讨论过镁对能量和肌肉放松很重要，但是它也同样能够帮助睡眠。一项针对上了年纪的人的很好的试验表明，在睡前服用500毫克的镁能够有助于睡眠。[4]镁存在于多种形式之中，有一些对软化大便更有帮助（柠檬酸盐、氧化物、氯化物）；有一些有助于睡眠、疲劳或痉挛肌肉的吸收（天门冬氨酸盐似乎对疲劳尤其有效，甘氨酸或L-苏糖酸亚铁针对焦虑或睡眠），还有可以局部使用的镁氯化物露、凝胶或油。有一些医师推荐睡前把它涂在脚上，这对于孩子们来说也是一个很好的睡前仪式。另外，睡前用泻盐（硫酸镁）洗澡也能够放松并有效果。

其他有帮助的草药和补充剂：就像我们在第6章中讨论过的，茶氨酸、拉贝拉（口服薰衣草精油）、卡瓦都是可以减轻焦虑、帮助睡眠的补充剂。市面上很多的睡眠疗法都是把草药和补充剂结合起来，这样能够增强疗效。简单安全的草药有甘菊、啤酒花、半枝莲和香蜂草，都很值得添加到治疗之中。初步研究表明，加州罂粟的种子提取物对焦虑和失眠可能有效，尤其是在最近的研究中，罂粟的种子提取物被用来和镁及山楂一起使用。加州罂粟的种子提取物还有降低夜间疼痛的特性，所以从某种程度上来说，这对由慢性疼痛带来的失眠来说是个值得尝试的选择。

有很多种类的补充剂也对睡眠有效。如果我的患者既有焦虑症又有失眠症，其中一项值得信赖的治疗方案是5-羟色氨酸（5-HTP），我们之前详细讨论过它。它是血清素的初期形式，对大多数女性来说它能够使她们镇静，帮助她们入睡并保持熟睡的状态。如果在服用处方抗抑郁药物，记住，是不可以服用5-羟色氨酸的。如果你在服用药物，请在使用之前咨询你的医生。

褪黑素是一种非常安全的睡眠补充剂，也非常有效，可在睡前服用4~5毫克。松果体作为设定我们内部生物钟的一个程序，到了晚上会释放褪黑素，因此褪黑素对那些改变了生物钟的人来说是有效的。比如，研究显示，在旅行中经历时区改变之后，服用4天的褪黑素会缓解时差影响。它对倒班工人及对年长的、天然褪黑素水平低的人也会有效果。在我治疗青少年的睡眠问题上，它是一种主要的补充剂。不过，它对成年人的慢性失眠症不是那么有效，但是对某些成年人是安全有效的——所以试试它是没问题的。

激素会干扰我的睡眠吗

如果你长期处于压力之下，特别是在40岁到60岁之间，毫无疑问，你的激素会影响你的睡眠。而且通常不是向好的方向。

有些女性在晚上的应激反应会加剧，睡前皮质醇水平升高，本来那个时候水平应该是低的。在第3章我们提到过肾上腺疲劳，探讨了天然皮质醇曲线——早晨水平高（让人充满能量），晚上水平低（让人容易入睡）。对于那些就是睡不着的患者们来说，检测肾上腺唾液皮质醇水平会有帮助。如果睡前皮质醇水平高，除了冥想以外，服用一些补充剂可以帮助降低夜间皮质醇水平。我最喜爱的两种是磷脂丝氨酸和南非醉茄。磷脂丝氨酸会减缓皮质醇上涨，尤其是在经历生理压力之后。它在预防痴呆症方面也显示出潜力。南非醉茄是一种传统的印度草药，它是一种适应原——当你需要力量和刺激时，它能提供给你。如果你压力大且皮质醇水平高，它能帮你平静下来，还能有效地支持处于压力之中的肾上腺。

随着年龄增长，我们的睡眠周期也会发生一些改变。我们会睡得更早、起得更早，更容易在半夜里醒来。换句话说，就是我们老了以后睡得更轻了。[5, 6]围绝经期和绝经期的激素改变使得这些变化进一步复杂化。对多数女性来说，在四十出头的年纪，当她们处在月经周期的最后阶段、经前两周时，黄体酮水平会有一个自然的下降。这会加剧经前不适和焦虑症状，还会影响睡眠——当天气炎热的时候黄体酮对身体有镇静作用。黄体酮低的其他特征还有"潮热"，晚上或白天都会有，尤其是经前一周，而且通常月经流血会非常多。如果在这种激素状况下，你再有额外的重大压力，你的黄体酮会进一步减少，且以上所有症状都会加重。任何形式的减压都会有帮助，这是必然的。我的很多围绝经期患者抱怨有这些症状的，我会开处50～200毫克的生物同质性黄体酮，在经期前两周的睡前服用。这对睡眠会有卓越的疗效，因为黄体酮会分解成为别孕烯醇酮（allopregnanolone），别孕烯醇酮能够刺激γ-氨基丁酸（GABA）受体，使其平静，就像安定药或其他苯二氮类药物(用于制造各种镇静药）的作用一样。你也可以使用黄体酮软膏，不过口服黄体酮的催眠效果更好。它是一种被广泛应用的处方药。

当女性真正地进入了围绝经期，并且开始因为半夜热醒而使睡眠受到了干扰，那就真的要解决潮热问题了。我喜欢从安全的、非激素的治疗开始，比如每日两次20～300毫克的黑升麻。黑升麻可以和缬草根结合起来用于减轻潮热和改进睡眠。还有异黄酮，存在于大豆和扁豆中的那种成分，也可以抑制潮热。可以每日服用50～60毫克的金雀异黄酮（isoflavone genistein）来减少潮热的频率。这些疗法都是安全的，不太可能增加患乳腺、卵巢或子宫癌症的风险。如果你有以上病史，那么在使用任何绝经期补充剂之前你都应该咨询你的医生。中医里的针灸和草药，也会对绝经期症状和一般的失眠症有帮助。

黄体酮本身就能够帮助改善绝经期潮热，有时候我会先用它来为患者治疗。如果绝经期患者饱受夜间潮热干扰睡眠之苦，并且对其他的疗法都无效，我会使用外用雌二醇，在需要的情况下结合黄体酮，来治疗潮热。关于激素替代疗法的优劣讨论，详见附录1。即使是小剂量的雌二醇在预防潮热、保障好睡眠上都会非常有效。若患者们的失眠症不再那么严重，可以放弃使用雌激素的时候，我们会慢慢地减少剂量，最后中断使用。

如果以上这些建议的疗法都无效，还是无法让患者入眠的话，我会考虑使用睡眠药物。一般来说，我会试着限制患者需要服用的药物量，但是如果他们自己不睡觉的话我是没办法帮助任何人来恢复健康的。在上述方法都无效的情况下，安眠药物或许真的可以救命。比如，治疗任何有慢性疲劳、纤维肌痛或慢性疼痛的人的首要原则是确保他们的睡眠充足。这里有一个药物列表，列明了它们的优点和缺点。

可以常规服用的安眠药

- 曲唑酮（抗抑郁、抗焦虑药物）
- 阿米替林和多虑平（三环抗忧郁药）
- 雷美替胺（褪黑素激动剂）
- 米氮平（镇静抗抑郁药）

可以这样说，以上这四种药物都有广泛的副作用，从早晨困倦、嘴干再到早晨宿醉效应。这些药物的使用始终应该保持在能致效的最低剂量，并且一定要在医生的指导下使用。

不能常规服用的安眠药
• 苯海拉明（一种镇静的抗组织胺药）
• 安全的过氧化苯甲酰类药物（唑吡坦、扎来普隆、右佐匹克隆）
• 过氧化苯甲酰类药物（劳拉西泮、安定等）
• Belsomra（暂无中文译名，这是一种新型独特的睡眠药物，能够限制食欲肽这种让人保持清醒的化合物，从而让人入睡）

苯海拉明是一种非处方抗组织胺药，在泰诺林或布洛芬这些产品中会有。它曾经一直是我信赖的非处方药物。不幸的是，在过去的几年中，我们发现常规使用苯海拉明（可能所有的抗组织胺药都是这样）显然会增加患阿兹海默症的风险。这可不是我们想要的。不过，我认为偶尔使用它是可以的，但最好不要常规使用。所有的过氧化苯甲酰类药物都会影响深度睡眠，它们具有致瘾性，停药的时候还会有反弹效应。所以，我只会偶尔使用它们。Belsomra是市场上一种令人振奋的新型药物，它的药物机制与传统安眠药完全不同。因为它是新药，所以我建议日常使用要谨慎，尤其在有更多关于它的一般性药物反应信息出来之前。

医学睡眠紊乱

如果以上这些建议的疗法都无法让你入睡的话，你或许需要考虑去咨询一位睡眠专家，然后做一个正式的睡眠评估。

- 严重的打鼾或夜晚呼吸停止（睡眠呼吸中止症）

- 早晨从来不觉得得到了很好的休息，无论睡了多久（多重睡眠失调）

- 腿在晚上老是动，无法睡着或者保持熟睡状态（睡眠脚动症）

- 白天会不由自主地睡着（精疲力竭、发作性嗜睡病、生理节奏紊乱）

- 睡眠过多

- 睡眠时有异常行为（睡眠中走路、吃东西、谈话、夜惊等）

很多的睡眠障碍都能够得到有效治疗。如果你担心自己可能有睡眠失调，可以在美国国家睡眠基金会查找到重要的信息（Sleepfoundation.org）。治疗睡眠失调能够让你重获新生。如果在睡眠方面有问题，一定不能掉以轻心，要确保自己得到所需要的帮助。

大概5年前，我去墨西哥进行了三周的休假。我已经有数十年没有进行过这样长的旅行了。记得在第三周的时候，我真正进入了聆听自己身体节奏的状态，在疲惫的时候睡觉，在清醒的时候玩耍或者工作。这实在是让人开心。我终于了解了自己身体得到了充分休息的样子。我便下定决心，平时也要睡够觉，这样我就能尽我所能成为一个最有耐心、最活泼、最有创造力和生产力的女性。尽管离完美还很远，但我现在的日常睡眠时间很少低于7.5个小时了。有意思的是，我现在工作起来更有创造力了，玩儿的时候也更开心更热情了，生病也少多了。

睡眠是一种静止的节奏，在夜间滋养我们的身体和灵魂，这样就能让我们在白天散发出最明亮的光彩。我希望这些睡眠建议能够帮助你成为具有身体智慧的睡眠者。你，你的家人和朋友，你生活和工作的世界都会因此受益。

大多数导致睡眠不好的问题不需通过任何的医学检查都可以得到解决。但是如果上述的睡眠方法对你无效，建议你参考以下几个检查。

失眠症健康检查
• 甲状腺功能检测：促甲状腺激素、游离 T3、游离 T4
• 选择一种追踪睡眠的设备（我们会讨论哪些是最好的）
• 肾上腺检测：唾液皮质醇检测
• 如果怀疑有睡眠呼吸中止症、睡眠脚动症或其他睡眠失调问题，向你的医生申请睡眠研究

___

第 10 章

运动：享受运动的正反馈循环
Move: Fitness, Flexibility, and Strengthening Your Body

从第一声心跳开始，活动就成了生命的标志。到底发生了什么，让生来就在不断运动的人类，现在每天九个小时地坐在电脑前，然后在剩下醒着的时间里，继续坐在方向盘或电视机前？后背和颈部疼痛、肥胖、高血压、糖尿病、抑郁、焦虑、失眠——这些全都是现代生活的痼疾。

我们生来就是要活动的。很多研究人员认为，我们在历史上的大部分时间内每天走路24公里——打猎、采集食物、逃避捕食者。显然，活动对我们的健康来说是必不可少的。即使是温和的运动，一周三次，每次30分钟，也会对健康有巨大的益处，能够降低心脏病、中风、癌症、抑郁、焦虑、失眠、慢性疼痛以及受伤的风险。

就像很多活动一样，比如性、睡觉、健康饮食，运动也会有一个正反馈循环。一旦你从一到两周的运动中受益，你就会更加想要运动。身体学会了渴求能让它感觉好的东西。因此，给自己一些你知道你需要的东西，身体下次会更容易渴望这些。这就是身体积极的自我强化循环，拥有身体智慧的人会充分利用好这一点。比如，在工作日的午饭后散步，你的血液便会以一种舒适的、减轻疼痛和舒缓压力的形式流过你的肌肉。阳光照射到你的视网膜，告诉你的大脑这是个美好的一天，你会感到更加开心。当运动的时候，你的身体会释放内啡肽，这是一种天然的类似吗啡作用的镇痛剂，能够产生一种兴奋的情绪并减轻身体的疼痛。很不错吧？不难想象，你的身体明天会更想做这件事。

为什么那么多人都不活跃？

不错，工作和家庭的需求会挤压用来活动的时间。不过还有个事实，就是当我们有压力和疲惫的时候，跑步对我们来说就没那么有吸引力了。这是尤其悲哀的，其实运动既能减轻压力又能缓解疲劳。

方达是一位意志坚定的患者，尽管她在人生的大部分时间都在回避看医生，但她却在几年前来找我了。在我见到她的时候她55岁，她一直生活在乡下，自己种植食物，并且使用天然的疗法来让自己保持健康。不幸的是，她比起人生的早年阶段已经没那么活跃了，她身高168厘米，体重是98千克。实验室检测显示她有前驱糖尿病，糖化血红蛋白达6.2，胆固醇升高，低密度脂蛋白达175，血压高达140/102。我对她的疾病风险感到很担忧，我们讨论了运动、改变饮食和减肥的重要性。一开始她的动力不足，但是在年末她的妹妹心脏病发作，方达才开始有动力关心自己的健康。

在方达的案例中，我认为如果真正有决心去改变饮食和开始运动的话，她很有可能就不需要服用控制胆固醇及降血压的药物了。但是，在她开始限制高胆固醇和高血糖食物且决心去运动之前，为了保护她的健康，我们还是请她服用药物，结果是令人满意的。

在我们最后一次见面的时候，她说："在我试着早晨去散步的时候，我必须拽着自己的屁股才能走到门口，回家再坐下的时候是如此之开心。而现在，大概一个月以后，我的身体就像一条狗一样——简直等不及要出门去了。在我不散步的时候，我感觉一点儿也不好。散步不再是个强制性劳动了——它成了一项爱好。"

方达享受到了运动的正反馈循环，现在她还找到了一位女性朋友在下午一起去散步。她的腕部负载量也增加了，而她的前驱糖尿病已经在没有药物的情况下反转到了正常状态。其实，体力活动在反转前驱糖尿病方面要比药物更加有效。新的研究论证显示，血液中随运动而增加的化学物质，能对血糖和胰岛素有直接、正面的影响。[1]

"锻炼"这个词不幸地和跑步机上那些悲惨的、大汗淋漓的形象联系到了一起。我更喜欢"活动"，因为这个词很清楚地表明，在日常生活中简单地四处走走也是有益的，园艺和庭院劳动也算在此。我鼓励患者们在日常生活中尽可能地多活动，这样他们就不需要专门花时间去"锻炼"了——后者更不容易实现。

骑自行车或走路去上班就是个很好的例子。去做一些你真正期待的活动也是有益的，因为它们对你来说是一种乐趣。很多女性喜欢去舞蹈课或者和朋友们一起做某项运动。再或者组织一场散步时候的会议，和朋友们约着去徒步旅行而不是去喝酒。如果运动对你来说有乐趣的话，就让那种积极的正反馈循环持续下去，很有可能你会运动得更加频繁。

我的朋友约翰·罗宾斯（John Robbins）写了一本很棒的书《像他们一

样活到100岁》（*Healthy at 100*），描述了世界范围内的五类健康生活到90多岁甚至超过100岁的人群。他们有来自高加索山脉（俄罗斯）的种族，也有来自巴基斯坦山区罕萨（克什米尔地名）的人，还有来自意大利海岸沿线的撒丁岛人。在日常生活中这些不寻常的人身体都十分活跃——徒步、搬运、耕作，每一例均是如此。活动对他们的日常生存来说是必不可少的，即便他们到了90多岁依然十分活跃。我的祖父母，他们生活在伊利诺伊州的一个小农场中，尽管吃了大量的培根和派，还是健康地生活到了90多岁。我确信是他们的日常活动使得他们能够保持强壮、灵活和年轻。

考虑一下我们的体能在进化中的演变，问问自己："我们生来是做什么活动的？"显然，走路、跑步、游泳、举重、搬运、划船、跳舞是人类已经做了上千年的活动。尽管自行车是后来发明的，我依然认为骑自行车也是人类的基本活动之一。就像做很多运动，比如武术、瑜伽一样，这些都已经发展了数千年。我在诊疗中确实发现，我们所适应了的活动，是最融入生活、最简单的身体运动。只要我们以正确的形式来做，它们也是最不容易伤害到我们身体的活动。

还有一点，户外活动是尤其有益的。大量的研究发现，比起能够接触到自然绿色环境的都市人来说，接触不到公园或绿地的城市居民发生心理问题的概率更高。一点儿也不奇怪，大自然对心情有有益的影响，接触大自然能够减少身体的压力激素。最近斯坦福大学的一项研究表明，在散步时间相同的情况下，与在堵车区域散步相比，在校园苍翠繁茂的绿色区域散步能够减轻焦虑和沉思，并改善工作中的记忆水平。[2]

那么，理想的活动应该是我们生来就做的活动。这是我们一天之中的一个常规部分，并且发生在户外。这包括午饭之后的散步，下班以后的遛狗，骑行去上班或去杂货店。我还推荐一类有趣好玩的活动，这是我们人类快乐能力的一种天然表达——跳舞、冲浪、和朋友们打一场街头篮球等，它们是运动、玩耍和社交的绝佳结合。拥有身体智慧的女性，无论体形或尺寸如何，都能在活动身体中得到乐趣——哪怕她自己在客厅随着七十年代的音乐扭一扭。（我不是有意冒犯……）跳完舞后你会对这种美妙的感觉感到惊奇的——记住，活动对于心情的作用就像百忧解一样强大。

活动90%的益处，都发生在一开始那10%的活力增加上。所以试试拉丁舞，沿着街区散散步，和你的伴侣或闺密们去徒步旅行。你这时的目标不一定是要去跑马拉松，而是去做让你感到足够有活力和强壮的活动。我们的目标活动量是一周150分钟的温和运动（下面会详细提到），足以保持身体健康。这个可以分解成很多小的部分。我的一些患者喜欢用智能手机或者可戴式科技设备来记录他们的步数。一天10000步的目标就很不错，这个目标在你一天的任何时候都可以完成。

对于开始一项新运动的女性请注意——小心那些太过疯狂的计划！比起慢慢开始，受伤会大幅减缓你实现目标的速度！如果你的计划太有野心，就会很难坚持去做。比自己预期能做到的少做一点儿，逐渐地增加强度，就像前面提到的方达一样。尽管我是个户外运动爱好者，但拥有一项你热爱的室内运动也是很重要的，因为天气对户外运动并不总是那么友好。去健身房，参加一个课程、跟着视频跳舞踏步或瑜伽都是很好的选择。

先动起来是首要目标。第二个目标是找到一个平衡的锻炼方式，包括有氧健身，增强力量、平衡感和柔韧性。

有氧运动

有氧运动，也被称作是锻炼心肺功能的运动，它的益处有很多，你可以在下面的方框中看到。有氧运动可以增加你的呼吸和心率，但是不会增加到你不能再多承担几分钟的程度。有氧运动意味着"有氧气"，在持续的有氧运动中，你的身体能够增加氧气消耗来给肌肉细胞提供氧气。大强度运动（想象一下气喘吁吁不能说话的状态）都称为无氧运动（没有氧气），因为你的身体无法满足对氧气的需求。

有氧运动举例	
• 散步或徒步旅行	• 游泳
• 慢跑	• 骑自行车
• 有氧课程	• 跳舞
• 健身房的心肺机	• 滑雪越野赛
• 强有力的草坪和园艺工作	• 跳绳
• 划船	• 滑冰
• 球拍类运动	• 足球
• 篮球	• 排球

如果进行有氧运动，你可以轻柔地做也可以猛力地做，这取决于你的健康水平和你的目标。在第2章中学习了我们如何测量自己的脉搏，这个技能在此处指导我们运动的强度。如果你的目标是一周至少150分钟的温和运动，那么可以根据心率来估计，对你而言什么是温和的程度。可以先从核算你的最大心率[3]开始：

最大心率 =200-0.67×（年龄）

比起标准的基于男性的有氧能力计算而言，这是一个针对女性的最新的、更精确的计算。接下来计算，对你来说，在温和运动类别里你的心率范畴应该是多少：

温和运动=最大心率×50%～最大心率×69% （**最大心率乘以0.5得出对你来说温和心率运动的低水平数值，乘以0.69得出高水平数值**）

猛力运动=最大心率×70%～最大心率×90% （**最大心率乘以0.7得出对你来说猛力运动的低水平数值，乘以0.9得出高水平数值**）

这里有一个根据年龄总结出来的温和/猛力运动心率表供你参考。

年龄范围	最大心率	温和运动 (50%～69%的最大心率)	猛力运动 (70%～90%的最大心率)
20～29	181～187（平均值183）	92～127	128～165
30～39	174～180（平均值177）	89～122	123～159
40～49	167～173（平均值170）	85～118	119～153
50～59	160～166（平均值163）	82～113	114～147
60～69	154～159（平均值156）	78～108	109～140
70～79	147～153（平均值150）	75～104	105～135

为了保持健康、预防心脏病和糖尿病，以及改善情绪，你将需要按照以上的心率范围进行每周150分钟的温和运动。如果你想要减肥、降低高血压或改善胆固醇、糖尿病，那你将需要更多的锻炼。你可以增加温和运动的时间，比如一周五次，每次45～60分钟（一周250分钟），像散步、徒步旅行、水中有氧运动或轻度骑行。你也可以在上面的心率范围内做更

多的猛力运动，一周4次，每次30分钟，或在你的训练中加入两次后面将会提到的高强度间歇训练（HIIT）。

有氧运动的益处
• 保持心血管健康
• 降低心脏病、中风、血管疾病和癌症风险
• 改善血脂
• 增加"好的"胆固醇（高密度脂蛋白）
• 减少"坏的"胆固醇（低密度脂蛋白以及甘油三酸酯）
• 减轻抑郁和焦虑
• 改善性能力、提高力比多
• 减轻失眠
• 减轻大多数因疾病和受伤造成的疼痛反应（包括关节炎！）
• 改善呼吸道疾病（包括哮喘）
• 通过燃烧卡路里和提高代谢水平来帮助减肥

力量训练

当你运用肌肉来完成一项运动，且这项运动做久了能够增加你的力量，这就是一项力量训练。比如举重、深蹲、仰卧起坐以及俯卧撑，或是绳索攀岩。如果重复训练的话，这些运动也能变成有氧运动。力量训练随着我们的年龄增加会变得格外重要；没有力量训练，我们的肌肉和力量会逐步地流失掉。拥有功能性的肌肉比看起来好看更重要，但是力量训练，尤其是我们的核心肌肉训练，毋庸置疑地将帮助你的身体塑形。

力量训练能够帮你预防受伤，还能使你做一些你认为自己无法做到的活动。我就是一个很好的例子。年轻时候我是个运动员——跑步和打排球，但成年以后我的大部分时间都用来做医学院学生、住院医师，以及小朋友们的妈妈上面。因此，我所做的绝对是属于"维持"训练计划。如果我能够在一周骑两到三次20分钟的室内健身自行车（与此同时用电影贿赂我的孩子们），我自己就感觉相当不错了。我由于脚疼（足底筋膜炎）不能跑步，髋部疼痛（大粗隆滑囊炎）不能做任何举重，以及复发性的颈部疼痛（颈部脊神经根炎）不能做桥式运动。但当一位普拉提教师开始在我们诊室工作后，我迅速迷上了普拉提。那是数十年来我第一次能够在不受伤的前提下力量得到加强，尤其是我的腹部核心肌肉。并且在理疗专家对于我跑步姿势的一点纠正下，我还能时不时地去跑会儿步。在大概一年以后，我开始打沙滩排球了……打得非常……慢。因为对某项运动沉迷太久会使我陷于黏液囊炎或颈部疼痛之中。现在，沙滩排球和跑步是我的主要运动形式，单纯地只是因为我不急着变强壮，我要慢慢地、小心地，避免受伤。因为我热爱排球，它让我感觉自己是个青少年，因此我打排球的时间在慢慢变长，次数也更频繁。只有在练完坐下来的时候，我才能感觉到自己打得有多努力。

力量训练的益处

- 增加基础代谢率
- 能提高人上了年纪之后的独立性
- 预防受伤
- 建立核心肌群
- 改善骨密度

即使是看上去很少量的力量训练——在花园里铲土或者在杂货店搬东西，都有很大的益处。现在有三项主流的研究论证显示，一天跳跃5～10次能够显著地增加骨密度。[4, 5]有一种既有力量训练又有有氧运动的创新方法是循环训练法。一般这种训练会在循环之中有若干"节点"，供你在特定时段轮换练习。每个节点都有一项力量训练活动，比如俯卧撑、深蹲、力量训练器械或自由重量器材。通过连续地训练，这些活动会使你的心率加快，它们既是力量训练又有有氧练习。除了跑步或游泳之外，需要跳跃、投掷、划船或打击的运动，这也既有力量训练又有有氧练习。有一些在你的锻炼中增加力量训练的简单方式，包括俯卧撑、深蹲、弓步、平板支撑，或者跳爆竹（记住，跳跃对骨密度很有好处！）。举重训练也是非常有效的，但是所有这些活动都需要以正确的方式来做，以避免受伤。在健身房找一位教练帮你开始训练，或者考虑找线上健身指导来帮助你规范动作形式，指导你进行简单的锻炼。

柔韧性和平衡性

第三种对于恢复活力和保持年轻而言至关重要的，是柔韧性和平衡性的练习。这两者都会随着年龄的增长而减弱，而这两方面的加强能很好地预防受伤和跌倒。而且，柔韧性和平衡性的加强，对于其他方面的健身付出更是锦上添花。

有助于柔韧性和平衡性的活动有很多，包括瑜伽、太极、气功以及平衡球训练。在美国不少健身房里有针对65岁以上会员的特定课程，关注力量和平衡。有一些保险方案甚至还有这方面的理赔，比如"银鞋计划"（the Silver Sneakers program）。

理想的健身计划包含有各个类别的活动，像结合骑自行车、举重和瑜伽课程。有时候一项活动也会包含所有这些因素。在打排球的时候，就会涉及反复的短跑（有氧）、跳跃、深蹲、击打（力量训练），以及平衡训练（在空中跳跃、转身及接球）。如果你是个运动新手，先从一项运动开始，然后在感觉可以的时候再加入其他的。对于你觉得有吸引力的活动要听从你的直觉。记住，要做你热爱的事情，尤其是和你喜欢的人在一起做，会更容易长久。

准备好做一些更猛力的运动了吗？近期一项研究证明，任何身体活动对延长寿命都是有益的，但是中度到大力的活动（参考前面的心率测量数据）更有保护作用。一项超过15年的研究显示，与日常运动或做猛力运动的人相比，不运动的人死于心脏病的概率要高6倍。[6]这是个相当震撼的数据了！运动时间适当加长，在锻炼的时候更卖力一些，都能够改善你的健康。这并不是说锻炼得越多就一定越好。就像所有事情一样，在你身体想要的和真正需要的之间，有一个界限。对于极端强度训练的运动员——马拉松跑者或铁人三项运动员，锻炼给他们的健康带来了一些负面的影响。那种强度可能超出了他们身体系统能够承受的范围，他们遭受了皮质醇升高以及炎症带来的组织伤害和痛苦。当你生病，或忍受慢性疼痛以及受伤的时候，我建议你一定要停止猛力运动。虽然总的来说，增加我们的训练强度是有助于提高我们体力的。

近来最火的锻炼项目之一，就是高强度间歇训练（HIIT）。这是一种浓缩的锻炼，会在短时间内让身体发挥出最大能力，并以低强度的休息活动作为间歇。在某种程度上，这种形式的锻炼可以增加激素生长水平（它随着年龄增长生长速度变慢）、燃烧脂肪、增强有氧适能。而且，比起长时间、低强度的锻炼（散步或慢跑）来说，HIIT更能保持和加强肌肉质量。最近一项研究比较了一组一周训练3次、每次30分钟的稳定有氧运动者，和另外一组一周训练3次、每次20分钟的HIIT训练者。两组人减轻了同样的体重，但是HIIT训练者减掉了2%的身体脂肪并且增加了近1千克的肌肉。稳定有氧运动组只减掉了0.3%的身体脂肪并且失掉了几乎0.5千克的肌肉。[7]这对想要在短时间内得到很棒训练效果的女性来说是一种令人兴奋的可能性。

目前有很多HIIT的版本。所有的版本都可以以各种运动形式来完成。举几个来说，有室内脚踏车、椭圆机、冲刺跑、冲刺游泳、地面训练（像立卧撑或跳远）、划船机。巅峰健身（Peak Fitness）是马科拉医生（Joseph Mercola）首创的一个术语，用来描述HIIT：（1）热身三分钟；（2）30秒练习，以你能做到的最快最猛烈的程度（应该感觉到自己马上就坚持不住了）；（3）90秒恢复；（4）再重复7次高强度练习和恢复。重点就是以有氧的方式将你的能力用至极限，接着再休息一会儿。

一组好的初级练习，是先进行几分钟的热身跑，接着是一分钟你能达到的最快速度的奔跑，再接着是两分钟的散步，然后是再次全力跑一分钟——重复这个三分钟间隔过程5次，共计15分钟。这个练习的另外一种形式是以日本间歇训练法研究者田畑泉（Izumi Tabata）的名字命名的。Tabata是让你以最大的能力练习20秒钟，然后温和运动10秒钟，然后再大力练习20秒，重复这个循环共计4分钟的时间。

HIIT只有一个问题——它很难。大多数人并不习惯于进入我们的无氧阈值（你可以理解为呼吸将止，心脏想要从胸中跳出来的感觉）。这不是一种快乐的体验。这也是为什么很多HIIT研究志愿者（并非竞赛运动员）退出的原因。考虑到高退出率，研究者们发展出了一个稍微友好些的锻炼方式，叫作30-20-10锻炼法：先以跑步、骑车或划船机来不费力地练习30秒钟，再加速至中等的节奏共20秒钟，然后再以你能做到的最全力练习10秒钟。休息2分钟然后接着重复这个练习共计5次。共计锻炼时间：15分钟。这种锻炼法也非常有效。经验丰富的跑者按照这个方法仅训练了7周时间，就能将跑5000米的速度提高百分之四，还降低了他们的血压和低密度胆固醇。[8]

找到最适合你自己的运动。 在我试着帮助某位患者制定运动计划时，我会问下面这些问题：

你喜欢做什么？ 当你觉得有趣的时候，坚持下去的可能性要大得多。喜欢你的朋友们？那就邀请他们一起散步或跑步。喜欢音乐和舞蹈吗？那就报名尊巴舞蹈课（Zumba）。想成为小威廉姆斯？那就参加网球课，或是和朋友一起尝试双打。

当前你的限制是什么？ 记住，受伤是你展开活动的最大阻碍。如果肩膀不好，那就考虑散步或骑自行车；如果膝盖疼，游泳或者水中有氧运动或许是更好的选择。

怎么才能让活动成为你日常生活的一部分？ 可以走路或骑车去上班吗？可以在午饭后组织同事们一起来个散步吗？当送孩子去上课的时候，能在附近区域逛逛吗？可以骑自行车去杂货店或者农贸市场吗？

什么是可行的开端？ 要从合理的预期开始。如果你决定"每周散步一次"并且做到了，这比在开始就定一个很难达成的目标效果更好。这样一点点积累，时间久了锻炼也会变得容易。

你的健康目标是什么？如果有严重的健康问题，那么你要制定一个能够有效锻炼的项目，像我们之前讨论过的。比如，选择一周5次45分钟的温和有氧练习来预防糖尿病，跳跃和举重训练来改进骨密度，平衡训练来防止跌倒等。

不管你是怎样的情况，你都能找到适合自己身体、预算、日程安排的有氧、力量、平衡和柔韧练习。运动是生命的庆典。找到属于你自己的身体智慧表达方式，让它能够滋养你的身体和灵魂。

第 11 章

爱：选择对自己有益的关系
Love: Friendship, Passion, and Nourishing Your Heart

在西方文化中，我们常把心（heart）与情人节的感觉联系在一起，而生理上的心脏，对每个人的健康及其人际关系也有着重大影响。心脏被包裹在自主神经系统的复杂神经网中，也有它自己的智慧。心脏还会辐射电磁场，会对环境中的电磁场产生影响，无论我们自己是否能意识到。

心能研究所（HeartMath Institute）运用独特的生物反馈系统做过大量研究，来追踪心率的变化。当你和所爱的人，甚至是宠物在一起时，心率变化和他/她/它是一致的。与所爱之人在一起，会让我们的心率从不稳定、压力型，变成和谐型——平静、满足，与冥想状态类似。

心脏并不只"聪明"，它甚至"先知"——能在大脑之前传达非常重要的信息。其中一个最不得了的例子，评估心脏对将要发生的事情的直觉和先知能力，就是由心能研究所来主导操作的。[1]

试验者被安排在电脑屏幕之前，给他们展示了45张随机图片，其中三分之一是会刺激情绪的（与暴力或性有关），剩下的是平静的图片。与此同时，监测他们的心率、心电图（ECG）、脑电图（EEG）。引人注意的是，参与者们的心率在他们看到某个随机选择的刺激性照片之前会降低，而在看到平静的照片时却没有这种反应。心脏对眼睛和大脑还没有接触到的信息会有一个直觉反应。大脑同样地有这种"先知"的能力，但是心脏反应更快，接着会给大脑传递信号来让身体做好准备。这是身体智慧的最好印证。试验结果证明，女性比男性的心脏直觉力更强。实际上，这是心脏在试着保护和指导我们。

心脏对于我们的生存来说必不可少，而心脏对于我们的人际关系而言也同样重要。人类是深度社会物种。若非如此，我们就无法对抗更强大的捕食者，甚至幸存下来。为了获得安全和供给，我们需要彼此，所以身体生来就是渴望爱和联系的。目前的研究成果显示，爱、感情和亲密关系的重要性是惊人的。你是否有个积极向上的朋友圈，这对于你的健康有很大影响，比你是否吸烟影响大多了。[2]迪恩·欧宁胥（Dean Ornish）在他的里程碑著作《爱与生存》（Love and Survival）中说，孤独和孤立会使疾病和早逝的可能性增加200%～500%，无论人们的行为表现如何。[3]在此处，所有的社交行为都算在内——友谊、爱情和性，甚至与宠物的亲密关系，以及在流动厨房做志愿者……都会对你的健康产生巨大益处。

英文中love这个词不足以表达它所涵盖的所有重要情感及关系。我可以爱我的猫、我的电脑、我的妈妈……全都是一样的表达——即使是那些关系在我生活中的复杂程度和重要程度完全不可同日而语。而在希腊语中，至少有四种表达爱的词语。philia 是指朋友之间温暖的爱；storge是强调一种深情投入的爱；eros指的是对情人充满性欲的爱；而agape则表示一种更高阶的爱，一种无条件的、既有承诺又有履行意愿行为的爱，可以指对上帝的爱，或者对孩子、伴侣那种纯洁的、无条件的爱。体验爱的方式有如此之多，每种都是独特且重要的。

所以，当谈论使健康受益的爱和关系时，我们说的是哪种爱呢？其实，是所有的爱（除了你对电脑的爱，此处不包含在内）。我想很清楚说明的是，任何爱的形式都会对你的健康有益。有一群定期聚在一起的亲密朋友？太棒了。有一个非常爱你的爱人并且有美妙的性关系？这也同样有效。有一个虔诚的宗教信仰并会有规律地参加群体祈祷或冥想？好极了。这些都会给你的健康带来实际的益处。这一章讨论的重点就是帮你找到生活与他人的情感联结，任何形式。最健康人士的社会身份是最多种多样的——工作中的朋友和同事、社区保龄球馆的兄弟、后院的邻居、长辈的孩子、闺密、丈夫和妻子。爱没有正不正确——重点是要让你的生活中有爱，无论它是以哪种方式让你体验。它都是好的。

缺乏与他人的连接会让我们处于巨大的疾病风险之中，在下面方框中我列出了可能引发的疾病。[4]

缺乏社交会增加罹患以下疾病的风险	
• 心血管疾病	• 复发性心脏病发作
• 动脉粥样硬化	• 自发性调节障碍
• 高血压	• 癌症以及癌症康复延迟
• 伤口愈合缓慢	• 致炎性生物标志物提高
• 免疫功能受损	• 抑郁

现代社会有种种痼疾，但在我看来，没有比邻里之间彼此陌生，缺乏联系和爱更悲哀的事情了。研究者认为，我们将进化到生活在200～1000

人的群落之中，且与邻近群落有相当大的地域空间。从神经学和激素角度来说，我们生来就了解自己的群落成员，包括他们的家庭和性格。我们的"日间剧"就是这些我们真正了解的人所上演的戏剧——他们的生老病死，旦夕祸福。

与我们将进化形成的状态相比，现在的我们生活在有数百万人的城市中，却不知道和我们共用一堵墙的邻居是谁。在社交媒体的流行之下，我们可以每天都被数亿人的坏消息狂轰滥炸，但一天下来却可能没有与任何现实中的人进行过一段有意义的对话。说我们的神经系统配置不够并不准确——大脑和心脏会在所有清醒的时间内被世界范围内的信息所刺激。不是1000人的来来往往，而是70亿人的疯狂更新。难怪我在诊室里看到的年轻人的焦虑水平和专注力困难问题都是前所未有的严重。现在更是甚于任何时候，我们更需要爱以及与他人的联结来抚慰心灵、神经系统、免疫系统，以此获得平静和成长。

关于社交产生的影响的经典案例是对罗塞托镇（Roseto）长达50年的研究，这是宾夕法尼亚州东部一个意大利裔的美国小镇。在前30年的研究中，罗塞托镇的心脏病发作率显著低于周边的镇，虽然吸烟、糖尿病和不良饮食的比率是相同的——他们都被同样的医生照看。罗塞托镇的居民是意大利移民的后代，他们祖孙三代都住在一起，而且忠于家庭和宗教。亲密的团体是他们的一种生活方式。到了1970年，这个团体变得没那么传统，没那么联系紧密了。而不幸的是，心脏病发作的比率也升高到了周边镇的水平。他们已经失去了非同寻常的"心脏保护伞"——由彼此之间、群体之间的紧密连接所形成的保障。心脏不仅仅是一个打气筒，它有着复杂的神经网，是一个能够对爱和连接有着强有力回应，并展现智慧的器官。

为什么当我们有更多社会联系的时候会更长寿呢？其中有一种假设是，社会联系会降低过度活跃的应激反应所带来的有害影响。在第3章的肾上腺疲乏部分我们探讨过长时间应激反应的危险。长期压力会导致潜在有害的激素、肾上腺素，以及皮质醇的长时间释放，这对心脏健康和免疫力都会带来影响。研究表明，当一只动物自己遇到应激原时，血浆皮质醇会增加50%；但是当它与熟悉的同伴在一起时遇到同样的应激原，血浆皮质醇却完全不会增加。[5]负面的应激作用（皮质醇升高）因为同伴的存在而完全消失了。它与同伴的物理连接保护了它免受压力对健康带来的负面影响。同样的道理，当你经历疼痛或负面经历的时候，和你的狗狗依偎在一起，或是握着爱人的手能够让你感到治愈，减轻你的应激反应。

另一个研究的重点是强大密切关系网（包括朋友和家庭）的减压效果。在所有研究对象中，承受压力最高水平者在未来7年内死去的风险会比其他人高出3倍，但是如果他们生活中有可依赖的密切关系网，这种风险就会消除。[6]与朋友及家庭之间的亲密关系能够保护我们的身体免于压力的伤害。和他人之间的联系，无论是情感上还是身体上，能够缓和我们的应激反应，减少压力及压力激素对身体的负面影响。

这里有一个令人欣慰的案例，是关于友谊及群体如何降低了疾病风险的。斯坦福大学对一项针对乳腺癌幸存者的研究表明，在治疗过程中及之后与其他乳腺癌幸存者一起参加了互助小组的女性，存活的寿命是其他人的两倍。这就是群体对健康的强大影响力！这些女性并不一定要在身体上互相关爱，也不一定要成为彼此亲密关系网的一部分。她们只是每周相聚一次，有几个小时时间交流癌症之旅的过程，分享她们的疼痛和收获。这种"支持"将她们的死亡风险降低了一半。与他人的情感连接可以卸下一部分痛苦的重担，使痛苦更容易承受一些，无论是精神层面还是身体层面。或许是了解了女性团体的治愈力量，我与人共同创办了一个组织Woven，以世界范围内团体的形式构建的女性圈子（查看附录2）。我希望你可以利用各种层面的社会联系，从触摸和爱，到亲密关系，再到有机会与能够聆听你、接受你的其他女性彼此分担痛苦。所有这些体验，都能从现代生活压力带来的影响中保护我们的身体。

生机勃勃的社交网络甚至能够预防传染性疾病。一项关于这个问题的研究使用了社交网络指数（Social Network Index，简称SNI）来评估12种社会关系：配偶、父母、配偶的父母、孩子、其他密切的家庭成员、近邻、朋友、同事、同学、志愿者伙伴、没有宗教隶属的团体成员、宗教团体的成员。[7]给每类关系分配1分（可能得分是12分），告诉调查对象，至少每两周他们要和这些人中的某位谈一次话。

在这些测试过SNI的人中，有近300名健康的志愿者感染上了鼻病毒（一种会导致普通感冒的病毒）。比起SNI得分高的人（6分及以上），得分较低（1～3分）的人有4倍的概率发展成感冒症状。[8]由此可见，有一个广阔和积极的社交网络不仅能够保护我们远离压力，还能改善我们的免疫反应，减少各种类型的疾病。在寒冬中存活，我们或许不再需要彼此，但若要生存，尤其是生机勃勃地生存，我们仍旧需要彼此。

花点儿时间来测试一下你自己的SNI。我们现在处于21世纪，所以除了实际的对话之外，我在列表中还加上了有意义的短信和邮件交流（不只是一个Hi，也不是群发短信或邮件），至少两周一次。

我与以下某类关系中的某人有过交谈，或进行有意义的短信 / 邮件交流，至少每两周一次：

配偶 / 家庭伴侣＿＿＿＿＿　　　　　父母＿＿＿＿＿

配偶的父母＿＿＿＿＿　　　　　　　孩子＿＿＿＿＿

其他家庭成员＿＿＿＿＿　　　　　　近邻＿＿＿＿＿

朋友＿＿＿＿＿　　　　　　　　　　同事＿＿＿＿＿

同学＿＿＿＿＿　　　　　　　　　　志愿者伙伴＿＿＿＿＿

任何社会团体的成员＿＿＿＿＿　　　任何宗教团体的成员＿＿＿＿＿

总计＿＿＿＿＿

在这项研究中，1~3分为低分，4~5分为中分，6分及以上是高分。在评判自己以及自己的生活之前，我想指出的是，关系的质量是非常重要的——此处并没有对关系的质量的评估。比如，我们知道，处在糟糕婚姻中的女性比起单身女性来说更容易生病且寿命更短，不管她们是不是每两周和她们的配偶谈一次话。与许多的家庭成员或者一群朋友有密切的关系，可能要比与这些类别中的某一个人有密切的关系要更加有益。意思是，如果你与六位女性朋友都有着紧密关系，可以一起八卦，要比你只有一个密友要更有益。但我们并没有评估此层面的规模效应。然而，即便有了规模限制，我还是要说，在我看来有一个自己的关系网还是非常有趣的——留心一下自己在何处容易建立联系而在何处容易缺乏联系？关于你自己的社会联系你都注意到了什么？有没有一些领域是你可能去探索和扩展的？

这就是为什么我作为一名整合医师，有时候会给患者开处这样一张处方——养一只狗，或加入一个编织小组，或去过一个只有闺密的周末，或去和伴侣约个会，或给他/她做个按摩（这个真的有用）。不可思议的是，竟有如此多的人都会那么关注一张处方笺，但起作用的往往是吃药以外的东西。

马里恩（我的一位患者，83岁的老太太，精神矍铄），如果按照我的建议去附近的自然保护区做一名讲解员志愿者，这会比让我一直给她开降血压药更有效。在那里她结识的朋友、所处的团体将会比处方药物治愈心脏的效果更强大。

除了对话和互动，社交的另一部分治疗效果是来自于真正的身体关爱。当我们触摸所爱的人时——孩子、爱人、朋友，甚至是宠物……后叶催产素将会被释放进入血液，它有助于放松且会降低我们的应激反应。后叶催产素还会增加更多触摸和关爱的欲望——又是一个正反馈循环！和你的狗狗依偎在一起，会让你想要更多地与你的狗狗相依偎。和你的朋友们像小狗一样堆在一起，或与你的爱人抱在一起也会有同样的效果。后叶催产素还能导致内啡肽的分泌，可以缓解一切疼痛，从头痛到关节痛甚至是偏头痛。后叶催产素还能够刺激所有其他性激素的分泌（雌激素、黄体酮和睾酮）——它是激素平衡和整体健康的补充剂。我们甚至能够通过爱抚宠物使得后叶催产素激增。然而，我想指出的是，性接触能够产生高水平的后叶催产素以及所有的性激素，还有内啡肽，并且除此之外还是一种锻炼——它的效果不仅是二合一，而是三合一。这对于一个挑剔的健康计划来说是个很好的选择。记住独自一人的性也算在内。有趣的是，后叶催产素会降低认知能力、损害记忆，这解释了为什么我们在开始一段恋爱的时候会显得傻傻的——他/她简直太完美了！但老实说，对你的整体健康而言，降低点认知能力和记忆力也不全然是件坏事，它令人放松。不需要执着于过去或未来。只是更多地和你的朋友躺在海滩毯上看看云也是可以的。少一点脑力、多一点放松就能治愈肾上腺应激反应。

所以，一位具备身体智慧的女性如何在生活中得到更多的爱，发展出更多的社会连接呢？像罗塞托镇的居民那样，我们其实也有传统意义上的社群或团体，比如大的家庭或宗教社区。与他们保持紧密联系是有帮助的。此外，创造属于你自己的社会连接并获得关爱同样有效。参考一下你之前的SNI得分，看看什么样的团体、友谊和关爱的来源是你可能在生活中扩展或者接触到的。

我的患者卡珊德拉是一位在18年前和丈夫离婚的艺术家，她没有孩子，独自生活。卡珊德拉独自生活在自己的家中，并且把自己另外一处私宅租给了一位女性朋友，她同样也是一位艺术家。她的其他几个朋友也住在附近，他们常常一起吃饭，至少一周三次在一起散步。卡珊德拉还是周末徒步小组的成员，小组里的10~20名成年人每周在不同的地方徒步5~8公里，之后会一起用餐。我最后一次见到她的时候，她正准备与四个朋友一起动身去意大利旅行几周，之后会与六位来自世界各地的艺术家朋友一起租一栋别墅——庆祝她的76岁生日。卡珊德拉虽然单身独居，但是她并不缺乏关爱和社群。

我的另外一位患者也离了婚，她的儿孙住在距离她几小时路程之外的地方。在过去的8年里她一直在与一位男士约会。她和他各自住在自己的家中，大约一周见面三次，一起共进晚餐和进行餐后活动。她的儿孙们会在周末来看她。她做着自己喜欢的工作，而且感觉独自生活得很开心。她的生活中既有社群又有关爱。

在加州，我的很多朋友和同事都生活在共居（cohousing）的现代社区中。在那里，家庭和个体都居住在公共所有物业内的独立单元中，有共有的户外公共空间和社区花园，还有公共厨房及用餐空间，日常可以聚在一起吃饭。他们还会组织一些课程和活动，并借由居住空间和互相合作，在一个城市中央创造一个小村庄。年长和单身的成年人仍旧与在社区里的孩子们保持密切联系——这极大地扩展了家庭的体验。

你也可以在邻里间或公寓楼里创造一种类似共居的体验。当我在医学院的时候，丈夫和我住在一个四套公寓住宅楼里，在一栋楼里有四个小的公寓。慢慢的，我们的朋友们搬进了邻近的公寓里。我们一周会在一起用一次餐，不时地会带着孩子们一起玩耍。如果需要的话，甚至会帮助彼此做饭做菜或打理公寓的家务。这是让年轻家庭不会在疯狂生活中迷失的一种很好的方式。

我和家人现在居住在一个独户之中，但居住的街区每年都有两次庆祝活动，会封闭街道大家一起随着音乐跳舞。不是所有的邻居都想要建立联系，你可能也不想和某些邻居有啥关系！不过，你可能也会为竟然有那么多人愿意接受这个想法而感到惊讶。

除了从居住的地方找到社群，从镇子或城市里公共活动的社团里你也能获得益处。什么事情都可以，从棒球社团、编织会、观鸟团，再到宗教分享、社区唱诗班唱歌。在大多数城镇中的俱乐部、城市公园、教育性机构以及宗教组织中，你都会发现数量惊人的组织和活动。更简单的，组织一个工作日午饭后的散步小组，你就可以通过在户外（与自然的连接）、运动和社会连接而获益。

在情感关系中培养身体智慧

关爱、亲密关系，以及有活力的社交网络都可以保护你的健康。然而，一如你们知道的，不是所有的关系都能让你健康！其中某些还会让你心脏病发作。还记不记得女性的抑郁症数据？如果已婚，女性患抑郁症风险就更高（特别是处于糟糕的婚姻之中），每生一个孩子这种风险就会进一步增加。同样，没有一种关系是不伴随着某种困难而来的。而且，女性通常会在付出关爱的方面承担沉重的负担。

因此，要记住很重要的一点——越多并非越好。你需要运用自己的身体智慧来锻造你的关系，使它们能够启发你，而不会使你的生活过度复杂。你可能目前有大量（或者过多的）的关系，实际上现在需要时间独处；或者可能你需要一种不同类型的关系——是与成年人而不是和学步小孩儿的；或者你需要在娱乐领域内建立的关系（运动、跳舞，或只是狂欢）而非总是围绕工作和生产率的；或者可能你需要更多真实的、无条件的爱，就像来自于宠物或某位你无法经常和他谈话的好朋友。可能你生活中大部分时间是在滋养他人，那么再养一只狗就会是你所做的最坏的决定了。

我刚刚结识一位新患者卡梅尔，她对自己的症状有着非常棒的身体直觉。她告诉我在她腹痛的几个月前，另外一位医生给她做了腹部的超声波。结果证实她有胆结石，她在饭后还会疼痛，所以医生诊断她（可能是准确的）为胆囊炎——胆囊被结石堵塞出口而导致的炎症。一般对此的治疗方法是手术移除胆囊。但是卡梅尔不想仓促地进行手术，在感到疼痛时她仔细回想一下，发现疼痛总是发生在和母亲谈话之后。她和母亲的关系是比较紧张的，打电话给她母亲是源于一种义务。出于为自己健康的考虑，卡梅尔决定一段时间内不和母亲谈话。在我看到卡梅尔的时候，她已经有好几个月不再腹痛——就是在她避免和母亲交谈之后。她的身体很清楚，她与母亲的互动是在伤害她——她无法"消化它们"。和她的母亲划清界限帮助她治愈了她的身体。

在我最后一次见到卡梅尔的时候，她正在仔细考虑大概什么时候以及怎样再与母亲进行联系。很明显，完全不和母亲交流与她的价值观不符。她在挣扎如何在对话时机或内容上尽可能保持自己的界限，并且能让自己的身体在对话结束后复苏。因为她的母亲会在言语上辱骂她，而且当卡梅尔儿时受到继父性虐待时妈妈没能保护她，所以母亲就是卡梅尔的"触发器"，甚于她生活中的任何人。对母亲的言语，她显得格外脆弱而敏感。她尝试在目前的生活中找到更多的力量和平衡，这样她对母亲就没那么敏感了。比如，卡梅尔对孩子而言是一位非常慈爱的母亲，保护他们不受伤害，这打破了她原生家庭对孩子的忽视及虐待的循环圈。然而，就像我们所有人一样，卡梅尔处于成年人的深层次成长过程中——她能在母亲的冷嘲热讽中找到多少自由呢？虽然她付出了很多的个人努力，但究竟在哪些方面她面对自己的母亲仍旧很脆弱，并且需要为了自己的健康和幸福设定边界？在面对我们生活中那些来自家庭或是其他复杂关系时，我们都需要问自己这些问题。

有时，这种对内心的关注会让你感觉到一种痛苦，对于某段现存或失去的关系。如果有人批评你、不喜欢你或想伤害你，那你的内心自然痛苦。爱、团体和友谊可能是我们健康的根本，可是在一段关系或是某个社群中，我从未见过任何一个女性没有过痛苦经历，甚至有时会是剧烈的痛苦。这些经历使得我们在开始关系和进入社群时会犹豫不决，这是很容易理解的。爱和关系正是展现你身体智慧辨别力的绝佳舞台。如果你怀疑在某个不喜欢你的人身边会对你的健康有害，你是正确的。还记得心脏的共享能量场吗？当心脏是爱的能量场时，它是令人愉快的；当不是的时候，它是令人痛苦的。你的朋友越抑郁，你就可能变得越抑郁。尽管大的家庭单位，就像罗塞托镇的，理论上听起来很棒，但是我们又有多少人会真的选择与自己的父母、成年的兄弟姐妹和孩子们一起生活呢？有些人离开家总是有原因的。

如果目前处于一段让你痛苦的爱情或友情关系中，而你的直觉告诉你，它对你的健康有害，那么你可能需要认真考虑，改变它或结束它。或者，就像前面提到的卡梅尔一样，暂时先中断一段时间联系。还记得第2章里的特莎在试图搬去和男朋友同居的时候所得的毒性皮疹吗？第7章里的梅根在和她破坏性男友在一起的时候得的盆腔炎症？你的身体对于你现在选择的关系说了些什么？

爱和社群的益处是显而易见的。但是在生活的各个领域中，你的辨别力是至关重要且非常必要的。在社群里谁对你的健康和幸福没有好处？周围有没有人是需要你在交往中设定边界的？你可以运用前面学到的练习5来帮助自己倾听内心的声音。

通常，与家庭成员及朋友在一起，是需要提出并讨论一些问题的，来使得这段关系更有建设性而不是破坏性。找到支持、技巧、勇气来开展这些对话，对你的健康而言是至关重要的。通常，至少在我家中，我和我的另一半需要这种对话——他经常要忍受我的情绪失控。我们花了很多年来学习如何在冲突中对彼此保持诚实和友好，以及为自己的不足之处负责。

在这方面，我们离完美还差得很远！但是，开展这些"艰难的对话"确实打开了一扇让彼此之间更加亲密的大门。

在过去28年的婚姻中，道格和我从戈特曼夫妇研究所的策略里受益颇丰。关于如何开展这些艰难的对话，我无比推崇他们的研究。他们那本极度有效的作品《遗憾事件的余波》（*Aftermath of a Fight*）（换句话说，当你们俩都迷失的时候该怎么做），我的那本边角都被翻烂了，放在了我抽屉的最上层。它是一本理解冲突和解决冲突的绝佳指导，在戈特曼研究所的网站（gottman.com）上也可以看到。

戈特曼夫妇是研究全世界夫妻最著名的研究人员，他们的理念也同样适用于友谊和家庭关系。他们在研究中指出，好或坏的关系不是以现在冲突的量决定的，而是由我们在互动中的爱、支持和连接的量所决定的。我们在交谈中会对最微小的面部表情或语调的改变做出反应。或者说，我们每天的互动中会对批评、蔑视、防御、阻碍的出现做出反应——他们称其为"灾难四骑士"。实际上，戈特曼夫妇已经用文献证明，某个人对他们伴侣的蔑视或不尊重的程度，预示了他们的伴侣在接下来的四年之中将会患多少感染性的疾病。一个人从伴侣那里感受到蔑视和不尊重，会侵蚀免疫系统抵御炎症的能力。

你可能记得，在第6章中，处在冲突婚姻中的女性，要比单身女性或者处于和谐关系中的女性寿命短。我们的心脏与我们周围的事物休戚相关。运用身体智慧的辨别力来判断究竟是身边的哪些互动关系对你的健康起到了支持或损害的作用。与成长中的孩子，以及与邻居同事之间，也需要同样的辨别力。我们不能选择自己的家庭，我们也通常不能控制和谁比邻而居或共同工作，但是，我们确实能够控制自己与人交流的频率和方式。尽你所能地来化解矛盾，并在你的人际交往中设定界限。如果像卡梅尔那样，你需要终止一段交流来进行一段时间的反思，那就去做。当然，你还要允许自己去找到一个组织或组建一个可靠的家庭，来支持你去成为最好的自己。

你必须好好想想，在爱和社会关系方面自己最需要的是什么。找个时间进行腹式呼吸和身体感受的练习，让你的身体内部平静下来，感受你的心脏。把你的指尖放在心脏上面的位置能够帮助你集中注意力。让深呼吸的氧气充满心脏本身，感觉它的柔软并慢慢打开，像一朵玫瑰，一瓣一瓣的。然后问自己"你的生活中哪些方面需要更多的爱和社会关系"，此时，你的心中升腾起了什么样的感觉和感受？客观观察你的感觉和感受。几分钟之后，运用自己的辨别力去试着把这些感受翻译成更具体的需求：你在晚上需要更多的陪伴吗？和朋友去做有趣的事？性关系？你在寻找人生伴侣吗？让支持你的朋友们和家人知道你意图在寻找谁（还有网上约会，如果你愿意的话），是找到一位浪漫伴侣的重要环节。在美国，至少有半数的婚姻是从网上约会开始的。在社群中找到更多的机会去结识新朋友也是有帮助的。你的兴趣是什么？你想参加什么样的组织、俱乐部或者志愿活动？我列了一个清单供你参考，帮你找到你需要的爱。与通常的认知相反，爱、友谊和社群并非只是"自然发生"的——它们需要思考、开放以及时间的投入。看看你能为自己找到什么样的爱。

友谊	社群及组织经历	身体的关爱	约会
同事：一起去喝咖啡、吃午饭、散步	参加运动团体或比赛：地方网球公开赛、排球、骑行、跑步来为某事筹款	安排一个按摩，面部、全身，或某一身体部位的	对你要找的那种人要非常精确
邻居：邀请大家来认识彼此，或一起看个体育赛事	参加俱乐部或社团组织：环境保护组织，地方的商业组织	与朋友或家人们拥抱，或要求被拥抱	让你的朋友们（可能是家人们）知道你准备好要约会了以及你要寻找的那个人的类型
找到正在做你感兴趣之事的人	参加宗教或冥想活动：去教堂／清真寺／寺庙、瑜伽	学习一种与身体有密切接触的舞蹈：桑巴舞、莎莎舞、入神舞、接触式即兴舞蹈	研究一下你所在地区的网上交友网站，考虑从朋友或私人指导那里得到一些关于如何更有效更安全地网上交友的建议
同学：你想找到谁？社交网络使这比从前更加容易	在做你感兴趣的事情的群体：跳舞、观鸟、清理海滩、游戏、"Stitch and Bitch"（指编织小组）纫缝或编织，地方电影节或TEDx的演讲	志愿去照顾小孩或者和侄子侄女或者朋友的孩子在一起玩，他们会很感谢你的！	想想你是如何行动、谈话和穿衣的。你是否在向潜在的对象（或者你目前的对象）传递一种你想要传递的信息？问问你的朋友们的想法

友谊	社群及组织经历	身体的关爱	约会
有没有希望多一些联络的家庭成员？	参加一项课程：烹饪、视觉艺术、一门新语言、音乐、电影鉴赏	养一个可靠的、有感情的宠物	积极地进行自我愉悦。在性方面积极本身就是性感的
如果你愿意的话，考虑和一位带着小孩的母亲一起出去玩。她们带孩子很忙，通常会很感激在带孩子玩儿的时候有个大人的陪伴	群体志愿者工作：什么事情是让你内心感觉强烈的？抚养机构的孩子、庇护所里的宠物、饥饿、无家可归、音乐和艺术、环境问题、政治	找到你可以依偎的让你感觉安全的朋友，或者向你的伴侣要求更多的拥抱时间	如果你处在一段关系中，与你的伴侣温和、互相尊重地讨论一下，看看对方和自己想要的是什么，需要的是什么？在你们的关系之中如何让双方的需求更好地被满足？

　　花点儿时间去聆听你的内心，关注你内心的实际需求是什么。当拥有身体智慧时，我们就能够开始辨别孤独的需求（我需要发短信给闺密立即来个聚会）和对来个黑森林蛋糕的不同之处。是的，沐浴在爱中的人确实更容易减肥。当发现自己的情绪需求能够被人而不是被食物所满足时，还是很有趣的。在可怕的分手之后，做个按摩或养个新宠物要比胡吃海塞一顿要好得多。虽然我通常会来点儿黑巧克力来应对这种类型的突发事件。听从你自己身体智慧中的内心智慧来限制与你爱的人之间的负面的互动，获得更多你生活中想要的爱。

———

第 12 章

目标：把目标感融入日常生活
Purpose: Finding Meaning and Making a Living

拥有目标感，是健康生活和良好人际关系的终极意义。一个人想要蓬勃发展，所有健康的基本面肯定是必要的，而目标感是回答下面这个问题的重要答案——活着是为了什么？

有一些幸运的人在年少时期就对生活的目标非常清晰，还有一些我们这样的普通人，要通过这个世界各种方式的反馈来找到目标。参加地方政治、在工作中为其他雇员发声、在一块土地上耕耘、为家庭提供收入支持、通过某种艺术形式来回馈社会、照看儿孙或父母……我们可以通过似乎不是那么宏伟，但对自身及他人来说很重要的"目标感"而获得健康和益处。我喜欢的玛吉·皮尔希（Marge Piercy）有一首诗是这样的：

> 世界上的工作就像泥土一样寻常。
>
> 失败了，抹在手上，化为尘土。
>
> 但是值得好好去做的事情
>
> 满足、干净、显而易见。

希腊人装酒装油的土罐，

霍皮人装玉米的花瓶，如今摆在博物馆

但是你知道它们只是工具。

就像大水罐想要被装满水

工作中的人才是真正的人。[1]

目标感可以简单到"我就是那个给公寓楼外植物浇水喂猫的人"，也可以崇高到"我的一生都致力于终结世界范围内的奴隶制"。此处讨论的目标具备利他主义的标志，无论它是否直接与人有关。把时间用在海洋环境管理工作上的人并没有直接为人提供供给，但是却做了对地球以及对人类极其重要的事。

我们可以有很多的"目标"或者被某个目标强烈吸引。人一生之中目标感的改变和转移也是很正常的。

2015年，西奈山医学院（Sinai School of Medicine）在美国心脏协会科学年会（American Heart Association Scientific Sessions）上发表的一项荟萃分析表明，强目标感能使各种原因引起的死亡率降低23%，使心脏病发作、中风风险、冠状动脉搭桥手术（CABG）及心脏病支架手术的需求降低了19%。这些数据令人印象深刻，展现了拥有强大社交网络对健康的有益影响。作为一名整合医师，我首先想让你睡好吃好，开始运动。但是说实话，有一个广阔的社交网络及明确的目标感会让你在健康的大道上前途无量。

事实证明，帮助他人会带来真正的成就感。这对于我们这种互相依赖的物种帮助别人，能够在精神上和身体上都获得奖励。一项大型研究发现，志愿者的早逝率会降低44%——这要比每周运动四次的健康效果还要显著！[2]相比那些对亲戚、邻居、朋友既不提供实际帮助，也不提供精神支持的人，乐善好施者的死亡风险降低了将近60%。[3]

拥有目标感，比如有强大的社交网络，能够从人生事件的创伤中保护我们，并且改善我们的精神状态。霍华德大学（Howard University）关于严重创伤受害者的研究者们发现，生活中的目标感，是个体维持精神健康状况的底线以及从精神疾病中康复的关键指标。[4]根据哈佛大学的调查研究，相比不付出的人，那些在时间或金钱上有所付出的人，快乐的可能性会高出42%。[5]简单地说，如果有目标感，我们抑郁或焦虑的可能性会小得多。

我们每个人内心都有一点儿更高的目标。比如，我们在整晚照顾一位生病的朋友或婴儿的时候会保持清醒，而自己的疲惫感被忽略了。这样做能让我们点亮沉闷和沮丧中的意义和目标感。一项针对助人者的研究发现，半数的助人者都有很嗨的感受，称其为"助人嗨"。43%的助人者感到更加强壮和更有活力，22%的助人者更加平静和减少了忧郁，且感受到更强的自我价值。[6]

为什么拥有目标感和向他人付出会对我们这么好呢？在没有私心的时候，我们的后叶催产素会上升，让人感觉好的激素、内啡肽，以及可爱的、让人上瘾的神经递质多巴胺会激增，使得我们想要一直帮助别人（又是一个正反馈循环）。多巴胺是一种神经传递素，当我们做沉迷的事情时就会增加，从海洛因、香烟到糖都有这个作用。它是一种"犒劳"型的神经传递素，在这种情况下，它会因为帮助别人而奖励给我们感觉好的激素，让我们想要再做一次。埃默里大学（Emory University）的一项研究显示，帮助他人和接收奖励或者体验快乐所启动的是大脑的同一块区域。[7]

当我们变老的时候目标感似乎尤其重要。《普通精神病学纪要》杂志（*Archives of General Psychiatry*）在一项对900余人的研究中显示，那些在生活中有方向感和目标感的人发展成阿兹海默症的概率是不具备这个特性的人的40%。[8]拉什大学医学中心（Rush University Medical Center）的另外一项研究显示，在开始研究的三年中，那些有强烈目标感的老人的死亡概率是其他人的一半。在尊重老人且老人有能力为社区福祉进行积极贡献的社会中，老人的寿命会更长，生活也更加独立。[9, 10]这是在意料之中的。在日本、撒丁岛、意大利及东欧的高加索山脉地区都是如此。为了生活以及更好地生活，我们都需要一个生活的理由——目标感。[11]

如何找到自己的目标感

目标感与身体智慧从同一处而来——每个人的内在，它们都存在于我们的直觉和自我探索之中。被《纽约时报》称为"美国最受欢迎的心灵作家"的艾克哈特·托勒（Eckhart Tolle）说："不要问你想做什么。问问生活想通过你做什么。"这确实是我们找到目标的关键。我们的内心深处是渴望做一些事的——几乎无法控制，必须要做，好像全世界都需要它，都需要我们去做。

我的朋友佩吉·卡拉汉（Peggy Callahan），曾经做过记者、新闻播音员和电视制作人。她这样描述她的心路历程："我不属于那种一生下来就知道自己的目标的幸运儿，它对我来说更像是闪电般的一击。我在一本书上读到了关于现代奴隶制的内容，然后我感到……我被召唤去帮助结束奴隶制。终结。永远。结果证明，这个目标恰好是我所热爱之事（所以做起来感觉不像是在工作）、我有才华和专长驾驭之事、这个世界所需之事三者的交会点。就在那儿。在那个十字路口中央，就是我翩然起舞的地方。有目标，且满心欢喜。"

我希望这本书能够给你带来目标感，并传递给你有用的信息，帮助你拥有自己值得拥有的完整生活。我自己有一种很强烈的目标感，是要帮助人们来治愈自己，这样他们就能在这个世界上去做善意的、充满疗愈的工作，就可以创造慈悲的、启发心智的工作环境；就可以为孩子们创造有爱的、丰饶的家庭等等。

概念化某个人的目标可能听起来有点儿不接地气，所以，让我们把它分解成所有人都能实践的步骤。找到目标感的体验是从听从我们的身体智慧开始的。

准备一张纸或一个日记本，找些时间完成以下这三个步骤。可以一次做完，也可以通过零碎时间分几次完成。

找到目标

第一步：沉思及头脑风暴

你的目标可能是什么？可能你现在所做的事情就是你的目标。可能你想要在生活中加入另外一项事物来扩展你的目标感？或者是时候对自己的生活或职业来个大检查？给创造性的自由，充分想象关于自己目标的各种可能性。要接受广泛范围的可能性。写、勾画、涂抹出你充满想象的头脑风暴，这样你在下面的练习中就可以参阅。

第二步：问你自己一些阐述性的问题

回答以下三个类别中的问题，每个类别至少写出一个问题的答案。最好不要在这上面过度思虑。如果可以，快速地写下，让各种可能性从你脑海中溢出。不需要校订，也不需要给任何人看，除非你想这么做。在你的日志中把这三个部分标记好，并且制作你自己的列表。

才能和特性

"我有什么才华或技能？"

"我想开发出什么样的才能？"

"别人称赞我最多的是什么？"

"别人都拜托我做些什么？"

"感觉自己特别擅长什么？"

什么事情都可以：打字、烹饪、清洁、驾驶、园艺、组织活动、会计、做网站、在我的社区里高谈阔论、逗人发笑、让其他文化背景的人感到舒适——能为人所用的事情通常并不是那么独特的！并且人们所需要的通常也不是那么复杂。

快乐和成就感

"什么能给我如此之多的快乐，让我感觉不像是在工作？"

"有什么事是我想做就能让我毫不费力地从椅子上站起来去做的？"

"若是临终时回想起来，什么可能会成为这一生让我兴奋之事？"

可能是团队合作一个项目、与孩子共度一段时光、设计或制作衣服或家居物品、作为募捐者来卖东西、在学校或看护院做志愿者、为你的朋友在星期天做顿大餐、旅行、艺术表达、进行身体活动如跳舞或冲浪、养动物，或者创办一个成功的公司。什么会让你快乐？

这个世界所需要的

"什么是这个世界、我生活的社群、我的家人朋友需要的，并且我有能力做的事情？"

世界和社群：种族、性别以及经济的平等，饥饿救济，更好的教育，环境保护，住房问题解决，职业进修，更好的营养获取，更好的耕作方式，干净的水，更安全的自行车道，为流浪者搭建庇护所，写作有意义的书籍，成立提供工作的商业机构，帮助人们有更好的人际关系，创造能减少暴力的项目，为孩子提供安全的玩耍场所等。

家庭需求：照顾老人，照顾孩子，准备饭菜，关注孩子的教育，挣钱来买安全的食物、居所、衣物和未来，做一个道德楷模、道德行为的榜样等。

第三步：辨别力

现在，花点时间去读一读你的清单，消化一下你写的东西。想一想，在哪些行动领域中，你的"才能和特性"能驾驭的事情，让你有"快乐和成就感"的事情，以及"这个世界所需要的"事情，这三者是与你头脑风暴的点子重合的？跳出固有思维模式思考总是有益的。你可以稍后再放弃一些点子。先看看你自己能有多少创造力。

在这里用我自己做个例子。我写这个清单的时候，发现有许多组合可以从中选择，但我第一眼看到的还是出自头脑风暴里的那些——我想做一些有创造性的、非案头的，最好包含有一群人的、能唱歌跳舞的事情。我的才能是有人缘，是个好的聆听者。让我快乐和有成就感的事情是，深度对话、照顾我的家庭、烹饪、唱歌跳舞。我对家庭和社区的需求部分包括仪式的和宗教的庆祝活动。这就是为什么一般都是我来负责家庭的宗教以及假日庆祝活动——因为这是让我有目标感和快乐的甜蜜地带。

你可以重复很多次这个步骤，想出多少主意都可以。就像玛丽·奥利弗（Mary Oliver, 1935—，美国诗人）所问的："告诉我，你在你疯狂而珍贵的一生中计划做什么？"[12]可能性是无穷无尽的。

我承认，通常一个人获取收入的工作和他的人生目标并不一致，这确实有些遗憾。对啊，我在家中庆祝逾越节当然不能获得收入！但是抛开玩笑不谈，根据最近一项全球盖洛普民意调查（Gallup poll），大约78%的人不喜欢他们的工作。这是很可悲的，尤其是我们要在一份工作上花费那么多的时间。不管你做的是什么样的工作，在经济上能支持家庭及个人是非常重要的贡献。你获取收入的工作不一定就得是你的人生目标，但值得一问的是，你能将目标与工作融合到什么样的程度？比如，我有个朋友是位公共汽车司机，她十分致力于保证她车上孩子们的安全，并且尽她所能地去成为孩子们的朋友。驾驶公共汽车可能有一点儿乏味，但是孩子们的安全是极其重要的，她知道这一点。她以自己的工作为荣。每年她都能认识新的孩子们，并见证他们的成长和变化。她是社区中照看孩子们并保障孩子们安全的一员，对她来说这很有意义。

我还有位朋友是一家大型公司人力资源部的副总裁。冗长的会议，频繁的出差不得不与孩子分开是很艰难的，而且她的工作并不总是充满快乐的。然而，她的才能在她的工作中得到了磨炼，包括广阔的战略眼光和娴熟的谈判技巧。她从致力于这个世界性别和种族的平等工作，并能从中得到极大的快乐和满足。而且这个世界上，还需要更多的平等！最近她在协助公司赞助一个项目，使接下来的四年内，她们公司的雇员与美国的性别及种族的分布相匹配。这一个雄心勃勃而又有价值的目标，和她的目标感完全一致。这种成就，以及其他很多的成就，使得她获取收入的工作有了价值，尽管工作中有一些挑战。

我们都试图在自己、家庭尊严（不管是经济上还是其他方面），以及目标感和意义之中寻找一种平衡。记得去土耳其、以色列、埃及旅行时，我被一个现实震惊——没有人会像在美国时那样问"你是做什么的"，他们会先问你的家庭——他们想要了解你爱的人。工作很重要，当然，用来付账单。不过关注的焦点却在家庭、社区、清真寺或犹太教堂，获得收入的工作却只在其次。换句话说，赡养并热爱家庭，或者为社区、宗教或其他能做出贡献的"工作"，才是大多数人的目标之所在。他们并没有期望从获得收入的工作中找到目标。所有其他的事情都一样……这个并没有一个标准答案，只有在你生活中的此刻对你来说的正确选择。关键在于你找到在你的生活中的某些方面能够鼓舞你的目标感。

当你在考虑该如何在生活中融入目标感时，不妨重复一下前面学到的练习1，想象一下某个目标的可能性，感受身体给你的反馈。你的身体对这个信息怎么看？身体反馈的是YES，是NO，还是在两者之间？

在这个练习中，我通常会感受到身体对某个想法说YES，同时和恐惧有关的感觉我也感觉得非常清楚！它不是NO，只是"小心一点"。正如我们所说的，恐惧和幸福总是比肩而至。有一些伴随新想法或改变而产生的恐惧是可以理解的。可能建立一些陪伴关系，或准备一些补充方案，就感觉不那么令人生畏了！这也说明，你想要在生活中做出改变，勇气是必要的。就像图图神父说的，勇气并非是恐惧缺席，而是恐惧之外的行动。做出改变可能是可怕的。感受到恐惧并非总是要走回头路的原因。聆听你的身体、你的内心，以及你信任的朋友们，如果感觉对的话就前行。尤其是在你尽管感到恐惧，但还是忍不住一定要做某件事的时候。

在追寻目标的道路上，有一个启发来自于我的朋友丽莎·兰金医生（Lissa Rankin）。她的作品《使命的解析》（*Anatomy of a Calling*）中探讨了一个人如何追寻目标。丽莎在开始一段新征程的时候很喜欢问问题，"如果这是我应该做的事情，为我打开大门。如果这不是我应该做的事情，阻止我"。看起来是"YES"的情况，可能是在你需要帮你安排活动场地的人正好出现了，或者来了一笔意外之财恰好就是你需要的启动资金的数目。信仰宗教的人把这个称作是祷告的回应。其他人称其为"好兆头"。无论如何，当你生活中有目标的时候，你会感到能从宇宙中得到一种非同一般的力量。

或者情况是这样的，如果你想开一家咖啡店来营造一个社区集中地，但是选址却在最后一刻失败了，银行也不给你提供资金，并且在制定商业计划的时候你得了严重的流感。你可能将此辨别为来自于宇宙的"NO"，并且你还得决定这个"NO"针对的是什么。是对某个特定想法的，还是对时机的，还是其他什么的。如果那扇门始终对你的主意紧闭，你就要注意了。我的朋友、社会学家尼基·苏维斯基（Nikki Sylvestri）喜欢说，如果她在一条不是"为她"而设的道路上继续行进的话，她就会得到来自宇宙力量的"一巴掌"。你懂我在说什么。就像第2章的特莎在准备把她的衣服搬到男朋友的公寓时得了满胳膊的毒疹一样，她的身体在尖叫"不要那么做！他不是对的人！"当你倾听的时候，你的身体是会说话的。当你真正聆听的时候，整个宇宙都是会说话的。在遇到我丈夫的时候我曾做过一个梦，梦中的他对我而言很安全，而且我握着他的手感受到不可思议的快乐。然后在我们第一次约会的那天晚上，我的六位室友每位都不在宿舍（这种事再也没有发生过），因此我们能够有隐私空间并且能够聊天到很晚。我的身体智慧和整个宇宙都在把我们撮合到一起。我们现在仍然快乐地在一起。

多年来我将人生的"我们为何而来"分为三个部分考虑：1/3是为了学习和成长，1/3是为了服务和帮助他人，1/3是为了庆祝和享受。理想之中，你的目标会让你去做所有这些事情。我确实认为，为了我们的服务和成长能够获得生机以及持续，玩乐和快乐的感觉是至关重要的。在我们的选择之中运用身体智慧使我们能够以不超出我们的能力、不透支我们的健康积蓄的方式下，维持我们的付出和服务。真正的目标会在付出和服务之中，为你留出与他人连接、爱和欢笑、运动、睡眠和吃好的食物的空间。我们想让我们的好的工作在这个世界上能够持续发展，那我们必须让自己本身能够持续发展。否则的话我们就会得到"来自宇宙力量的一大巴掌"，并且不得不带着感冒或者断肢把自己放回床上。和英雄之旅的老套路不一样，你并不需要一个人做这些事！在你做你在这个世上的工作时，找到你的族群并且让你爱的人在你身边。聆听你身体的语言并且密切地注视你周围的这个世界。让你的目标从你得到很好照顾的身体、思想和灵魂中展现出来。

结　语
学会与身体对话

——

Our BodyWise World

　　我必须得承认我写这本书是别有用心的。从我多年对女性生活中难题的观察来看，我注意到，当她们认真去聆听她们身体的需求，并且通过饮食、睡眠、运动和爱来支持自己时，就会发生一些不可思议的事。通过有创造性的、独特的方式，女性充分地运用她们的身体智慧和能力，在她们的社区以及整个世界上从事着令人惊叹的工作。当我们女性从慢性身体损耗中治愈自己，并且用五个健康的基本面为自己注入力量时，我们就获得了我们的世界中治愈和修复的美丽功勋。

　　我们现在处于这颗星球以及人类群体历史上的转折点。有乐观主义的迹象——合作、创造力、交流以及人的潜能——这些都是新鲜而振奋人心的。但与此同时，我们面对着挑战到生存情况的、严重的全球性问题。我相信女性，有着伟大的怜悯能力和与自己身体的连接能力以及和地球本身的连接能力的女性，将会在引导下一阶段的全球变化之中担当重任。我们是被需要的。我们每个人，在个体的生活和影响范围之中，都存在着改变星球的必要力量。

你值得拥有一个健康、有爱、有热情和目标的生活。去培养身体智慧吧，进而成为一个完整的人。当你治愈了你自己，你就治愈了我们破碎世界的一个重要部分。当你欣然接纳一个真正独特而又了不起的自己时，你也同样能够使得你周围的一切得到很好的接纳。当你与自己身体内深层的智慧相连接时，你也同样与这个星球的本质相连接，当你选择了健康食品，比如本地产的有机食品，你就治愈了你所生存的那片土地，治愈了给植物授粉的蜜蜂们，治愈了以昆虫为生的动物们，等等，以此类推……无论何时，当我们为自己的健康做出了身体智慧的选择的时候，我们也同样为这个星球做出了智慧的选择。

这个星球上的每个宗族的土著长老都从骨子里知道，人类是与这个星球密切相连的，我们就是这个星球的一部分，当我们治愈了我们自己及我们的群体，我们就治愈了这个星球。你肠道内的"微生物"，或叫健康细菌，与土壤中的微生物是密不可分的——它们是盘根交错的。你呼吸系统的健康程度和你呼吸的空气清洁度是密不可分的。你睡眠的舒适度和你卧室窗外的光污染是密不可分的。毒害你的院子和邻近土壤的化学物质和导致你身体癌症风险增加的结果是密不可分的。

我们，以及这个星球，都是既脆弱又有修复力的。当你踏入这个星球上你的独特领地，去过一种你身体所热爱的生活，并且传递你的独特愿景时，你就建造了一个纽带，这个纽带能够带来治愈一切的可能性。

感谢你在这段身体智慧之旅中与我同行。如果你因为要把你在这本书里学到的东西运用在生活之中而感到兴奋不已，我邀请你去探索后续的身体智慧28日计划。

培养身体智慧的 28 日计划

BodyWise 28-Day Plan

这个28日计划是用来帮助你把培养身体智慧的原则付诸实践。它来源于最先进的健康科学，以及一个信念——让你在每天的生活中建立起对身体需求的感觉来。每周都会聚焦在健康的某个面向，如饮食、睡眠、运动、人际关系和生活目标，你的身体智慧协调自己的行为。

首先请先将第3至7章中测试的得分填在这里，我们会用到它们。

第 3 章　疲劳测试：＿＿＿＿＿＿（ p. 77 ）

第 4 章　慢性疼痛测试：＿＿＿＿＿＿（ p. 110 ）

第 5 章　力比多测试：＿＿＿＿＿＿（ p. 131 ）

第 6 章　抑郁测试：＿＿＿＿＿＿（ p. 148 ）

　　　　　焦虑测试：＿＿＿＿＿＿

第 7 章　过敏和自身免疫力测试：＿＿＿＿＿＿（ p. 177 ）

做好准备

这个计划可能会排除一些你习惯吃的食物，可能还包括咖啡因和酒精，所以选择一个合适的时机去完成这个28日计划。将毒性的、致炎的、易致敏的食物从你的饮食中剔除掉，你会感到自己的身体状况产生巨大的不同。想想你的饮食，一种食物就包含成千上万种分子，每一种对身体功能都有独特的信号。一次快餐，就会让你的身体增加患炎症、疼痛，高胆固醇及血压失常的风险，可能还有抑郁。你的身体需要健康、充满活力及快乐的饮食基础。

你的厨房要做好准备。先看看第一周的推荐，剔除你不想在28日计划中尝试的项目。存储一些你要吃的食物，以及你需要的营养补充剂。如果你需要启发，参考后面的食品清单。

做28日计划最大的障碍，在于对自己过于严苛的要求。我的好多患者都认为，不管生活中发生什么事，都应该严格执行计划，绝不能有任何差池。其实，28日计划最关键的部分是你与自己身体的沟通。这意味着，虽然我建议你吃坚果和牛油果，但如果你吃它们会感觉很不好，那就不要吃！这还意味着，虽然你有个严格的锻炼计划，但是如果你突然感冒生病了，那就一定要休息。你的身体是28日计划的首席顾问。

第二大的障碍，是大家要么做全套计划，要么就一点儿都不做。我的经验是，尽管28日计划的所有项目都很重要，但是每个项目都各有所长，在一周时间内，你可以选择只做一到两个项目。如果你喜欢的话，可以把计划时间拉长，采用更慢的节奏来完成它。你还可以排除掉现在不适合你的项目，把精力集中在其他项目上。换句话说，并没有一个完成28日计划的标准方式，只有目前对你而言最有效的方式。

最后一个障碍，尽管我们的愿望是美好的，但现实有时候是残酷的。也许你真的很想不吃糖，但当你工作心烦意乱时可能会无意识地抓起一颗糖放到嘴里。在这个时候，一定要放轻松，原谅自己。这比什么都重要。"哦！我不是故意的，今天剩下的时间我可不吃糖了。"我们每个人都在学习聆听自己身体的智慧，这是一项持续进行的工作。在这个过程中，要有耐心，要爱自己。这才是至关重要的。

日常练习

在实行28日计划的每天早晨，请花几分钟与身体交流一下。在你清醒着做身体扫描的时候，你可以坐在舒服的椅子上，也可以躺在床上。前面学到的练习3、4、5可以帮助你。

练习3：感知身体意识，p. 56

练习4：描述你的感觉，p. 59

练习5：感受身体，p. 63

今天，身体的哪些部分需要你的关注？你醒来的时候是精力充沛还是疲惫不堪？你是否感觉到焦虑和巨大的压力？你如何在这一天匆忙的生活中依然秉持照料自己的意愿呢？

在第一周，我们将摸索出一个符合你身体需求，且能加速你治愈能力及活力的饮食计划。在第二周，你将继续这个饮食计划，并把重点聚焦在能够获得恢复精神的睡眠上。在第三周，我们将制订出运动计划。在进入第四周后，除了继续进行你的饮食、睡眠和运动计划，你还将把注意力聚焦在构建良好的人际关系和目标上。

第1周：饮食

　　这周我们聚焦在饮食上。我希望你能够运用身体智慧选择属于自己的健康计划。我会做出整体建议，但是，如果你知道自己对我推荐的某种食物敏感的话，那无论如何不要吃它！你的身体有着最终的话语权！我会提供一个基本的饮食指导建议，其中会请你把要避免的食物从橱柜和冰箱里清除掉。如果你的家人或室友不同意，那你就把这些食物放到一个你看不到的地方。在你试着开始健康饮食的时候屏蔽不健康食物的诱惑很重要！

　　好了，你现在可以去趟超市了，采购那些美味且对你有好处的食物。列个清单很有用，尤其是在你改变饮食习惯的时候。记住，我们关注的是新鲜的食物。唯一需要你冷藏的食物就是蔬菜和水果。要避开超市醒目区域的包装食品。而且，要养成阅读包装或者罐子上标签的习惯。

　　确实，买更健康的有机食品通常会更贵。但我认为，如果你能负担的话，这种选择对你的长期健康来说是值得的。这十几年来，我在减少开支、喂饱5个饥饿的家庭成员方面也算是颇有经验了。比如，在家里烹饪的豆类和汤类既便宜又易饱；用植物性蛋白质（豆类和坚果）代替昂贵的有机肉类同样能够减少开支；在农贸市场与农民就有"擦伤"的有机水果蔬菜讨价还价也很有效。我有很多朋友会买四分之一头草饲牛的牛肉放到冷冻柜里吃一冬天。你还能从批发商那里买到新鲜打捞的鱼。在美国，有社区支持的农业（Community Supported Agriculture）可以让你以优惠的价格获得每周运送的时令有机农产品。如果有户外空间，你可以根据气候种植多种多样的绿色植物、蔬菜和水果。我唯一能够负担的，就是给我的双胞胎女儿们在花园里种植有机圣女果，这么做是值得的。她们到园子里去吃圣女果的时候，感觉就像吃糖一样。

基础身体智慧饮食计划

- 尽可能多地食用没有使用农药、激素或抗生素的食物：

  * 避免非有机的乳制品和肉（它们是农药、激素以及抗生素的聚合体）。

  * 尽量选择有机产品，避开农药含量最高的非有机产品（查看第 8 章中的表格）。

- 每天吃 5～10 份的水果和蔬菜。重点要吃绿色、红色、橘色的蔬菜。绿色蔬菜你怎么吃都不算多！对吃绿叶菜要到狂热的程度。一份蔬菜是半杯（5 朵西蓝花）的量。一份水果是一个中等大小的苹果、梨、橘子，或 15 颗葡萄。

- 每顿饭都要摄入蛋白质。

  * 一天中 1～2 顿饭，要摄入植物性蛋白——豆类、蔬菜、坚果、种子。可以考虑抹了坚果黄油的全谷物面包、鹰嘴豆泥加蔬菜或者饼干、扁豆汤或者大豆蛋白制品（豆腐、豆豉或日本毛豆泥）。确保你食用的大豆是有机和非转基因的。

  * 深海鱼（可持续捕获且汞含量低的）及有机瘦肉，优先选择鸡肉和火鸡肉。一周 1～2 次享用有机的、草饲的牛肉，或者有机猪肉。

  * 如果你胆固醇水平正常，可以每天食用有机鸡蛋；如果你的胆固醇高，那一周最多吃两个蛋黄。

  * 如果你的身体喜欢乳制品，选择有机的。酸奶以及开菲尔酸乳酒有助于补充健康益生菌。有一些硬制奶酪，比如帕尔马干酪以及罗马诺干酪，或者山羊奶酪（蛋白质更高，乳糖更低），也是健康饮食的很好的组成部分。过多的奶酪、奶油或黄油对我们大多数人来说都不好，因为它们的胆固醇高而且会致炎。

- 食用优质脂肪，如橄榄及橄榄油、坚果和种子、牛油果等。用椰子油烹饪，或者适度食用椰奶都是不错的选择。虽然上述这些都是健康的脂肪，但是必然是高卡路里。如果你在减肥，要注意食用量！

- 如果你的身体喜欢，那就吃有机全谷物。考虑真正的全谷物或黑麦的面包及饼干（要查看配料表，因为经常有不是"全麦粉"的！）。天然酵母面包是一种更加健康的选择，因为它的含糖量低。你还可以吃碾碎的干小麦、燕麦和燕麦片、大麦、小米、有机玉米面包，还有墨西哥玉米粉圆饼、糙米。还可以尝试下"非谷物"的藜麦、苋菜籽和荞麦。我建议将谷物控制在每天 1～2 份。如果你想限制麸质，可查看后面的无麸质谷物列表。

- 控制天然糖分或甜味剂的摄入，可选择少量的蜂蜜、枫糖浆、龙舌兰蜜或枣子，而避免精制蔗糖。
- 以喝水为主。也可以加入你喜欢的蔬菜汁，水果汁要控制量，因为它们含糖量高。花草茶也是很棒的。如果有前驱糖尿病或糖尿病，微甜的益生菌饮品，比如开菲尔酸乳酒或康普茶都是既美味又健康的选择。注意：不是每个人都喜欢这些，而且康普茶可能含有咖啡因，如果你在避免咖啡因就要小心。

　　先看看上面的"基础身体智慧饮食计划"。然后根据你的身体直觉和健康小测验中的评估，拓展你饮食计划之中的类别。理想的状态是，每次进食都应摄入某种蛋白质，以维持正常的能量水平，并使血糖平稳。豆类、坚果、奶酪、肉类都可以。我们大多数人每天都需要至少三顿饭，并且最重要的那顿提供能量（以及能够减轻体重）的餐饭在早晨。不需要搞得很豪华（一定要有酸奶、奶昔、花生酱吐司），但是尽量保证每天早晨都吃些东西。如果你想要减肥，那么就把大多数的卡路里摄入都集中在早餐和中餐，而避免在睡前吃大餐。对多数人而言，每2～3小时进食一次是比较好的。如果你是个草食动物，除了三餐之外，可以在上午过半或下午过半时吃些健康的零食。比如，一把坚果，一个苹果，一根胡萝卜，一碗鹰嘴豆泥，或者饼干和奶酪。

　　参考这个基础计划，跟随自己的身体智慧，判断应该在什么时候吃、吃什么以及吃多少，你就能成功。通常来讲，这就是我们学习如何以最好的方式来照顾自己的方式。确实，我们中有一些人新陈代谢的速度比别人慢，所以这些人需要在饮食分量上格外注意。如果你是看了一眼甜甜圈都会胖1千克的女性，那么，你就需要对谷物、甜味剂以及脂肪的摄入量格外注意。

新鲜蔬菜（以绿色蔬菜为主）		
• 西蓝花	• 羽衣甘蓝	• 秋葵
• 洋蓟	• 黄瓜	• 豌豆
• 亚洲常见青菜	• 青豆	• 菠菜
• 芦笋	• 生菜	• 蜜豆（豌豆的变种之一）
• 芽球甘蓝	• 荷兰豆	• 西葫芦
• 芥菜	• 卷心菜	• 菜花
• 芹菜		

橘色和红色蔬菜		
• 甜菜	• 食用大黄	• 胡萝卜
• 红薯和山药	• 南瓜	• 红茶菌
• 紫甘蓝		

棕色和白色蔬菜		
• 豆薯	• 蘑菇	• 白萝卜及类似的食用根茎
• 甘蓝	• 欧洲萝卜	• 大头菜

茄属植物（关节炎患者要慎重）		
• 茄子	• 番茄(其实是水果！)	• 枸杞（也是水果）
• 红辣椒	• 椒类（包括甜椒和辣椒）	• 土豆（由于会升高血糖所以要控制用量）

调味蔬菜		
• 大蒜	• 生姜	• 茴香
• 罗勒	• 青蒜	• 洋葱
• 香芹	• 香菜	• 薄荷
• 百里香	• 迷迭香	• 牛至

含淀粉蔬菜（适度地吃）		
• 玉米	• 土豆	• 芋头
• 大蕉（其实是一种水果！）		

乳制品或乳制品替代物

- （由脱脂凝乳制成的）白软干酪
- 酸奶
- 有机奶酪（适度地吃）
- 开菲尔酸乳酒
- 有机牛奶
- 有机 half-and-half（这是一种牛奶和淡奶油混合的乳品，如果胆固醇水平正常可以选择）

不含乳类成分的产品

- 非乳制奶酪（大豆、大米、杏仁）
- 非乳制奶类（杏仁、椰子、大豆、燕麦、大米、榛子、腰果）
- 非乳制酸奶（杏仁、椰子、大豆）

新鲜水果

- 苹果
- 浆果类：巴西莓、黑莓、蓝莓、枸杞、桑椹、树莓、草莓
- 柑橘类：西柚、柠檬、橙子、柚子、橘子
- 葡萄
- 瓜类：香瓜、哈密瓜、甜瓜、白兰瓜、西瓜
- 桃子
- 柿子
- 石榴
- 杏子
- 樱桃
- 无花果
- 奇异果
- 油桃
- 梨子
- 李子

热带水果

- 香蕉   · 木瓜   · 菠萝   · 番石榴   · 百香果   · 芒果   · 杨桃

有健康脂肪的水果

- 牛油果   · 椰子   · 橄榄

油类

- 橄榄油   · 冷榨菜籽油   · 椰子油   · 芝麻油（调味用）

坚果油（用于拌沙拉和烹饪的）

- 杏仁油   · 榛子油

欧米伽 3 油（低温状态使用的）
• 亚麻籽油

调味料 / 烘焙用品（没有限制！为了健康不要错过）

• 月桂叶	• 黑胡椒	• 白豆蔻	• 牛角椒	• 肉桂	• 丁香	• 香菜
• 孜然	• 茴香	• 大蒜	• 姜	• 肉豆蔻	• 牛至	• 红椒
• 迷迭香	• 藏红花	• 鼠尾草	• 百里香	• 姜黄	• 烟熏红椒粉	

经典的混合香料

• 辣椒粉	• 中国五香粉	• 咖喱粉	• 印度马萨拉香料
• 普罗旺斯香草料	• 南瓜派香料	• 摩洛哥风味香料	• 中东混合香料

醋类

• 苹果醋	• 意大利香醋	• 香槟醋
• 英国麦芽醋	• 米醋	• 白醋（谷物）

罐装 / 盒装食品（避免含 BPA 的罐子）

- "烤"薯条 / 薯片（少量的）
- 罐头豆类
- 椰奶
- 加果糖的果酱
- 健康的汤类
- 羽衣甘蓝或其他蔬菜"脆片"（非油炸）
- 坚果类黄油（杏仁、花生、腰果等）
- 不含糖的腌菜
- 萨尔萨辣酱
- 海藻类零食
- 高汤
- 番茄酱

谷物

• 大麦	• 干小麦
• 法老小麦	• 全谷物热、冷麦片（无糖）
• 全谷物意大利面	• 全谷物小麦、黑麦或燕麦面包
• 全谷物小麦、黑麦或燕麦饼干	

无麸质谷物

- 糙米
- 椰子粉或土豆粉
- 玉米饼或玉米意大利面
- 燕麦
- 波伦塔（意大利一种粗玉米粉制品或其他谷物粉制品）
- 爆米花（非微波炉）
- 藜麦、小米、荞麦、苔麸、生粉、苋菜籽
- 无麸质的面包和饼干

植物蛋白和蘸酱

- 安妮家的非乳制品(Annie's) • 日本毛豆泥　　　　• 鹰嘴豆泥
- 中东辣椒酱(Muhammara) • 面筋 / 烤麸（小麦蛋白）
- 非转基因大豆制品：味噌、汉堡包、（有机）印尼豆豉、豆腐

冷冻食品

- 水果　　　　　　　• 蔬菜

符合身体智慧标准的健康包装类食品（查看配料表）

犒劳自己

- 不含乳制品的椰子冰激凌（用龙舌兰做甜味剂的）
- 有机黑巧克力
- 用牛油果或含生可可的嫩豆腐制成的布丁（做法见 p.327，p.328）
- 无糖巧克力，以甜叶苷或赤藓醇为甜味剂
- 使用少量天然甜味剂的全谷物烘焙食品
- 使用少量天然甜味剂的全谷物无麸质烘焙食品

调味品

- 有机酱油　　　　　• 鱼露
- 辣酱　　　　　　　• 番茄酱（最好可以找到以龙舌兰为甜味剂的）

- 芥末酱
- 米酒

- 营养酵母（啤酒酵母）
- 大豆酱

散装食品

- 杏仁粉
- 果干
- 谷物
- 生可可粉（巧克力）
- 全谷物面粉
- 全谷物调拌粉（薄煎饼、麦芬蛋糕等等）

- 豆类：黑豆、鹰嘴豆、白腰豆、斑豆、大豆
- 坚果：杏仁、巴西坚果、腰果、榛子、夏威夷果、花生、胡桃、松子、开心果、核桃

肉类、鱼类和蛋类

- 罐装太平洋沙丁鱼或三文鱼（不要金枪鱼）

- 有机的鸡肉和火鸡肉

- 有机鸡蛋

- 有机猪肉、草饲牛肉

- 有机肉片（不含硝酸盐）

- 污染物含量低、可持续捕获的水产品（见 p.216 列表）

饮品

- 椰子制的开菲尔酸乳酒

- 咖啡（确保低因咖啡是用水处理过的）

- 草本茶

- 康普茶

- 苏打水

- 茶（所含咖啡因递减）：黑茶、绿茶（包括抹茶）、乌龙茶、白茶

- 马黛茶（一种含咖啡因的巴西草本饮品）

要避免和限制的食物

避免

- 所有快餐
- 深度油炸的食物
- 碳酸饮料和糖果（除了量不多的黑巧克力）
- 氢化油或部分氢化的油（通常在人造黄油、饼干、薯条、包装烘焙食物以及袋装、盒装零食中）
- 高果糖浆（在很多碳酸饮料和包装甜点中）
- 人工增甜剂（糖精、阿斯巴甜、三氯蔗糖）
- 加工食品，指含有人造香味剂、着色剂、防腐剂以及盐和糖的商用包装食品。大多数"方便食品"和速冻食品，以及含有你不了解的成分的食品都要小心。

限制

- 蔗糖（也被写作葡萄糖、麦芽糖、乳糖、果糖）以及浓缩甜味剂（糙米糖浆、蜂蜜、枫糖浆、糖蜜）一天不超过1~2茶匙。如果你想要减肥或有前驱糖尿病及糖尿病，那么就要避开它们。可以考虑食用在第8章提到的天然的、不含糖的甜味剂。
- 土豆、白米饭、白面，一周不超过一次，如果你想要减肥或有前驱糖尿病及糖尿病，那么就要避开它们。

咖啡、茶和酒精

- 咖啡、茶或马黛茶可以成为你食谱中的一个健康的组成部分。每日摄入量不超过2杯含咖啡因的咖啡或4杯黑茶/马黛茶。如果有焦虑或失眠的问题，最好完全避免咖啡和红茶。如果你喜欢咖啡但是需要减少咖啡因摄入的话，水洗脱因咖啡是一个选择。我的建议是日常摄入不超过相当于1杯含咖啡因的咖啡，或者2杯红茶，或者4杯绿茶。所有的咖啡因摄入都应在下午2点之前，具体取决于你的敏感度。
- 绿茶或白茶几乎人人可以享用，除非是对咖啡因非常敏感或有严重的肾上腺疲乏症状（查看第3章）。这些茶是抗炎性的，并且能够预防癌症。绿茶还能增进新陈代谢和减肥。就像所有形式的咖啡因一样，应该在下午2点之前摄入。

- 在进行 28 日计划时最理想的状态是完全排除酒精。酒精的糖分高，需要肝脏解毒，而且会干扰睡眠模式。然而，如果这个要求使你无法进行这个计划，而且你的身体很清楚地显示你没有酒精上瘾问题，你可以继续喝上 1 杯（12 盎司啤酒／6 盎司红酒／1 小杯烈酒），每周 3 次。

特殊的饮食注意事项

以上指导方针是身体智慧饮食的底线，但你可以根据自己特殊的健康需求和目标，来定制适合自己的健康计划。这里有一些线索可能能够帮助你创造自己的个性化的计划。

你需要抗炎性饮食吗

基础身体智慧饮食计划本身就是抗炎性的，但是如果患有癌症、心血管疾病，或者有这种风险的话，那么就要提高饮食的抗炎等级。此外，如果你的慢性疼痛分数在11分或者更高，过敏和自身免疫分数在9分或者更高，抑郁或焦虑分数在11分或者更高。你可能会想要增加饮食中抗炎性的部分。

抗炎性饮食计划	
要排除	**要加入**
炎性食物完全避免：油炸食品、氢化油、牛肉、猪肉、牛奶制品、提高血糖的食物（糖、玉米糖浆、白面、白米、加工过的玉米），加工食品（如上）。	**抗炎性食物**：1 天摄入 9 份或更多。1 份 =1 杯大多数的蔬菜或水果或者 2 杯生的绿叶菜（1 杯约 28 克）
如果你有关节炎，排除茄属植物：茄子、西红柿、灯笼椒、土豆	**黄色、橘色和红色蔬菜**：辣椒、胡萝卜、冬南瓜、白薯、山药

深色水果： 浆果、柑橘、樱桃、蛇果、澳洲青苹果

深色绿叶蔬菜： 菠菜、羽衣甘蓝、甜菜

调味料： 姜、迷迭香、姜黄、牛至、辣椒、丁香以及肉豆蔻。含有姜黄、生姜、绿茶、乳香、槲皮黄酮的补充剂也可考虑。

其他蔬菜： 洋葱和大蒜

豆类： 红豆、斑豆和黑豆

欧米伽 3 脂肪酸： 多脂鱼（野生鲑鱼、沙丁鱼、青鱼），坚果（尤其是核桃），亚麻籽、野鼠尾草籽、绿叶菜。可选择一种高质量的含欧米伽 3 中二十碳五烯酸（EPA）和二十二碳六烯酸（DHA）的鱼油补充剂，总含量至少达 1500 毫克。

茶类： 红茶、乌龙茶、黑茶、绿茶。

你需要低过敏原饮食吗

如果你已知或怀疑自己有食物敏感或过敏，有持续的消化问题或腹痛，或者过敏和自身免疫分数在9分或者更高，慢性疼痛得分是16分或者更高。你可能想要尝试低变应原的饮食，也被称作是排除饮食法。

如果你知道自己对某类食物敏感或过敏——不管是检测还是身体智慧告诉你的，你都要在28日计划中避开。人们可能对很多种类的食物敏感，但是最常见的食物过敏和不耐受是牛乳制品、小麦及麸质、鸡蛋、大豆、花生。其他我在诊疗中见过的食物过敏和不耐受还包括柑橘类、草莓、贝类、木本坚果以及玉米。为了达到目的，需要避开五种最常见的食物过敏

原。如果你感到自己可能也对上述食物过敏，那就避开。我个人认为，切断这五种食物是很有挑战的，尽量就好。

下面图表不仅列出了常见的食物过敏原，也列出了人们通常会起反应的食品添加剂。避开加工食品和选择高质量的餐厅，能够避开多数的食品添加剂。更好的选择，就是自己在家做饭吃。

食物过敏和食物耐受不良的常见元凶		
食物过敏 *		
柑橘类	鱼	麸质（大麦、燕麦、黑麦、小麦）
乳制品	花生	贝类
蛋	大豆	木本坚果（杏仁、胡桃、核桃）
食物耐受不良		
所有在食物过敏中所列食物，再加上：		
牛肉制品	玉米	
食品添加剂		
抗氧化剂（BHA、BHT）		
阿斯巴甜（人造甜味剂）		
生物胺（组胺、酪胺、章胺、苯乙胺）		
双糖（乳糖）		
增味剂（味精）		
食用色素（柠檬黄及其他食物染色剂，提炼自焦煤油）		
硝酸盐和亚硝酸盐（存在于腌制肉类中）		
防腐剂（亚硫酸盐、苯甲酸钠、山梨酸钾）		
增稠剂／稳定剂（黄芪胶、琼脂）		
高镍和高水杨酸盐的食物		
精制糖		

*此处列出的食物几乎覆盖了所有过敏性食物反应的80%。

节选自《整合医学》（*Integrative Medicine*），大卫·拉克尔（David Rakel），桑德斯（Saunders）出版，2003，947页

下面是来帮助你找到过敏食物替代品的指南。

综合排除饮食指南	
可选的食物	**排除的食物**
动物蛋白：新鲜或含水包装的鱼、野味、羊肉、鸭肉、有机鸡肉和火鸡肉	调味品：巧克力、番茄酱、餐前小咸菜、印度酸辣酱、大豆酱、烧烤酱、照烧酱以及其他含糖、大豆、人工色素、防腐剂的调味品
调味品：醋和所有的香料	乳制品和蛋：牛奶、芝士、鸡蛋、奶油、酸奶、黄油、冰激凌、冻酸奶、奶精
乳制品替代物：大米、燕麦以及坚果奶，如杏仁奶和椰奶	
饮料：过滤或蒸馏水、低因的草本茶、天然汽泡水或矿泉水	脂肪和油：黄油、人造黄油、起酥油、加工油、色拉酱、蛋黄酱、涂抹酱
水果：整个、未加糖、冷冻或含水包装的罐头水果及稀释果汁	谷物：小麦、玉米、大麦、斯佩耳特小麦、卡姆小麦、黑麦、黑小麦
无麸质谷物和淀粉：糙米、燕麦、小米、藜麦、苋菜籽、苔麸、荞麦、木薯、土豆、椰子粉	肉类：腌制肉、冷切肉、罐装肉，含硝酸盐、糖及人工色素的热狗肠
坚果和种子：核桃、芝麻、南瓜子、葵花子、榛子、胡桃、杏仁、腰果、坚果黄油（如杏仁黄油）	花生和花生油
油：冷榨橄榄油、亚麻籽油、红花油、芝麻油、杏仁油、葵花子油、胡桃油、菜籽油、南瓜油	贝类
甜味剂：糙米糖浆、龙舌兰蜜、甜菊苷、水果甜味剂、糖蜜	大豆制品：豆酱、加工食品中的豆油、印尼豆豉、豆腐、豆奶、豆酸奶、组织植物蛋白
植物蛋白：碎豌豆、鲜扁豆、豆科植物	
蔬菜：所有的生的、蒸的、炒的、烤的、能榨汁的蔬菜	

节选自《整合医学》（*Integrative Medicine*），大卫·拉克尔（David Rakel），桑德斯（Saunders）出版，2003，947页

需要注意的是，很多加工食品中含有易引起过敏的食物成分。下面的列表能帮助你辨别出其中的一些。

如果你在避开	同样也要避开
乳制品	焦糖糖果、角豆糖果、酪蛋白及酪蛋白化合物、奶黄、凝乳、乳清蛋白、羊奶、牛奶巧克力、牛轧糖、蛋白水解物、半糖巧克力、酸奶、布丁、乳清。还要注意红糖调味品、黄油调味品、焦糖调味品、椰奶调味品、天然调味品以及脂肪替代品
蛋	清蛋白、卵黄磷蛋白、抗生素蛋白、法式蛋黄汁、蛋酒、蛋白、黄素蛋白、球蛋白、荷兰酱、仿蛋制品、卵黄球蛋白、溶菌酶、蛋黄酱、蛋白脆饼、卵清蛋白、卵类糖蛋白、卵黏蛋白、微粒化蛋白
花生	"高蛋白"食品、水解植物蛋白、杏仁膏、牛轧糖、糖果、芝士蛋糕底、辣椒、巧克力、酱料
大豆	中国酱油、印尼酱油、味噌、纳豆、豆面、大豆蛋白浓缩物、大豆蛋白奶昔、豆酱、大豆水解物、豆芽、腐乳、印尼豆豉、大豆组织蛋白、植物组织蛋白、豆腐、乳清大豆饮品。还要注意水解植物蛋白、水解大豆蛋白、天然调味品、植物口香糖以及植物淀粉
小麦	高筋面粉、低筋面粉、碾碎的干小麦、低谷物提取物、蒸粗麦粉、碎小麦、硬质小麦、小麦面粉、麸质、全麦面粉、高麸质面粉、高蛋白面粉、卡姆面粉、麦芽谷物、炒麦花、红小麦片、压制小麦、粗粒小麦粉、磨碎小麦、软质麦粉、斯佩耳特小麦、黑小麦、面筋粉、通心粉、小麦蛋白粉、小麦淀粉、小麦豆豉、白面、全麦浆果松饼。同时还要注意胶凝淀粉、水解植物蛋白、食品用改性淀粉、淀粉、植物口香糖、植物淀粉

　　修改自乔内贾（Joneja JV）《食物过敏和不耐受的食谱》(*Dietary Management of Food Allergy and Intolerance*)，第2版，Hall Publishing Group,1998，以及马汉(Mahan LK)、埃斯科特·斯顿普(Escot-Stump S)《食物营养和饮食疗法》(*Food Nutrition and Diet Therapy*),第11版，WB Saunders，2004

你需要解毒吗

如果患有或曾经有过癌症、慢性疲劳、纤维肌痛或多元化学敏感症，或者你的疲劳得分达到16分或更高，慢性疼痛得分达到16分或更高，力比多得分低于11分，那么考虑在你的28日计划目标中加入解毒的部分。

通过补充剂来帮助解毒

你也可以选择支持肝脏解毒的补充剂来帮助肝脏排毒。此外，无论是运动、桑拿还是处在炎热的夏天，出汗都能够帮助身体排毒。要保证充足饮水量来补充出汗带走的水分，把毒素从身体中冲洗走。可以考虑每天或每两天服用以下补充剂（一定要与你的医生商量）：

- 乙酰半胱氨酸: 100 ~ 300 毫克
- 甘氨酸: 100 ~ 300 毫克
- 谷氨酰胺: 100 ~ 300 毫克
- 硫辛酸: 100 ~ 200 毫克
- 水飞蓟: 200 毫克
- 绿茶提取物: 25 毫克

你需要营养性补充剂吗

如果你因为食物耐受不良或个人喜好原因（如素食、复古饮食、生食、不吃很多种食物）而限制饮食，或者你的疲劳得分为11分或者更高，慢性疼痛得分是16分或者更高，抑郁或焦虑分数在11分或者更高，你可以考虑在饮食计划中加入营养性补充剂。

含有优质复合维生素 B 的高质量综合维生素

如果你容易敏感或过敏，你或许要避免含有麸质或乳糖的补充剂，这在很多制药品牌中都有。选择在参考膳食摄入量（RDA）3倍或10倍以上水平的B族维生素补充剂，因为多数人由于基因和遗传的关系需要更高的剂量。同样，如果你有抑郁的问题，你可能需要甲基化形式的叶酸和B$_{12}$（我们在第5章中探讨过这个）。你需要的B$_{12}$形式，它应该被写作是甲钴胺（methylcobalamin）而非氰钴胺（cyanocobalamin）。它应当含有甲基四氢叶酸（MTHF）而不是叶酸。如果有焦虑问题，你将至少需要2毫克的MTHF和1毫克的甲基B$_{12}$（folic acid）。如果你愿意，可以服用复合维生素再单独加入甲基B族维生素，这样效果也不错。它们既有单独的形式也可存在于复合维生素B中。注意，以食物为基底的复合维生素可能会更好吸收，但是所含维生素的量可能会低。如果有焦虑、失眠、心悸或肌肉疼痛，还可以加入一种可吸收的镁，比如200～500毫克剂量的甘氨酸镁、天冬氨酸盐或氨酸螯合物。记住，高剂量的镁会导致腹泻，如果遇到这种情况就减少剂量。柠檬酸镁或氧化镁会软化大便，可以解决便秘问题。

维生素 D$_3$

强烈建议你去测试自己的维生素D水平，看看自己是否真的需要维生素D，但是日常摄入2000国际单位的维生素D对我们大多数人是安全的。对于维生素D欠缺太多并且吸收又很差的患者来说，他们需要更高的剂量。不过，除非你有了测量的数据，否则不要摄入更高的剂量。维生素D是脂溶性的，如果摄入过多的话会在身体中累积到致毒的水平。

鱼油

鱼油中的欧米伽3脂肪酸已经证实能够降低甘油三酸酯、改善炎症（如关节炎、过敏症和自身免疫疾病），并且减轻焦虑和抑郁。如果你有以上任何一种情况，摄入一种有品质的鱼油补充剂都是有帮助的。我会推荐进行过外部污染物测试，且与欧洲污染物标准相一致的品牌，以及做过保存期限测试且有过期时间的品牌。建议你查看鱼油中的欧米伽3含量，以及EPA和DHA的比例量，这些都是关键。你要选择的是等同于1000～1500毫克EPA和DHA含量的鱼油或胶囊。

抗抑郁草药／补充剂

如果你有持续的抑郁问题，参考我们在第5章讨论过的草药或补充剂。请查阅那一章中所提药品的优劣以及与其他药物潜在的相互作用。

在接下来的三周中记录你的身体智慧饮食计划

第1周后

你的第一周过得怎么样？这样的饮食有没有让你感觉到什么不同？在后面的时间，继续你的身体智慧饮食计划以及其他附加计划。如果你在排除一些饮食，坚持住！在第三周时，我们会开始再把排除的食物加回到你的饮食中。

第2周后

恭喜你！你已经进行了两周的更健康的饮食！继续坚持。

如果你通过排除一些饮食法进行低过敏原计划，现在可以在你的饮食中做些试验了。首先，比起刚开始的时候，你现在感觉如何？能量上有什么变化吗？疼痛呢？消化或腹痛呢？心情呢？这周，我希望你开始恢复排除掉的过敏食物，一次一种。可以按照你希望的顺序来做，但我会建议先把你最担忧的食物加回去。比如，如果你怀疑自己麸质敏感，那么在接下来的三天里就把麸质加回到你的饮食中。感觉上有什么变化吗？你可以在下面的图表中把这些记录下来。在加入了三天麸质饮食后，再一次将它们排除。接下来，加入下一项食物，比如乳制品，再吃三天。以这种方式不断加入一些新的食物，并持续三天，注意反应，然后再次将其排除。如果你所排除的只是前面说到的五种最容易引起过敏的食物，你需要在第29天重新加入这种食物，完成全过程。如果你排除的是其他食物，就要再花多一点儿时间。如何处理在排除饮食过程中获得的信息取决于你自己。我的一些患者吃某种食物会有非常夸张的反应，他们很高兴能把这些食物从饮食中排除出去；而有些患者的反应比较轻微，他们只是简单地限制有问题的食物，或很少吃它。

排除的饮食	第一天	第二天	第三天	第四天	第五天	第六天
早餐						
反应						
午餐						
反应						
晚餐						
反应						

第3周后

已经进入第四周了！与刚开始的时候相比，现在身体感觉如何？继续坚持。如果你在进行抗过敏原饮食计划，在本周继续加入食物，注意吃的时候感觉如何。

第4周后

祝贺你完成了28日计划！你可以继续那些让你觉得有帮助的饮食习惯。如果你已经尝试过排除一些食物后再加入低过敏原食物，你应当继续尝试，直到试过了所有怀疑致敏的食物。我有一些患者可以吃黑麦或大麦中的麸质，但是不能吃小麦中的。每个人情况都会不同，继续探索会让你身体变好的食物吧。

第 2 周：睡眠、休息和恢复活力

这周的主要目标是：让你休息好、精神能够恢复。还记得那是一种什么样的感觉吗？不管你现在睡眠习惯如何，我们都希望能够让你朝着更有活力和更健康的方向发展。

早晨起来最好的状态是，你感觉精神焕发，并且做好了起床准备。对一些幸运的人来说，这种情况会发生在6.5～7小时的睡眠之后，但是对大多数人来说，只有在8小时的高质量睡眠之后才会发生。为了这周计划的目标，首先你要看看每晚是否能保持8小时睡眠时间。后两页的表格是帮助你自我观察的示例。

时间	周日	周一	周二
上床时间	23:15	22:45	23:00
睡眠开始	00:00	23:00	23:15
晚上是否有醒来的情况？多长时间？	一次，15分钟，小便	一次，25分钟，2:00	2:30 ~ 4:00 醒着（对项目感到压力大）
早晨醒来	6:30	6:30	6:30
睡眠时间	6小时15分钟	7小时5分钟	5小时45分钟
睡眠质量	好	可以	不适
使用的任何助眠措施（行为、草药等等）	睡前沐浴及草药茶	尝试了200毫克的缬草根	太焦虑，睡前以及半夜醒来都在看电脑
在这一天之前的时间中是否摄入酒精或咖啡因？	10:00 和 14:30，各一杯咖啡	10:00 和 14:30，各一杯咖啡	7:00、10:00 和 13:00，各一杯咖啡
你在早上感觉如何？	闹钟响过后感觉很累	累	很差、头痛、恶心

时间	周日	周一	周二
上床时间			
睡眠开始			
晚上是否有醒来？多久？			
起床时间			
睡眠时长			
睡眠质量			
使用了什么助眠措施？			
早上起来感觉如何？			

周三	周四	周五	周六
22:00	22:15	23:30	00:00
很快	10:30	很快	很快
3:00 醒来小便，20 分钟的时间继续入睡	警报器在 2:00 把我弄醒，服用了茶氨酸，进行了深呼吸，在 2:30 再次睡着	没有	3:00 起来小便，直到 3:45 睡着
6:30	6:30	8:30	9:00
8 小时 10 分钟	7 小时 30 分钟	9 小时	8 小时 15 分钟
好	好	好极了	可以
400 毫克的缬草根，21:00 之后不再看屏幕	400 毫克的缬草根，20:00 之后不再看屏幕	400 毫克的缬草根	400 毫克的缬草根
早晨和午餐的时候各一杯红茶	早餐时半杯脱因咖啡、午餐时一杯红茶	早餐和晚餐各一杯红茶	睡前 2 杯红酒
好一些了，有点儿头痛	累，其他方面还好	好！	有一点儿头晕、头痛

周三	周四	周五	周六

如果你有记录睡眠周期的设备，可以用来监测睡眠。不管是在手机还是电脑上，或者可以就用上面建议的表格来记录你这周的睡眠。

第 1 步：致力于在接下来的 3 周之中每晚睡眠时间至少达到 8 小时

安排好你的日程，保证既能完成工作又有时间提前上床做好睡觉的准备，还要保证8小时的睡眠。如果你很早就醒来或者必须要早起，你同样需要早些上床。如果你与另外一个人一同居住，你需要告诉他或她这件事情，最好得到他们的支持。

第 2 步：如果你入睡困难的话，去除干扰你睡觉的任何障碍

如果你入睡困难的话，下面有几个建议：

- 避免咖啡因者缩减为每天相当于1杯咖啡或2杯红茶的量。确保咖啡因摄入在中午之前。
- 如果有可能的话，避免干扰睡眠的药物（查看p. 225的列表）。
- 至少在睡前2小时避开LED屏幕。可以在你的手机或电脑上加一个减弱蓝光的App（如flux），如果你在睡前2小时无法避免接触屏幕。若是你一定要看电视，那就在电视屏幕上看，而不是在电脑或iPad上，并确保屏幕离你的眼球至少1.2米。这会减少对大脑产生刺激的电视光。

第 3 步：滋养你的睡眠

帮助你做好睡眠准备，下面有几个建议：

- 在睡前吃些复合碳水化合物和蛋白质相结合的零食，如一小片火鸡

肉，抹了奶酪的全麦饼干，一片苹果。

- 睡前洗个热水澡。

- 让你的卧室昏暗、凉爽、安静，且没有电子设备（主要是手机）。

如果你在保持熟睡状态上有困难，下面有几个建议：

- 为影响睡眠的宠物或孩子找到其他安顿睡眠之处。

- 对于打鼾的或者吵闹的伴侣或室友，你可以考虑使用耳塞。

- 考虑缬草根、百香果、镁、5-羟色氨酸、褪黑素来帮助你睡着。

- 避免在下午6点后摄入酒精，这会让你在半夜醒来。

- 如果你处在围绝经期或绝经期，并且有干扰睡眠的潮热，去咨询你的医师。

- 运用冥想练习入眠。腹式呼吸法（练习2）和身体意识练习（练习3）用在这里是非常棒的。在身体意识练习中，当呼吸进入你身体的每个部分时，都想象它在放松，并且变得沉重和温暖。

- 考虑使用100～200毫克的茶氨酸或微粒化的薰衣草油来帮助你平息思绪，并将你带回睡眠状态。

选择那些与你的睡眠周期最契合的方式，安排好你自己的"睡眠计划"。对自己的就寝时间做出承诺。为了晚上能够按时睡觉，你在白天要尽可能地安排好要处理的事务。

在接下来的三周中继续睡眠计划

当你睡得更多、质量更好后，在第二周快结束的时候，你感觉如何？通常来说，你确实需要花一些时间来找到自己的最佳睡眠法。在28日计划剩下的时间里，你要继续尝试每晚至少睡8个小时。这会让你的其他改变更加有效。实际上，获得足够的睡眠对减肥有着深度的影响，如果你想要减肥一定要重视这点。

如果疲劳是你的一个重大困扰，而且在几周后你仍旧睡不好，看看自己是否试过了第9章里的所有方法。如果你还没有尝试过任何有助睡眠的草药或补充剂，这时候可以试试了。如果你还是睡不好，那就需要进行睡眠测试或者去请医生帮忙解决问题了。睡得好对你的健康和活力来说是至关重要的。

第 3 周：运动

这一周，你将聚焦在以一种让你更健康、更强壮和更柔韧的运动方式上。选择什么运动，强度如何，非常考验你的身体智慧。

闭上眼睛，进行一次深呼吸，感受你的身体可能在渴望什么运动。在大自然中徒步旅行？骑自行车？和你的女性朋友一起跳舞？在公园里打太极拳？或者你的身体在渴望缩到床上打个盹？所有的运动都是治疗方法。也许就是你走向床的那段漫长旅程。找到一些你渴望且热爱的活动对你的健康至关重要。

有些运动，比如轻柔的瑜伽、普拉提、太极，或者气功，可以适用于各种能力水平的人。瑜伽对颈背部痛的女性在延展脊柱和增加柔韧性方面是非常棒的。普拉提能够加强核心力量，预防脖子、后背、肩膀和臀部受伤。太极和气功能够让气血顺畅游走，活动关节，让行动流畅。对那些经历过承重疼痛的人来说，如那些脚部、膝盖、臀部及脊柱有关节炎的患者，游泳及水上有氧运动是非常棒的锻炼方式。好好想想，什么活动可能治疗你，让你的身体变得有活力？

健康的三个层面

你的有氧能力如何

有氧运动是真正的需要你大口呼吸的运动，比如爬楼梯、徒步旅行、骑自行车。一个健康的女性，无论是什么年龄，只要没有受过伤，都应该能在不气喘吁吁的情况下爬一段楼梯。我们所有的人都需要某种形式的有氧运动，任何需要持续进行的和增加呼吸频率的运动都可以。跳舞、散步、跑步、骑车、游泳、健身房的各种有氧器材，或者含跑步、游泳或跳跃的运动（如篮球、足球、排球、网球）。我的一位患者贝弗莉，现在71岁了，还在她的院子里做着大量的园艺工作。这包括提重物、挖掘、除草……大多数都是增强力量的活动。我们一致认为她需要在她热爱的园艺工作之外，再多做一些有氧活动作补充。她决定除了园艺活动之外，再绕着她的街区每天散步30分钟，一周四天。

你的力量如何

你需要强壮身体吗？力量让我们更容易提杂物、轻松上下楼，甚至搬家具。力量训练在我们年龄增大以后会变得尤其重要，因为它能帮助我们维持肌肉和骨头的密度，防止受伤。在锻炼形式上接受一些指导对力量训练必不可少，无论你是在做深蹲、掷铁饼，还是使用器械。大多数健身房都有教练能够帮你开始训练。如果你想在家做简单的锻炼，可以找一些如何将简单的锻炼结合在一起的视频，比如结合深蹲、跳跃运动、俯卧撑以及仰卧起坐形式来增加整体肌肉张力，效果非常好。

你的柔韧性如何

有氧运动可以让我们健康和强壮，却不能带来平衡和柔韧性，这样还是很容易受伤。锻炼前后的简单拉伸，对保持身体的活动是有益的。瑜伽、武术、跳舞，对增加身体的平衡感和柔韧性来说都是非常棒的形式。身体柔韧性的增加还能够增加思想的柔韧性，你将会对这种改变感到吃惊不已！

你在章节测验中的得分也能帮助你选择适合的运动。

如果你的疲劳得分是16分或者更高，一定量的活动是非常重要的，但是具体到怎样的强度，你需要密切听从自己身体的需要。你要谨防体力透支，这可能会增加你的整体疲劳。我喜欢轻柔瑜伽的治疗作用，比如哈达瑜伽、阿努萨拉瑜伽、复元瑜伽。我不会推荐任何种类的"热瑜伽"，它虽然是一种锻炼和排毒，但也会耗尽你的体力。我热爱太极和气功，它们能通过"气"来让你恢复能量，这对某些有严重疲劳的人来说太重要了。散步或者轻柔的水中有氧运动也是不错的选择。

如果你的慢性疼痛得分是11分或者更高，在安排运动计划时，你一定想要把自己的弱点或易受伤的问题考虑进去。在增强力量、减轻疼痛以及为你未来的健康安排运动计划方面，找一位理疗师将会非常有帮助。记住，理疗师像所有执业者一样，技艺和专业水平各有不同。找到某个你真正喜欢，且能尊重、理解你身体的人是值得的。此外，你可以找脊椎推拿师、正骨师、按摩理疗师，这些都是你保持身体畅通且能无疼痛运动的重要部分。

如果你的力比多得分低于11分，常规的有氧运动对你来说是个好消息，它能够增加力比多！每天做至少30分钟的有氧运动，一周至少三天，将会有益于你的性生活。运动能帮助我们更多地感受自己的身体，且加快血液流通。真的没有比骨盆运动更好的改善性欲的方法了。像尊巴、萨尔萨舞、非洲舞、草裙舞、肚皮舞、桑巴或探戈，这些舞蹈都能够让血液流动，点亮你的面颊和骨盆区域，能精确地活动你的身体，比如把臀部从一边摆向另一边，这是一种美丽而古老的女性艺术。

如果你的抑郁或焦虑得分是11分或者更高，对你来说，有规律的日常运动是非常重要的。就像我们在第6章中讨论过的，规律的运动在治疗长期抑郁方面要比药物还要有效，且运动对焦虑的治疗也同样有效。大多数这些研究都着眼于有氧运动的效果。我建议抑郁和焦虑的患者每天做一些形式的有氧活动30～45分钟，一周五天。如果运动是在户外，那会格外有效，因为包括了阳光、维生素D吸收和大自然的疗愈效果。如果你的主要症状是焦虑，让人平静和冥想的运动，如瑜伽、太极和气功，也是有效的。

	第1天	第2天	第3天	第4天	第5天	第6天	第7天
运动的类型							
走步的时间或数量							
之前和之后感觉如何							

闭上眼睛，做个深呼吸。把你的手指尖放在你的心脏位置继续深呼吸，就像呼吸正在进入你的心脏。随着你的呼吸，感受心脏的柔软，像一朵玫瑰花，一瓣一瓣地打开。问问你的心下面这些问题：

"在生活中我需要什么样的爱？"

"我想要与什么样的人更加亲近？"

"我怎么能让这个实现？"

思考你的答案，把它写在这本书上或者日记本上，如果你愿意的话。想一想，这周能做一件什么事，来增加你生活中的爱？

从朋友那里得到更多拥抱？安排一个按摩？在你一直想要追随的交友网站上取得进展？和你的伴侣安排一次约会？如果你在社交网络指数上的得分是3分或者更低，集中精力在扩展你的社群上。如果你在抑郁或焦虑的测验得分为11分或者更高，这个部分对你来说格外重要，因为改善关系和融入社群能够治愈受折磨的心。

在这周，选择两项行动来增强自己爱的体验

（1）_____

（2）_____

在第12章中，我们聚焦在目标感上——在这个世界上为别人做一些事能够让你的生活充满意义。你的目标不需要很复杂或者很远大。它只要能简单地让你感觉被需要，并提醒你自己存在于这个世界上的意义就可以了。这对个人的健康是非常重要的。

如果你还没准备好，第12章中的三步练习对你会有所帮助。选择一个自己的目标感理念。当你关注这个理念，身体会说YES！想出一个你这周可以落实的行动来把目标感变成现实。比如，可以在你的工作场所志愿主持慈善工作；可以报名参加一个让你快乐的技能培训班；可以探索进一步深造或培训的可能性，来使自己更好地完成热爱的工作；可以在当下工作中选定一个时刻充满热情地接触客户或同事。第一步就仅仅是如此。简单地打出第一个电话、进行一次对话、探索一下财务选择——只要是能够引导你接近目标的第一步。不管你选择了什么，确保你这周之中能够进行这一步。

完成你的 28 日计划

恭喜你！约束自己四周已经是很长的时间，你做到了！也许你像我或者其他正常人一样，在这个过程中有一点小小的偷懒。我想澄清的是，完美地执行并不是我们此处的目标。做个深呼吸，感激自己在这个月中一切微小而确实的改变。原谅其余的，且由它去。

这个计划中最重要的部分，是在行动之中对自己的身体智慧有一个更好的感受。在这个月中做的哪些选择和改变是你的身体喜欢的？当时有什么感觉？你如何让其中的一些选择或改变继续保持下去？希望在你完成计划之后，这些选择还能成为你的指导方针。它是一种健康的、长期的饮食、运动以及生活方式。当它与你自己对身体的直觉结合起来时，能够带给你持久的活力和疗愈力量。继续在这个世界中寻求更多接纳和给予爱的方法。你的心就是你最好的疗愈师。

附录 1
应该对你很有用的信息

———

Helpful Information

测量腰围和臀围

腰围：从后面量，在你的第10根肋骨之下（你能感觉到的最后一根）到髂骨之上（你的髋骨），将差距折中一下。把你的卷尺绕着第10根肋骨和髂骨中间的位置。

臀围：找到大转子的顶部（就是你的大腿骨在你的大腿顶端突出的位置）并且绕着它们的顶端测量臀围。

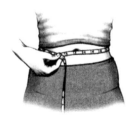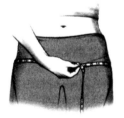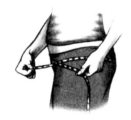

腰臀比能够预示患心血管病的风险。作为一名女性你的腰围除以你的臀围理想中要小于或等于0.8。对于男性，我们希望它低于或等于1。更高的比率意味着更高的风险。

如何选择安全和有效的补充剂

补充剂，不像药物，它们不在美国食品及药物管理局（FDA）的管理之下，因此在内容的质量和数量上都有着巨大的不同。如果很多可选的品牌都有外界测试代理来核实它们的内容，你将需要在你购买补充剂的商店里咨询一位懂行的人。下面有四个测试代理，你可以通过他们的"封印"来寻找你感兴趣的产品。我从SupplementQuality.com上摘录了相关信息：

四个网站列出了优质产品和公司

2002年12月20日，链接更新日期为2007年1月

——维姆·斯诺（Wyn Snow），总编辑

四家目前开展质量测试和检查的机构——针对补充剂产品和/或者制造厂家。这里是你期望在产品上看到的质量专用章，以及到相应网站上的列表和/或者数据库的链接。

ConsumerLab.com

Natural Products Association

NSF International

US Pharmacopoeia

这些质量专用章意味着什么

1. 消费者实验公司（ConsumerLab.com）

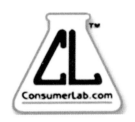

独立产品检测：消费者实验公司通过核查研究文献来获悉临床（即人类）研究学习中被证实有效的产品的化学成分——并且建立那个产品的质量标准。接下来它会选择流行的品牌来针对这些标准进行检测，包括了特性和效能、纯度、生物利用度以及稳定性。（去ConsumerLab的主页。）ConsumerLab还有项目能够测试原材料和为体育组织（尤其是奥运会）筛查含违禁物质的补充剂。

2. 美国天然产品协会〔NPA, 曾经的美国国家营养食品协会（NNFA）〕

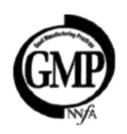

制造厂家调查：美国国家营养食品协会（NNFA）的药品生产质量管理规范（GMP）认证计划调查了成员企业的制造厂家，来判定他们是否符合NNFA和其他几家产业贸易机构制定的良好生产规范（GMPs）。这些良好生产规范的标准包括质量控制/保障、清洁度、成分的特性和效能的检测、最终产品的效能、纯度和生物利用度的检测。美国国家营养食品协会（NNFA）的良好生产规范和美国国家卫生基金会（NSF International）的标准是相同的。

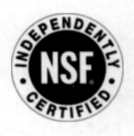

制造厂家调查： 美国国家卫生基金会的饮食补充剂国际标准和美国国家营养食品协会（NNFA）的良好生产规范使用的是相同的一套标准。美国国家卫生基金会召集了利益相关者委员会——包括产业内的个体、政府以及消费者群组——他们在标准界定中投票。在标准被认可之前必须先解决反对票。在美国国家营养食品协会的注解下，这些药品生产质量管理规范涵盖了质量控制/保障、清洁度、成分的特性和效能的检测、最终产品的效能、纯度和生物利用度的检测。然而美国国家营养食品协会的药品生产质量管理规范认证计划只对美国国家营养食品协会的会员可用，任何公司都可以申请美国国家卫生基金会的认证。〔去美国国家卫生基金会数据库（NSF International database）查看认证的公司和产品。要查看完整列表，让产品搜索和制造商方框内空着。〕

4. 美国药典（USP ）

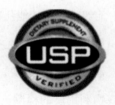

独立产品检测和制造厂家调查： 美国药典的膳食补充认证项目（DSVP）既检测了最终产品又调查了产品生产所在的厂家。美国药典对公司提交的产品进行最初检测，执行对生产设备、实践、记录以及质量控制措施的检查，来确保它们符合美国药典的要求，接着会对带有美国药典标记的产品进行随机的市场检测，来确保它们随着时间过去依旧符合美国药典的标准。标准由来自产业内、政府以及消费者群组的利益相关者委员会制定。产品测试准则包括特性、效能、纯度、生物利用度以及药品生产质量管理规范。〔去美国药典信息网站查看通过验证的产品和公司。〕

这些标准意味着什么

特性和效能： 这个产品是否含有标签上列的成分和剂量水平

纯度： 这个产品是否含有它不该含有的污染物

生物利用度： 这个产品在身体内是否能充分溶解并发挥效用

稳定性： 每片药或者产品的每个单元是否含有同样的特性、效能和纯度

良好生产规范（GMPs）： 生产设备是否符合美国制药协会/美国国家卫生基金会的高质量标准

NPA/NSFIn'tl： 质量控制/保障、清洁度、成分的特性和效能的检测、最终产品的效能、纯度和生物利用度的检测程序

美国药典： 安全、卫生和规程的良好控制

避免风媒过敏原：尘螨、霉菌、花粉以及动物皮屑

尘螨

尘螨过敏原是触发过敏症和哮喘症的常见原因。尘螨是和扁虱以及蜘蛛为近亲的微生物。它们以人类脱落的皮肤细胞为食，并且它们在类似寝具、软垫家具和地毯这种温暖、潮湿的环境中繁茂生长。

避免和尘螨的接触是控制尘螨过敏的最佳策略。因为我们有如此多的时间是在卧室中度过，把我们的精力集中在降低此处的尘螨水平上是非常

重要的。因此我们能做些什么来减少和这些小生物的接触呢？尽管你将永远无法完全消除尘螨，这里有一些建议来减少你的接触：

使用防过敏寝具： 把你的枕头和床垫用防尘或防过敏原的罩子罩上。这些罩子是由高密织物制成，能防止尘螨在你的寝具上进出。你还可以把弹簧床垫装进保护箱，但是最重要的是你睡觉的时候所接触的表层部分。

每周清洗寝具： 用热水清洗所有的床单、毯子、枕头套以及床罩来杀死尘螨、移除过敏原，凉水和温水起不到这种作用。如果寝具不能用热水洗，就把它们放在烘干机里，温度在130华氏度（54摄氏度）以上，时间至少15分钟。你还可以冷冻不能水洗的物品，比如填充动物玩具，24小时就能杀死尘螨。

保持低湿度： 让你家里的湿度保持在50%以下。一台除湿机或者空调也能帮助降低湿度。你还可以在你当地的五金店或在网上买一台能测量湿度水平的设备。

清理除尘。 清理杂物，尤其是靠近你的床的杂物，来防止灰尘聚集。为了去除灰尘，用一个潮湿的或浸渍的拖把或抹布而非干燥的材质来防止扬灰或落灰。

经常使用吸尘器。 使用带有双层微孔过滤器袋或者高效微粒过滤器的真空吸尘器。如果你的过敏症在使用吸尘器的时候加重了，当别人在进行此项工作的时候离开吸尘的区域。在吸尘之后，保持在吸尘的房间之外大约两小时。

移除地毯以及其他尘螨聚集物。 地毯给尘螨提供了一个舒适、潮湿的环境。如果可能的话，把卧室铺满地的地毯换成瓷砖、木地板或者强化地板。考虑换掉卧室里其他聚集灰尘的家具，比如软垫家具、不能清洗的窗帘以及水平百叶窗。

在你的火炉或空调机上安装一个高效介质过滤器。找一个最低效率通报值（MERV）等级在11或12的过滤器，把风扇放在上面来形成一个全屋的空气过滤器，确保每三个月换一次过滤器。

避免霉菌和花粉以及动物皮屑

这些步骤中很多对上述的避开尘螨也同样重要：

对于霉菌过敏，保持低湿度。让你家里的湿度保持在50%以下。一台除湿机或者空调能够帮助保持低湿度。你还可以在你当地的五金店或在网上买一台能测量湿度水平的设备。

考虑在家里做霉菌孢子测试。你可以自己动手也可以雇用别人来帮你做，但要辨别出存在哪些霉菌以及它们处在房子的哪些部分中是关键。可以简单地通过在浴室安装更好的通风设备以及使用稀释的消毒液来去除墙上的尘螨，或者复杂一些比如需要检查墙后或地板下的漏水以及霉菌的生长。如果搬到一个阳光更多、更干燥的地方是一个选项的话，有时候这样做会更容易。

清理除尘。因为花粉、宠物皮屑以及霉菌孢子会聚集在灰尘之中。清理杂物，尤其是靠近床的杂物，防止灰尘聚集。对于去除灰尘，可以用潮湿的或浸渍过的拖把或抹布（而非干燥的）来清理扬灰或落灰。

经常使用吸尘器。使用带有双层微孔过滤器袋或者高效微粒过滤器的真空吸尘器。如果你的过敏症在使用吸尘器的时候加重了，当别人在进行此项工作的时候离开吸尘的区域。在吸尘之后，保持在吸尘的房间之外大约两小时。

如果可能的话不要铺地毯。它会聚集所有的过敏原。

在你的火炉或空调机上安装一个高效介质过滤器。找一个最低效率通报值（MERV）等级在11或12的过滤器，把风扇放在上面来形成一个全屋的空气过滤器，确保每三个月换一次过滤器。

至少把让你过敏的宠物隔离在你的卧室之外。理想状态下，它们应该在屋子外面。

如果有花粉过敏，避免早上五点到十点之间在户外活动。风媒的花粉一般在那个时候水平最高，尤其是在干燥、刮风的天气里。

为你的卧室或者任何一个你在其中度过很多时间的室内空间购买一台高效空气过滤器。有很多可供选择，但是你在寻找的是一个你买来为了交换房间内所有空气的，至少每小时2～3次，越多越好（每小时换气次数>2）。这些对霉菌孢子、动物皮屑和花粉都有效，但是对尘螨就没那么有效了。

日常使用洗鼻壶或者盐水冲洗瓶。当你每日把过敏原从你的鼻子中洗掉2～3次的时候你的症状会有显著减轻，盐发挥了温和的解充血药的作用。你可以用一个洗鼻壶装上温水，方案如下：2杯的温水、一茶匙的盐、一撮小苏打。或者你可以买一个带有预先包装好和测量好配料的瓶子或洗鼻壶。

选择一种益生菌

如果你对为维持日常健康购买一种益生菌感兴趣，一种优质的、冷冻的乳酸菌和双歧杆菌的混合种类就很合适。你可能想要查看存在有多少菌落形成单位（CFU），并且当然，要确保在购买的时候含量是有保证的，而不是在它生产的时候。为了维持健康，200亿 CFU 就足够了。如果你有持续的消化问题、严重的过敏或自身免疫疾病，或者目前有炎症性肠病，你需要更高的剂量来奏效。我使用1000～4000亿CFU来治疗我的患有这些失调症的患者。如果重新植入正常的菌落有挑战，我有时会在益生菌补充剂中加入保护健康的真菌、酵母菌。使用"益生元"也是有帮助的，它是一种可溶性纤维补充剂，能够为健康的菌落提供食物。不要忘记发酵食品是更多种类的细菌的绝好来源，能够帮助创造一个强大的细菌环境。

生可可球

1 杯杏仁粉 （1 杯约为一根香蕉的量）

3 汤匙可可粉， 加上更多的涂层 （1 汤匙核 3 茶匙）

1 茶匙香草提取物

2 汤匙椰子油

2 ～ 3 汤匙龙舌兰蜜 （可使用赤藓糖醇和甜菊苷来提到部分或全部龙舌兰蜜以限制糖分摄入）

3 汤匙全脂椰奶

盐少许

将所有成分用料理机混合，它的质地应该稠密的，像布朗尼面糊。如果不是这样，冷藏至凝固。一次舀出1～2汤匙，滚成球，滚上可可粉，摆在烤盘纸上，放入冰箱中保存。可可球变硬了就可以享用啦。

可以考虑添加：椰蓉、肉桂、辣椒、枸杞、坚果黄油。

巧克力牛油果布丁

（来自 http://allrecipes.com/recipe/234324/chocolate-avocado-pudding/）

2 个牛油果，去皮，切成小块

1/2 杯不加糖可可粉

1/2 杯椰子糖，或更少的味道（可使用赤藓糖醇和甜菊苷来提到部分或全部龙舌兰蜜以限制糖分摄入）

1/3 杯椰奶

2 茶匙香草提取物

1 卷肉桂皮

将牛油果丁，可可粉，椰子糖或代糖、椰奶、香草提取物和肉桂用料理机混合，直至平滑。冷藏布丁直到其凝固，大约需要30分钟。

考虑激素替代疗法

我们现有对潮热最有效的治疗方法就是雌激素替代疗法。这在很多方面都是有争议的。雌激素刺激胸部和子宫，过多的雌激素会增加胸部和子宫患癌症的风险。雌激素还会增加血液凝结并且可能使女性易受心脏病发作、中风和血液凝结的侵袭。我们都知道因为来月经年数更多的女性——月经开始较早、没有分娩月经打断并且/或者绝经较晚——得依赖于雌激素，患癌症的风险会更高。那么，迄今为止完成的关于使用普雷马林和安宫黄体酮（人造雌激素和孕激素）最大的研究显示出，使用激素取代疗法的超过60岁的女性乳腺癌风险增加，就不令人惊奇了。大多数医生对使用激素取代疗法都很谨慎，很多人在选择使用生物同质性激素。"生物同质性激素"，简单的意思是激素（不像人造的普雷马林和安宫黄体酮）和我们自己体内生产的激素是同一的。生物同质性激素在常规的和综合药房的处方中都可以广泛获得，有贴布、凝胶剂、乳膏以及口服药片多种形式。口服形式的雌激素需要肝脏新陈代谢并且更有可能造成血液凝结、心脏病发作、中风和深静脉血栓形成。鉴于此，我总是建议我的患者使用通过皮肤吸收的雌激素——通过贴布、凝胶剂、乳膏、阴道栓剂或片剂（通过牙龈和嘴部皮肤吸收的药片）。

和雌激素一样，有子宫的女性为了保护子宫免受雌激素治疗的刺激效应，需要使用黄体酮。换句话说，没有了黄体酮，雌激素取代疗法本身会增加患子宫癌的风险。对于移除了子宫的女性来说，单独使用雌激素来进行雌激素取代疗法是没问题的。看上去在绝经期左右的五年之内使用激素取代疗法风险是很小的。单独使用雌激素甚至风险更小——对于那些没有子宫的女性而言——是在经绝期的7年时间之后。北美更年期协会在2016年的建议中表示："为治疗更年期症状应该用所需时期最短、所用剂量最低的激素疗法。"并且大多数的执业者都同意这个建议。[1]

值得注意的是，有些女性会有持续终生的潮热症状。在激素替代疗法的帮助下，一些女性在心情和认知能力上都有非常明显、积极的改进，因此她们愿意继续更长时间地使用该疗法。在这种情况下，你需要真正地和你的身体协调一致。基于你的个人情况，运用你的身体智慧平衡潜在的风险和成效。

附录 2
专业资源

———

Professional Resources

找整合医师

医疗医师和整骨疗法医师

- 整合健康与医学学会：www.AIHM.org
- 功能医学机构：https://www.ifm.org/
- 有整合医学委员会认证（ABOIM）的执业者：http://www.abpsus.org/integrative-medicine

有执照的自然疗法医师

- 美国自然疗法医师学会（AANP）：https://naturopathic.org/

寻找针灸医师和中医执业者

- 美国针灸和东方医学协会（AAAOM）：https://www.aaaomonline.org/Board-of-Directors

- 针灸和东方医学国家认证中心（NCCAOM）：https://www.nccaom.org/

寻找脊椎按摩师

- 美国按摩疗法协会（ACA）：https://www.acatoday.org/
- 国际按摩疗法协会（ICA）：https://www.chiropractic.org/
- 脊椎调整治疗基金会：http://www.f4cp.com/findadoctor/
- 国际上引荐的话，联系你所在国家的脊椎按摩疗法组织，在世界脊椎神经联合会上查看基本信息：www.wfc.org

寻找理疗师

一般的理疗师

- 美国心理学协会：http://locator.apa.org/_ga=1.115565957.2045295805.1424142962
- 美国婚姻和家庭疗法协会：www.aamft.org
- 《今日心理学》（杂志名）：https://www.psychologytoday.com/us

专业创伤恢复理疗师以及运用身体感觉和智慧治疗的理疗师

- 受过身体体验疗法训练的理疗师，彼得·莱文（Peter Levine）的工作：www.TraumaHealing.org
- 神经情感关系模型（NARM），治愈发展性创伤：www.drlaurenceheller.com
- 感觉运动心理疗法机构：https://sensorimotorpsychotherapy.org/
- 眼动脱敏和再加工治疗公司（EMDR）：www.emdr.com
- 有关有创伤的退伍军人，包括创伤后精神紧张性精神障碍（PTSD）：www.woundedwarriorproject.org
- 如何选择一位创伤理疗师：http://www.sidran.org/resources/for-survivors-

and-loved-ones/how-to-choose-a-therapist-for-post-traumatic-stress-and-dissociative-conditions/

擅长解决性欲问题的理疗师

- 美国性教育工作者协会，顾问委员会（AASECT）：www.aasect.org

夫妻关系理疗师

- 接受过戈特曼疗法培训的理疗师：https://www.gottman.com/couples/private-therapy/
- 优秀的情感聚焦疗法国际中心：https://iceeft.com/

解决当前的危机

- 美国国家自杀预防生命热线：1-800-273-TALK
- 美国国家家庭暴力/虐待儿童/性虐待热线：1-800-799-SAFE
- 美国国家青少年危机热线：1-800-442-HOPE

正念减压疗法（MBSR）

- 与创始人约翰·卡巴金（John Kabat-Zinn）一起冥想：http://www.mindfulnesscds.com
- 健康、医学和社会正念中心：http://www.umassmed.edu/cfm/stress-reduction/history-of-mbsr/
- 在线课程：https://www.soundstrue.com/pages/shop
- 在你所在地区寻找当地的正念减压课程！

引导冥想

- 马丁·罗斯曼（Martin Rossman）医生，医学博士：https://thehealingmind.org

寻找关爱女性的组织

- https://woven.com/ 及其他网站。

降低你的力比多的常见药物	
• 醋丁洛尔（醋丁酰心安）	• 酮康唑（仁山利舒）
• 醋唑磺胺（乙酰唑胺）	• 拉贝洛尔
• 胺碘酮（可达龙、Pacerone）	• 锂
• 阿米替林（盐酸阿米替林、Vanatrip）	• 马普替林（路滴美）
• 阿替洛尔（天诺敏）	• 醋酸甲羟孕酮（普维拉、甲羟孕酮）
• 避孕药	• 甲地孕酮（美可治）
• 比索洛尔	• 甲基多巴（爱道美）
• 倍他索洛尔（倍他洛尔）	• 甲氧氯普胺（灭吐灵）
• 氨甲酰氮草（酰胺咪嗪、卡马西平、痛痉宁、痛可宁）	• 美托洛尔（酒石酸美托洛尔）
• 萘羟心安（纳多洛尔）	• 卡替洛尔
• 尼扎替丁（爱希）	• 卡维地洛
• 炔诺酮（妇康片、醋炔诺酮）	• 西咪替丁（泰胃美）
• 去甲替林（去甲阿米替林）	• 氯丙咪嗪（克罗米普拉明）

- 喷布洛尔
- 苯妥英（狄兰汀）
- 心得乐（吲哚洛尔）
- 普鲁氯嗪（康帕嗪）
- 黄体酮（口服孕酮制剂）
- 心得安（普萘洛尔）
- 三蝶烯基
- 利舍平
- 利培酮
- 安体舒通（螺旋酯）
- 噻吗心安（噻吗洛尔）
- 强内心百乐明
- 曲米帕明（马来酸三甲丙咪嗪）

- 苯乙肼
- 氯氮（赛诺菲）
- 去郁敏（地昔帕明）
- 雷尼替丁（甲胺呋硫）
- 地高辛
- 凯舒（多塞平）
- 艾司洛尔
- 乙琥胺
- 法莫替丁
- 芬氟拉明（蓬迪敏）
- 丙咪嗪（托法尼）
- 干扰素
- 异唑肼

抑制性高潮的消遣性药物

- 酒精（一天超过一份 12 盎司的啤酒、4 盎司的红酒、1 小杯烈酒）
- 香烟
- 镇定剂

抑制性高潮的处方药物

- 醋丁洛尔（醋丁酰心安）
- 酒精
- 阿米替林（盐酸阿米替林）
- 阿替洛尔（天诺敏）
- 倍他索洛尔（倍他洛尔）
- 比索洛尔

- 马普替林（路滴美）
- 盐酸麦佩里定（度冷丁）
- 利他灵（盐酸哌醋甲酯、哌甲酯制剂）
- 美索达嗪（甲砜达嗪）
- 基多巴（爱道美）
- 美托洛尔（酒石酸美托洛尔）

- 氨甲酰氮草（酰胺咪嗪、卡巴咪嗪、痛痉宁、痛可宁）
- 莫达非尼
- 萘羟心安（纳多洛尔）
- 去甲替林（去甲阿米替林）
- 去甲羟基安定（舒宁）
- 氧可酮（盐酸羟考酮制剂、奥施康定、泰勒宁、复方羟可酮）
- 西酞普兰（喜普妙）
- 氯丙咪嗪（克罗米普拉明）
- 氯硝西泮（克诺平、利福全）
- 氯氮（赛诺菲）
- 可待因（含可待因的泰诺林）
- 去郁敏（地昔帕明）
- 右旋安非他命（阿得拉、中枢神经刺激剂）
- 甲酯（盐酸右哌甲酯缓释胶囊）
- 戒酒硫（安塔布司）
- 凯舒（多虑平）
- 艾司西酞普兰（依地普仑）
- 艾司洛尔
- 乙琥胺
- 氟苯丙胺（蓬迪敏）
- 芬太尼（芬太尼透皮贴剂、芬太尼）
- 氟苯氧丙胺（百忧解）
- 氟非那嗪（氟奋乃静）
- 氟胺安定（盐酸氟胺安定）

- 卡替洛尔（喹酮心安）
- 卡维地洛
- 二钾氯氮卓（赛诺菲）
- 甲氨二氮草（利眠宁）
- 氯普硫蒽（泰尔登）
- 氧吗啡酮（盐酸羟氢吗啡酮）
- 帕罗西汀
- 喷布洛尔
- 奋乃静（羟哌氯丙嗪）
- 苯丁胺（芬特明、芬他命）
- 哌咪清（双氟苯丁哌啶苯并咪唑酮）
- 心得乐（心得静）
- 普鲁氯嗪（康帕嗪）
- 丙氧芬（达尔丰、普洛帕吩、右丙氧芬）
- 心得安（普萘洛尔）
- 三蝶烯基
- 利培酮
- 舍曲林（左洛复）
- 西布曲明（诺美婷）
- 甲硫哒嗪（硫醚嗪）
- 氨砜噻吨（甲哌硫丙硫蒽）
- 噻吗心安（噻吗洛尔）
- 三氟啦嗪（甲哌氟丙嗪）
- 三甲丙咪嗪（马来酸三甲丙咪嗪）

- 三氟戊肟胺（氟伏沙明）
- 氢可酮（维柯丁、二氢可待因酮、双氢可待因酮、可酮）
- 氢吗啡酮（盐酸二氢吗啡酮）
- 丙咪嗪（托法尼）
- 酮康唑（仁山利舒）
- 拉贝洛尔
- 克塞平（洛沙平）

- 文拉法辛（郁复伸）

延伸读物

· 瑞秋医生参与的作品

The Man's Guide to Women: Scientifically Proven Secrets from the "Love Lab" about What Women Really Want, by John Gottman, PhD, and Julie Schwartz Gottman, PhD, with Douglas Abrams and Rachel Carlton Abrams, MD (Rodale Books: 2016)

The Multi-Orgasmic Couple: Sexual Secrets Every Couple Should Know, by Mantak Chia, Maneewan Chia, Douglas Abrams, and Rachel Carlton Abrams, PhD (HarperOne: 2002)

The Multi-Orgasmic Woman: Sexual Secrets Every Woman Should Know, by Mantak Chia and Rachel Carlton Abrams, MD (HarperOne: 2010)

• 其他作品

10 Lessons to Transform Your Marriage: America's Love Experts Share Their Strategies for Strengthening Your Relationship, by John M. Gottman, PhD, Julie Schwartz Gottman, PhD, and Joan DeClaire (Harmony: 2007)

The Anatomy of a Calling: A Doctor's Journey from the Head to the Heart and a Prescription for Finding Your Life's Purpose, by Lissa Rankin, MD (Rodale Books: 2015)

And Baby Makes Three: The Six-Step Plan for Preserving Marital Intimacy and Rekindling Romance after Baby Arrives, by John M. Gottman, PhD, and Julie Schwartz Gottman, PhD (Three Rivers Press: 2007)

The Blood Sugar Solution: The UltraHealthy Program for Losing Weight, Preventing Disease, and Feeling Great Now! By Mark Hyman, MD (Little, Brown and Company: 2012)

The Definitive Guide to Cancer, 3rd Edition: An Integrative Approach to Prevention, Treatment, and Healing, by Lise Alschuler, ND, and Karolyn A. Gazella (Celestial Arts: 2010)

Emergence of the Sensual Woman: Awakening Our Erotic Innocence, by Saida Désilets, PhD (Jade Goddess Publishing, 2006)

Finding Your Way in a Wild New World: Reclaim Your True Nature to Create the Life You Want, by Martha Beck (Free Press: 2012)

Full Body Presence: Explorations, Connections, and More to Experience Present Moment Awareness, by Suzanne Scurlock-Durana (Healing from the Core Media, 2008)

Guided Imagery for Self-Healing: An Essential Resource to Anyone Seeking Wellness, by Martin L. Rossman, MD (H. J. Kramer/New World Library:2000)

Healing Trauma: A Pioneering Program for Restoring the Wisdom of Your Body (with CD), by Peter A. Levine, PhD (Sounds True: 2008)

Healthy at 100: The Scientifically Proven Secrets of the World's Healthiest and Longest-Lived Peoples, by John Robbins (Ballantine Books; 2007)

The Heart Speaks: A Cardiologist Reveals the Secret Language of Healing, by Mimi Guarneri, MD, FACC (Touchstone: 2007)

The Hormone Cure: Reclaim Balance, Sleep and Sex Drive; Lose Weight; Feel Focused, Vital, and Energized Naturally with the Gottfried Protocol, by Sara Gottfried, MD (Scribner: 2014)

In an Unspoken Voice: How the Body Releases Trauma and Restores Goodness, by Peter A. Levine, PhD (North Atlantic Books: 2010)

In Defense of Food: An Eater's Manifesto, by Michael Pollan (Penguin Books:2008)

Love and Survival: 8 Pathways to Intimacy and Health, by Dean Ornish, MD (William Morrow: 1999)

Mind Over Medicine: Scientific Proof That You Can Heal Yourself, by Lissa Rankin, MD (Hay House, Inc.: 2014)

The New Good Life: Living Better Than Ever in an Age of Less, by John Robbins (Ballantine Books: 2010)

The Seven Principles for Making Marriage Work: A Practical Guide from the Country's Foremost Relationship Expert, by John M. Gottman, PhD, and

Nan Silver (Harmony: 2015)

The Spectrum: A Scientifically Proven Program to Feel Better, Live Longer, Lose Weight, and Gain Health, by Dean Ornish, MD (Ballantine Books:2008)

Taking Charge of Your Fertility: The Definitive Guide to Natural Birth Control, Pregnancy Achievement, and Reproductive Health (20th Anniversary Edition), by Toni Weschler (William Morrow: New York, 2015)

Ultraprevention: The 6-Week Plan That Will Make You Healthy for Life, by Mark Hyman, MD, and Mark Liponis, MD (Scribner: 2003)

Whole Body Intelligence: Get Out of Your Head and Into Your Body to Achieve Greater Wisdom, Confidence, and Success, by Steve Sisgold (Rodale Books: 2015)

The Wisdom of Menopause (Revised Edition): Creating Physical and Emotional Health During the Change, by Christiane Northrup, MD (Hay House: 2012)

Women's Bodies, Women's Wisdom (Revised Edition): Creating Physical and Emotional Health and Healing, by Christiane Northrup, MD (Bantam: 2010)

Women's Encyclopedia of Natural Medicine: Alternative Therapies and Integrative Medicine for Total Health and Wellness, by Tori Hudson, ND (McGraw-Hill Education: 2007)

致 谢

Acknowledgments

感谢Doug Abrams，我的出版代理人、丈夫、玩伴、点子大王和帅哥，在种种方面，如果没有你就不会有这本书，从设想开始（你是个完美的文学导师），到娴熟的代理技术，再到作为一个能强烈支持我的梦想，并在我跌倒时扶我起来、掸去我身上的灰尘的丈夫和人生伴侣，如果没有你对全部的、有时候麻烦混乱的我的全心全意的爱，我就不会成为这个能写出这本书的我。

感谢我的勤劳聪明到难以置信的编辑，Leah Miller，感谢你给予这本书的不断信念，感谢你认真的打磨，使得它能够这么好。感谢Gail Gonzales、Jennifer Levesque、Kathleen Schmidt、Anna Cooperberg、Emily Weber Eagan、Angie Giammarino、Suzee Skwiot，以及Rodale公司里所有帮助这本书出版的人。尤其感谢Maria Rodale——Rodale公司的出色领导人，一位鼓舞人心的女性、母亲、作者和朋友。

感谢那些激励我，让我在这样一条幸福、疯狂的道路上谈笑到忘乎

所以、沉醉不知归路的神奇的医生作家朋友：Lissa Rankin、Molly Roberts
和Sara Gottfried。感谢你们在这个过程中的各个阶段给予我的支持和回
馈。感谢我敬爱的导师Gladys McGarey博士，您激励了包括我在内的那么
多的医师，让我们在面对患者的时候做我们最好的自己，以及在行医的时
候传播爱，爱是真正的医师。感谢您鼓励我不要放弃医学——去坚持并
找到我能够全心热爱的整合医学执业。感谢那些鼓舞人心的整合医学执
业者、朋友，以及在疗愈过程中为更好的医学和爱奠基了道路的导师：
Molly Roberts、Bruce Roberts、Patrick Hannaway、Wendy Warner、Scott 和
Suze Shannon、Jennifer Blair、Karen Lawson、Mimi Guarneri、John Weeks、
Bill Manahan、Alan Gaby、Daniel Friedland、Bill Meeker、David Riley、Dean
Ornish、Mark Hyman、Tabatha Parker，以及Lee Lipsenthal，祝福你们。

感谢在这个创新性的网络空间里给予我这个老古董指导的、我神奇
的朋友和姐妹们——Sage Lavine、Saida Desiléts和Sol Sebastian，你们真挚的
友谊对我意味着一切。感谢我在Woven（wovenweb.com）的合伙人Monika
Szamko，你树立了一个美好的榜样，让我看到我们能成为怎样的母亲、
改变者、地球梦想家以及无畏的旅人。感谢这样的你，感谢你为所有的
女性所做的事。感谢我姐妹般的朋友们，Nina Simons、Rachel Bagby、
Peggy Callahan、Debora Bubb、Heather Kuiper、Mpho Tutu、Alanis Morissette
以及 Pam Omidyar——你们所做的一切工作就是给我们所有人创造一个
安宁的生活之乡。感谢Desmond Tutu大主教——您是给予我鼓舞的精神
导师。

感谢我的姐妹（亲姐妹）Lisa Carlton，我人生中的幸福天使，我不敢
相信我们能够成为姐妹、朋友、Woven的搭档、工作室的领导人，并且拥

有共同的家庭、一起分享感恩节晚餐。我爱你，今生、来世，我计划大概40年后还要和你共享安乐椅。感谢你让我找回了年轻的我。

感谢我的女性团体，Victoria、Marie、Carey、Cat和Valerie Joi，在我灵魂瓦解的时候是你们把它拼合到了一起，如果没有你们我做不到这些——爱你们！感谢Patty Hinz，一位富有才华的读者、医生、摄影师和朋友。感谢你在各方面都让我的生活更加美好。

感谢我有幸能够共事的富有天分的女神疗愈师们：Marie Royer、Adrianna Gonzalez、Aimée Gould Shunney、Lena Axelsson、Nina Kolbe和Glynis Taormina，你们一直打破工作、娱乐、团体和友谊的界限——这点我爱极了，我爱你们所有人。我们的患者如此幸运能够在你们爱的海洋之中畅游。你们每天都在启发激励我。

感谢那些我能有幸参与到你们的旅程中，与你们携手并进的患者群体，你们的勇敢、坚持、可爱的脆弱和真诚每天都让我倍感惊奇和鼓舞。你们是我最好的老师。

感谢我在圣克鲁兹的沙滩排球队员——你们知道自己是谁——你们让我保持清醒，有的时候还善良到让我感觉自己是个坏蛋，谢谢你们。你们是我的百忧解。

感谢我的家人：妈妈和爸爸，Irene和Don Carlton——谢谢你们总是相信我并且告诉我我可以做任何想做的事，并且尽你们最大的努力来帮助它实现。谢我的兄弟Jeff，我的姐妹Lisa和Rita，我的侄子们Grant、Andrew、Elijah和Jordan。还有我的另外一个家庭，感谢Dick Abrams、Patricia Abrams、Karen、Matt、Halleli、Joe、Jen 和 Jonas。我会永远支持你们，我知道你们也是一样，这对我来说意味着一切。

无尽的感谢献给我的每个幸福的孩子：Jesse、Kayla和Eliana。

Jesse，你教会了我耐心、唤醒了我的音乐天赋，让我意识到快乐的重要性，学会如何全心全意地去爱。Kayla，你教会了我坚持，只要你竭尽全力的时候就能做到，以及给这个世界带来改变的重要性。Eliana，你教会了我做自己，不去在乎别人怎么看，即使和人斗嘴也要保持风度，从大自然甚至是一顿精心制作的早午餐中也要找到美和安慰。你们每个人都有一颗美好而有爱的大心脏，我能够在此生与你们相遇是如此的幸运。

最后，把永远的感谢献给伟大的灵魂、孕育万物的大地、上帝、诸神——为这些让我们所有人合而为一的存在，献上我最真挚的爱和敬意。

尾 注

Index

第1章

1 J. Barth, L. Bermetz, E. Heim, S. Trelle, and T. Tonia. "The Current Prevalence of Child Sexual Abuse Worldwide: A Systematic Review and Meta-Analysis." *International Journal of Public Health* 58(3) (2013): 469–83. doi:10.1007/s00038-012-0426-1. Epub 2012 Nov 21.

2 This is brilliantly explored in Mind Over *Matter: Scientific Proof That You Can Heal Yourself*, by Lissa Rankin, if you want to read further about our bodies' amazing ability to heal themselves.

3 Rollin McCraty, Mike Atkinson, and Raymond Trevor Bradley. "Electrophysiological Evidence of Intuition: Part 1. The Surprising Role of the Heart." *Journal of Alternative and Complementary Medicine* 10(1) (2004):133–43.

第2章

1 Toni Weschler. *Taking Charge of Your Fertility: The Definitive Guide to Natural Birth Control, Pregnancy Achievement, and Reproductive Health*(20th anniv. ed.) (William Morrow: New York, 2015).

2 John G. West, Nimmi S. Kapoor, Shu-Yuan Liao, June W. Chen, Lisa Bailey, and Robert A. Nagourney. "Case Report: Multifocal Breast Cancer inYoung Women with Prolonged Contact between Their Breasts and Their Cellular Phones." *Case Reports in Medicine*, 2013.

3 Martha Beck. *Finding Your Way in a Wild New World: Reclaim Your True Nature to Create the Life You Want*(Free Press: New York City, 2012), xxiv.

4 Steve Sisgold. *Whole Body Intelligence: Get Out of Your Head and IntoYour Body to Achieve Greater Wisdom, Confidence, and Success*(Rodale Books: New York, 2015).

第3章

1 R. L. Beckstrand and J. S. Pickens. "Beneficial Effects of Magnesium Supplementation." *Journal of*

Evidence-Based Complementary and Alternative Medicine 16(3) (2011): 181–89.Endnot es 253

2 I. M. Cox, M. J. Campbell, and D. Dowson. "Red Blood Cell Magnesium and Chronic Fatigue Syndrome." *Lancet* 337(8744) (1991 Mar 30): 757–60.

3 G. Moorkens, Y. Manuel, et al. "Magnesium Deficit in a Sample of the Belgium Population Presenting with Chronic Fatigue." *Magnesium Research* 10(1997): 329–37.

4 "Beyond Myalgic Encephalomyelitis/Chronic Fatigue Syndrome: Redefining an Illness." Institute of Medicine of the National Academies, Report Brief, February 2015. Reprinted with permission from the National Academies Press, Copyright © 2015 National Academy of Sciences.

第4章

1 N. Torrance, B. H. Smith, M. I. Bennett, and A. J. Lee. "The Epidemiology of Chronic Pain of Predominantly Neuropathic Origin. Results from a General Population Survey." *Journal of Pain* 7(4) (2006): 281–89.

2 *Global Burden of Disease Report*(2010).

3 A. M. Elliott, B. H. Smith, K. I. Penny, W. C. Smith, and W. A. Chambers. "The Epidemiology of Chronic Pain in the Community." *Lancet* 354(1999):1248–252.

4 P. Posadzki, et al. "Is Yoga Effective for Pain? A Systematic Review of Randomized Clinical Trials." *Complementary Therapies in Medicine* 19(5) (2011 Oct.): 281–87.

5 James A. Duke. "The Garden Pharmacy: Turmeric, the Queen of COX-2 Inhibitors." *Alternative and Complementary Therapies* 13(5) (November 2007): 229–34.

6 Alexandra Sifferlin. "The Problem with Treating Pain in America." *Time*(January 12, 2015).

第5章

1 Edward O. Laumann, John H. Gagnon, Robert T. Michael, and Stuart Michaels. "National Health and Social Life Survey." The National Opinion Research Center at the University of Chicago, 1992.

2 C. Gingell, D. Glasser, E. Laumann, E. Moreira, A. Nicolosi, and T. Wang. "Sexual Problems among Women and Men Aged 40–80 Y: Prevalence and Correlates Identified in the Global Study of Sexual Attitudes and Behaviors." *International Journal of Impotence Research* 17(1) (2005): 39–57.

3 R. Nappi, S. Detaddei, F. Ferdeghini, B. Brundu, A. Sommacal, and F. Polatti. "Role of Testosterone in Feminine Sexuality." *Journal of Endocrinological Investigation* 26, suppl. 3(2003): 97–101.

4 S. R. Davis and J. Tran. "Testosterone Influences Libido and Well-Being in Women." *Trends in Endocrinology and Metabolism* 12(1) (2001): 33–7.

第6章

1 E. McGrath, G. P. Keita, B. R. Strickland, and N. F. Russo. "Women and Depression: Risk Factors and Treatment Issues." American Psychological Association. Washington, DC: 1990.

2 J. C. Fournier, et al. "Antidepressant Drug Effects and Depression Severity: A Patient-Level Meta-Analysis." *Journal of the American Medical Association* 303(1) (2010): 47–53

3 I. Kirsch, et al. "Initial Severity and Antidepressant Benefits: A Meta-Analysis of Data Submitted for the Food and Drug Administration." *PLOS Medicine* 5(2) (2008): 45.

4 J. Rush, et al. "Acute and Longer-Term Outcomes in Depressed Outpatients Requiring One or Several Treatment Steps: A STAR*D Report." *American Journal of Psychiatry* 163(2006): 1905–917.

5 Scott Shannon. "The Ecology of Mental Health" from presentation at the American Board of Integrative Medicine conference(11/6/2013).

6 L. M. Jaremka, R. R. Andridge, C. P. Fagundes, C. M. Alfano, S. P. Povoski, A. M. Lipari, D. M. Agnese, M. W. Arnold, W. B. Farrar, L. D. Yee, W. E. Carson III, T. Bekaii-Saab, E. W. Martin Jr., C. R. Schmidt, and J. K. Kiecolt-Glaser. "Pain, Depression, and Fatigue: Loneliness as a Longitudinal Risk Factor." *Health Psychology* 33(9) (2014 Sept.): 948–57. doi: 10.1037/a0034012. Epub 2013 Aug 19.

7 Rollin McCraty, et al. "The Impact of a New Emotional Self-Management Program on Stress, Emotions, Heart Rate Variability, DHEA, and Cortisol." *Integrative Physiological and Behavioral Science* 33, no. 2(April-June 1998):151–70.

8 Rollin McCraty. "The Effects of Emotions on Short-Term Power Spectrum Analysis of Heart Rate Variability." *American Journal of Cardiology* 76, no.14(November 15, 1995): 1089–93.

9 D. Babyak, et al. "Exercise Treatment for Major Depression: Maintenance of Therapeutic Benefit at 10 Months." *Psychosomatic Medicine* 62(2000): 633–38.

10 Mahmood Bakhtiyari, et al. "Anxiety as a Consequence of Modern Dietary Pattern in Adults in Tehran—Iran." *Eating Behaviors* 4, issue 2(April 2013): 107–12.

11 J. L. Hibbeln. "Fish Consumption and Major Depression." *Lancet* 351(1998): 1213.

12 Raymond W. Lam, et al. "Efficacy of Bright Light Treatment, Fluoxetine, and the Combination in Patients with Non-Seasonal Major Depressive Disorder." *JAMA Psychiatry* 73(1) (2016): 56–63.

13 K. Shaw, J. Turner, and C. Del Mar. "Are Tryptophan and 5-Hydroxytryptophan Effective Treatments for Depression? A Meta-Analysis." *Australian and New Zealand Journal of Psychiatry* 36(4) (2002 Aug.): 488–91.

14 S. J. Lewis. "Folic Acid Supplementation during Pregnancy May Protect against Depression 21 Months after Pregnancy, an Effect Modified by MTHFR C677T Genotype." *European Journal of Clinical Nutrition* 66(1) (2011): 97–103.

15 Arnold Mech and Andrew Farah, "Correlation of Clinical Response with Homocysteine Reduction During Therapy with Reduced B Vitamins in Patients with MDD Who Are Positive for MTHFR C677T or A1298C Polymorphism: A Randomized, Double-Blind, Placebo-Controlled Study." *Journal of Clinical Psychiatry* 77(5) (2016): 668–71.

16 A. Palatnik, K. Frolov, M. Fux, J. Benjamin. "Double-Blind, Controlled, Crossover Trial of Inositol versus Fluvoxamine for the Treatment of Panic Disorder." *Journal of Clinical Psychopharmacology*(3) (2001 June 21): 335–39.

17 I. K. Lyoo, et al. "A Randomized, Double-Blind Placebo-Controlled Trial of Oral Creatine Monohydrate Augmentation for Enhanced Response to a Selective Serotonin Reuptake Inhibitor in Women with Major Depressive Disorder." *American Journal of Psychiatry* 169(9) (2012): 937–45.

18 K. Linde, M. M. Berner, and L. Kriston. "St. John's Wort for Major Depression." *Cochrane Database of Systematic Reviews* 4(2008 October).

19 C. F. Haskell, et al. "The Effects of L-Theanine, Caffeine and Their Combination on Cognition and

Mood." *Biological Psychiatry* 77(2) (2008): 113–22.

20 R. Leo, et al. "A Systematic Review of Randomized Controlled Trials of Acupuncture in the Treatment of Depression." *Journal of Affective Disorders* 97(2007): 13–22.

21 K. Pilkington, G. Kirkwood, H. Rampes, M. Cummings, and J. Richardson. "Acupuncture for Anxiety and Anxiety Disorders—A Systematic Literature Review." *Acupunctural Medicine* 25(1-2) (2007 June): 1–10.

第7章

1 J. M. Smyth. "Effects of Writing about Stressful Experiences on Symptom Reduction in Patients with Asthma or Rheumatoid Arthritis: A Randomized Trial." *Journal of the American Medical Association* 281(14) (1999 Apr 14):1304–9.

第8章

1 Eric Schlosser. *Fast Food Nation: The Dark Side of the All-American Meal*(Mariner Press: New York, 2012).

2 CDC, Division of Nutrition, Physical Activity, and Obesity, National Center for Chronic Disease Prevention and Health Promotion, September 21, 2015.

3 Environmental Working Group, 2005.

4 L. Oates, et al. "Reduction in Urinary Organophosphate Pesticide Metabolites in Adults after a Week-Long Organic Diet." *Environmental Research* 132(2014): 105–11.

5 Environmental Working Group, ewg.org, 2016.

6 Michael Pollan. *In Defense of Food: An Eater's Manifesto*(Penguin Books: New York, 2008).

7 I. Hu Yang, et al. "Coconut Oil: Non-alternative Drug Treatment Against Alzheimer's Disease." *Nutricion Hospitalaria*(Madrid)32(6) (2015 Dec 1): 2822–27.

8 W.M. Fernando, et al. "The Role of Dietary Coconut for the Prevention and Treatment of Alzheimer's Disease: Potential Mechanisms of Action." *British Journal of Nutrition* 114(1) (2015 July 14): 1–14.

第9章

1 S. W. Lockley, G. C. Brainard, and C. A. Czeisler. "High Sensitivity of the Human Circadian Melatonin Rhythm to Resetting by Short Wavelength Light." *Journal of Clinical Endocrinology and Metabolism* 88(9) (2003): 4502–5.

2 M. Hysing, S. Pallesen, K. M. Stormark, R. Jakobsen, A. J. Lundervold, and B. Sivertsen. "Sleep and Use of Electronic Devices in Adolescence: Results from a Large Population-Based Study." *BMJ Open* 5(1) (2015): e006748.

3 Jacob Schor. "Life through Orange-Colored Glasses: Blue-Blocking Lenses May Alleviate Sleep Disruption in Teens." *Natural Medicine Journal* 7, issue 9(September 2015).

4 B. Abbasi, et al. "The Effect of Magnesium Supplementation on Primary Insomnia in Elderly: A Double-Blind Placebo-Controlled Clinical Trial." *Journal of Research in Medical Science* 17(12) (2012 Dec): 1161–69.

5 J. F. Duffy, D. J. Dijk, E. B. Klerman, and C. A. Czeisler. "Later Endogenous Circadian Temperature

Nadir Relative to an Earlier Wake Time in Older People." *American Journal of Physiology* 275(5 Pt 2) (November 1998): R1478–R1487.

6 D. J. Dijk, J. F. Duffy, and C. A. Czeisler. "Contribution of Circadian Physiology and Sleep Homeostasis to Age-Related Changes in Human Sleep." *Chronobiology International* 17(3) (2000 May): 285–311.

第10章

1 G. D. Lewis, et al. "Metabolic Signatures of Exercise in Human Plasma." *Science Translational Medicine* 2(33) (2010, May 26): 33ra37.

2 Gregory N. Bratman, et al. "The Benefits of Nature Experience: Improved Affect and Cognition." *Landscape and Urban Planning* 138(June 2015): 41–50.

3 N. Sydó, et al. "Relationship between Exercise Heart Rate and Age in Men vs. Women." *Mayo Clinic Proceedings* 89(12) (2014 Dec): 1664–72. doi:10.1016/j.mayocp.2014.08.018. Epub 2014 Oct 29.

4 L. A. Tucker, J. E. Strong, J. D. LeCheminant, B. W. Bailey. "Effect of Two Jumping Programs on Hip Bone Mineral Density in Premenopausal Women: A Randomized Controlled Trial." *American Journal of Health Promotion*. 29(3) (2015 Jan-Feb): 158-64.

5 S. J. Allison, K. E. S. Poole, G. M. Treece, et al. "The Influence of High- Impact Exercise on Cortical and Trabecular Bone Mineral Content and 3D Distribution Across the Proximal Femur in Older Men: A Randomized Controlled Unilateral Intervention." *Journal of Bone and Mineral Research*. Published online August 17 2015.

6 K. Gebel, et al. "Effect of Moderate to Vigorous Physical Activity on All-Cause Mortality in Middle-Aged and Older Australians." *Journal of the American Medical Association Internal Medicine* 175(6) (2015 June): 970–77.

7 T. Sijie, Y. Hainai, Y. Fengying, and W. Jianxiong. "High-Intensity Interval Exercise Training in Overweight Young Women." *Journal of Sports Medicine and Physical Fitness* 52(3) (2012): 255–62.

8 L. Gliemann, et al. "10-20-30 Training Increases Performance and Lowers Blood Pressure and VEGF in Runners." *Scandinavian Journal of Medicine and Science in Sports* 25(5) (2015 Oct.): e479–89. doi: 10.1111/sms.12356. Epub 2014 Dec 1.

第11章

1 Rollin McCraty, Mike Atkinson, and Raymond Trevor Bradley, "Electrophysiological Evidence of Intuition: The Surprising Role of the Heart," *Journal of Alternative and Complementary Medicine* 10(1) (2004): 133–43.

2 J. S. House, K. R. Landis, and D. Umberson. "Social Relationships and Health." *Science* 241(1988): 540–45.

3 Dean Ornish. *Love and Survival: 8 Pathways to Intimacy and Health*(William Morrow: New York, 1999): 13.

4 Debra Umberson and Jennifer Karas Montez. "Social Relationships and Health: A Flashpoint for Health Policy." *Journal of Health and Social Behavior* 51, 1 suppl(November 2010): S54–S66.

5 S. Levine, D. M. Lysons, and A. F. Schatzberg. "Psychobiological Consequences of Social Relationships." *Annals of the New York Academy of Sciences* 807(1997): 210–18.

6 A. Rosengren, et al. "Stressful Life Events, Social Support, and Mortality in Men Born in 1933." *British Medical Journal* 307(6912) (Oct. 19, 1993):1102–5.

7 S. Cohen. "Social Supports and Physical Health." In: A.L. Greene, M. Cummings, K.H. Karraker, eds. *Life-Span Developmental Psychology: Perspectives on Stress and Coping*(Hillsdale, NJ: Erlbaum Associates, 1991).

8 S. Cohen, et al. "Social Ties and Susceptibility to the Common Cold," *Journal of the American Medical Association* 277(1997): 1940–44.

第12章

1 Marge Piercy. *Circles on the Water.*(Alfred A. Knopf: New York)1982.

2 D. Oman, C. Thoresen, and K. McMahon, "Volunteerism and Mortality Among the Community Dwelling Elderly." *Journal of Health Psychology* 4(3) (May 1999): 301–16.

3 M. Moreno, F. Furtner, and F. Rivara, "Adolescent Volunteering." *JAMA Pediatrics* 167(4) (2013): 400.

4 T. N. Alim, A. Feder, et al. "Trauma, Resilience, and Recovery in a High-Risk African-American Population," *American Journal of Psychiatry* 165(12) (2008 Dec.): 1566–75.

5 Social Capital Community Benchmark Survey. The Saguaro Seminar.Harvard Kennedy School, 2006.

6 Allan Luks. "Doing Good: Helper's High." *Psychology Today* 22, no. 10(1988): 34–42.

7 James Baraz and Shoshana Alexander. "The Helper's High." *Greater Good: The Science of a Meaningful Life*(February 1, 2010).

8 P. A. Boyle, et al. "Effect of a Purpose in Life on Risk of Incident Alzheimer Disease and Mild Cognitive Impairment in Community-Dwelling Older Persons." *Archives of General Psychiatry* 67(3) (2010 March): 304–10. doi:

10.1001/archgenpsychiatry.2009.208.9 Y. Sugihara, H. Sugisawa, H. Shibata, and K. Harada, "Productive Roles,

Gender, and Depressive Symptoms: Evidence from a National Longitudinal Study of Late-Middle-Aged Japanese." *Journal of Gerontology* 6303(4) (2008): 227–34.

10 Y. Li, L. Xu, I. Chi, and P. Guo. "Participation in Productive Activities and Health Outcomes among Older Adults in Urban China." *The Gerontologist* 54(5): 784–96.

11 John Robbins. *Healthy at 100: The Scientifically Proven Secrets of the World's Healthiest and Longest-Lived Peoples*(New York: Ballantine Books, 2006).

12 Mary Oliver. "The Summer Day" from *New and Selected Poems*(Boston: Beacon Press, 1992).

附录1

1 Jan L. Shifren and Margery L. S. Gass. "The North American Menopause Society Recommendations for Clinical Care of Midlife Women," 2016, NAMS blog, menopause.org/publications/clinical-care-recommendations.

图书在版编目（CIP）数据

身体自愈力：解决内在病因的身体智慧指南 /（美）
瑞秋·卡尔顿·艾布拉姆斯著；刘倩译 . -- 北京：北
京联合出版公司，2024.8
 ISBN 978-7-5596-7643-6

 Ⅰ . ①身… Ⅱ . ①瑞… ②刘… Ⅲ . ①保健—基本知
识 Ⅳ . ①R161

 中国国家版本馆 CIP 数据核字（2024）第 099752 号

身体自愈力：解决内在病因的身体智慧指南

[美] 瑞秋·卡尔顿·艾布拉姆斯　著

刘倩　译

出　品　人：赵红仕
出版监制：刘　凯　赵鑫玮
选题策划：联合低音
特约编辑：赵　莉
责任编辑：蒯　鑫
封面设计：今亮后声
内文制作：聯合書莊

关注联合低音

北京联合出版公司出版
（北京市西城区德外大街 83 号楼 9 层　100088）
北京联合天畅文化传播公司发行
北京美图印务有限公司印刷　新华书店经销
字数 265 千字　710 毫米 × 1000 毫米　1/16　23 印张
2024 年 8 月第 1 版　2024 年 8 月第 1 次印刷
ISBN 978-7-5596-7643-6
定价：88.00 元